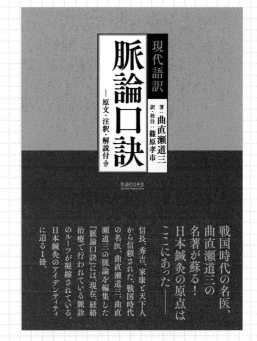
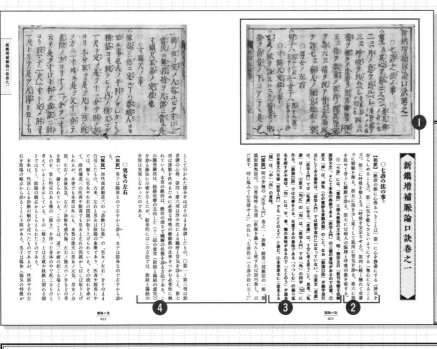

MONTHLY 📷 SNAPSHOT
今月のスナップショット

レポート

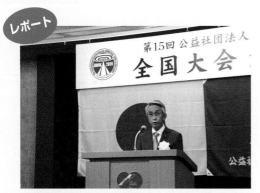

11月23日、24日、第15回公益社団法人日本鍼灸師会全国大会in静岡が開催された。静岡県鍼灸師会会長の大橋教生氏が大会会長を務めた（→p.178）

レポート

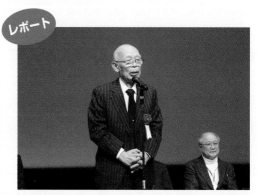

11月23、24日、第47回日本伝統鍼灸学会学術大会東京大会が開催。同学術大会では初めての試みとなる動画による実技講演が行われた（→p.180）

インタビュー

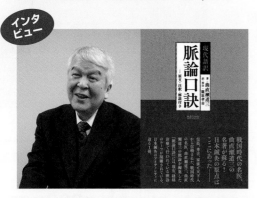

戦国時代の名医、曲直瀬道三による『脈論口訣』の現代語訳が発刊。訳者の篠原孝市氏に、臨床への応用法などを聞いた（→p.203）

レポート

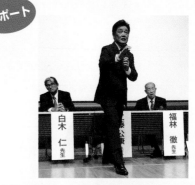

11月23日、24日に東京有明医療大学で第28回日本柔道整復接骨医学会学術大会が開催。工藤公康氏をゲストに迎えトークセッションが行われた（→p.182）

新連載

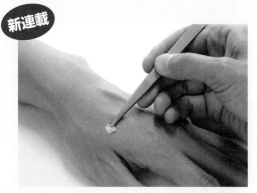

今月号からスタートする「疾患別 実践『陰陽太極鍼』」。臨床歴40年超の吉川正子氏が考案した、初学者でも実践しやすい治療法を紹介する（→p.190）

プレゼント

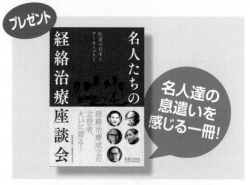

名人達の息遣いを感じる一冊！

『名人たちの経絡治療座談会』を抽選で4名様にプレゼント。巻末の愛読者はがきか医道の日本Webサイトよりご応募ください。
【締切：2020年1月31日（金）必着】

あん摩マッサージ指圧師
養成施設の新設、認められず
平成医療学園の請求を棄却

「お待たせをいたしました。判決を言い渡します」

12月16日、東京地方裁判所裁判長の古田孝夫氏の言葉が法廷に響く。傍聴席に多くの視覚障害者の姿が見られるなか、続く言葉は——。

「主文1、原告の請求を棄却する
　　2、訴訟費用は原告の負担とする」

国（以下、被告）に対して、あん摩マッサージ指圧師（以下、あマ指師）養成施設の新設非認定処分取り消しを求めていた学校法人平成医療学園ら（以下、原告）の請求は、退けられた。

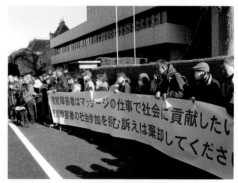

判決後、被告の主張を支持する団体による集会が行われた

　この裁判は、2016年9月28日の第1回口頭弁論から3年以上にわたり、法廷で議論が行われてきた。原告側の主張の内容は、非認定処分の根拠となった「あん摩マッサージ指圧師、はり師、きゅう師等に関する法律」（以下、あはき等法第19条）が、憲法に違反するというもの。また、職業選択の自由を定めた憲法22条に違反し、許認可の基準が明確ではない、ということで適正手続の保障を定める憲法第31条に違反すると主張してきた。

　原告の訴えが退けられたことで、視覚障害者のあん摩マッサージ指圧師の生計を守る目的で施行された「あはき法第19条第1項」の有効性は、改めて法廷の場で認められるかたちとなった。

　判決後は、原告側および被告の主張を支持する団体側それぞれによる記者会見が開かれたほか、被告の主張を支持する団体による集会も行われ、支援者同士で喜びを分かち合う姿があちこちで見られた。

　一方、原告側は控訴する姿勢を見せている。なお、大阪と仙台でも同様の訴訟が起こされており、2月25日には大阪地裁、4月27日には仙台地裁で判決が下される見通し（判決の内容や記者会見の内容などの詳細はp.184参照）。

「あん摩マッサージ指圧師、はり師、きゅう師等に関する法律」の第19条

　当分の間、文部科学大臣又は厚生労働大臣は、あん摩マッサージ指圧師の総数のうちに視覚障害者以外の者が占める割合、あん摩マツサージ指圧師に係る学校又は養成施設において教育し、又は養成している生徒の総数のうちに視覚障害者以外の者が占める割合その他の事情を勘案して、視覚障害者であるあん摩マツサージ指圧師の生計の維持が著しく困難とならないようにするため必要があると認めるときは、あん摩マツサージ指圧師に係る学校又は養成施設で視覚障害者以外の者を教育し、又は養成するものについての第二条第一項の認定又はその生徒の定員の増加についての同条第三項の承認をしないことができる。

　○2　文部科学大臣又は厚生労働大臣は、前項の規定により認定又は承認をしない処分をしようとするときは、あらかじめ、医道審議会の意見を聴かなければならない。

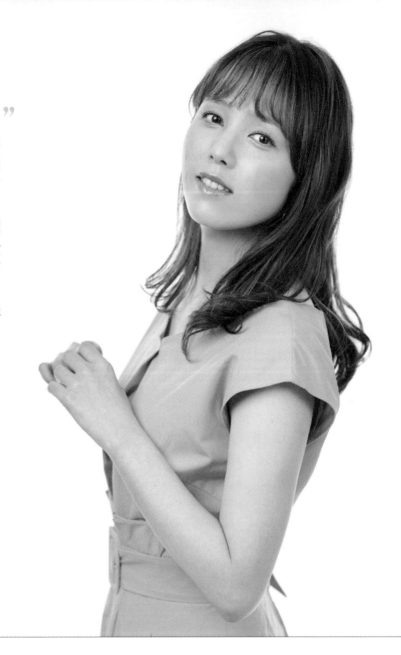

就寝前の鍼灸が日課
その魅力にすっかり虜です

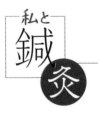
私と鍼灸

菊地 美香
MIKA KIKUCHI

女優の菊地美香さんは、2018年に元俳優で鍼灸師の吉田友一さんと結婚。特撮ドラマ「デカレンジャー」で共演したお二人の結婚は、芸能ニュースで話題になりました。鍼灸師の妻となって1年、今はすっかり鍼灸の虜のようです。

● PROFILE

きくち・みか　女優・声優。1983年生まれ、埼玉県出身。ミュージカル「アニー」でデビュー。2004年特撮ドラマ「特捜戦隊デカレンジャー」胡堂小梅／デカピンク役で幅広い人気を博す。2005年からは声優活動も開始。出演作にはミュージカル：「レ・ミゼラブル」「薄桜鬼 土方歳三篇」「タイタニック」。アニメ：「ツバサ・クロニクル」「ガールズ＆パンツァー」「魔法使いプリキュア」他。現在、サントリー CM「こだわり酒場のレモンサワー」（ナレーション）OA中。

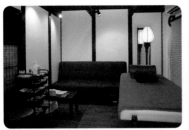

① 京都よしだ鍼灸院の治療室

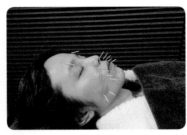

② 美容鍼を受ける菊地さん

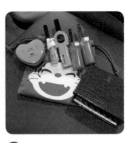

③ 私物の台座灸セット

——ご主人の吉田友一さんには、小誌2018年12月号にご登場いただきました。それ以来、たびたびお世話になっています。ご結婚されて1年経ちましたが、いかがですか。

菊地 毎日楽しいです。主人が京都に町屋を改装した鍼灸院を開業したので、今は二人で京都に住んでいます（❶）。なるべく主人が治療に集中できるように、私が患者さんの予約や会計、お見送りなど受付の仕事をしています。WEBサイトも管理しています。ずっと芸能の仕事をしていたので、まさか鍼灸師の夫の仕事を手伝うことになるなんて、結婚前は想像すらしていませんでした（笑）。実際にやってみたら、すごくやりがいがあります。患者さんがよくなっていく変化を間近で見られるのは、とても嬉しいですね。

——女優さんが受付してくれる鍼灸院。とても豪華な印象です。

菊地 鍼灸院を開くにあたって、私も勉強しました。紀伊國屋書店の新宿医書センターに行って、参考になりそうな本を探して。ある本に「よい鍼灸院とは楽しい鍼灸院」と書いてあったので、二人で楽しい鍼灸院を目指しています。主人は東京にも患者さんがいるので、京都と東京を往復する生活ですが、私もなるべくそれに合わせて移動しています。

——菊地さん自身も、ご主人の治療を受けることはありますか。

菊地 もちろんあります。舞台の公演中は、ほぼ毎日、就寝前に鍼灸治療をしてもらいます。全身治療ですが、特に背中、頭、顔に鍼を打ってもらうとテキメンによくなるんですよね（❷）。肌が明るくきれいになって、鏡で見る自分の顔が全然違うんです。ツアーで遠征が多いときは、台座灸を持参して自分でも施灸しています（❸）。

いちばん大きい変化は、日光アレルギーだったのですが、昨年の夏はその症状が出なかったんですよ。もう本当に鍼灸の虜です。

——よいことばかりで小誌も嬉しいです。鍼灸師の妻になって大変なことはありますか。

菊地 特にないのですが、あえていえば本が増えることですかね。主人は、私に置鍼している間も読書するくらい本好きなんですよ。ですから誕生日プレゼントは医学書にしました。この前は、池田政一先生の『経穴主治症総覧』をきれいに包装してプレゼントしたら喜んでくれましたよ（笑）。

主人に教えてもらって、私自身もツボに詳しくなっています。お気に入りのツボは肺兪と天突、それに膻中。胸に鍼を打ってもらうと、スッとする感じがして好きですね。

第
97
回

菊花

帝京平成大学 薬学博士 鈴木達彦 (すずき たつひこ)

植物画：みやしたはんな
本文イラスト：シュクヤフミコ

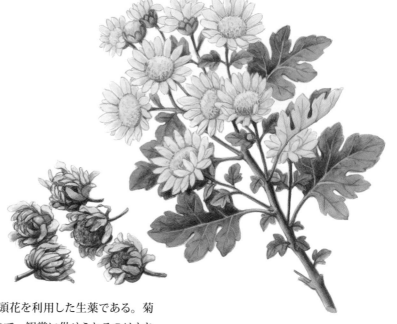

目を明らかにさせる生薬

菊花 (キク カ)（キッカとも読む）はキク科の頭花を利用した生薬である。菊の花は日本人にはとてもなじみ深いもので、観賞に供せられるのはもちろん、苦味の少ないものを甘酢などにつけて食用にされる。野菊のように株いっぱいに花をつける姿も美しいし、頭頂部の花に絞って栄養条件をよくし、大輪の花を咲かせる品種もあって、秋深い澄んだ空気に映える。

日本薬局方では、キク、およびシマカンギクの頭花を用いるとされている。キク科は比較的乾燥した今日の地球環境に適応しているとされており、もっとも多くの種が属するのがキク科であり、生薬の菊花として用いるものにも近縁種は極めて多い。成分としてはセスキテルペンやフラボノイド類を含むとされており、芳香のよいものが好まれる。解毒、消炎作用があるとされ、特に明目させる生薬といわれている。

眼精を収蔵させる生薬

視覚は五感のうちでも多くの情報を得ることができるが、現代においてはディスプレイを凝視する時間が長くなり、嗅覚や触覚といった生命の原始から備わる根源的な感覚はおざなりにして、視覚に盲目的にすがるといった傾向が強いといえよう。視覚をもたらす眼精は、からだの精の一部であることは確かだが、そのなかではやや独立して存在しているものであり、球形をした眼球にしっかりと精が集められ、視覚や眼力が保たれている。球形は形体として完全なものであるため、球形である眼球に入っている精は、からだのなかでは独立した存在という面を持つ。からだが弱かったり、体質に何らかの問題がある人でも、視覚

だけは人よりも発達していたり、ギラギラとしたような眼力を携えることがあるのもこのためである。細かい部分を集中して見たり、人の注目を集めるような眼力を保つには、目の中心に精を凝集させる必要がある。

キクは秋になると植物体の上方に花をつける。キクの花が頭花と呼ばれるのは、一つの花のように見えても、実際は管状花や舌状花といった小さな花が集合してできている頭状花序だからである（単行本『生薬とからだをつなぐ』144ページのカミツレ参照）。頭状花序は1カ所に小花を集中させることで効率よく受粉させて数多くの種子を作ることができる。

上部に花を咲かせる性質は、からだにおいては上方にある眼球を開竅させて明目させることにつながる。また、小花を集中させた頭状花序の性質は、精を1カ所に集中させるようにはたらきかける。さらに、キクが花を咲かせる秋は、生長収蔵の四時のサイクルからすると「収」にあたり、眼球に精を収める。

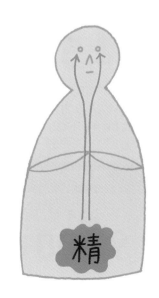

◉ 眼精とからだの精

先述のとおりキク科植物は進化した形態を持つとともに、比較的乾燥している今日の地球環境に適応し、ありとあらゆる場所に生息域を広げている。菊花として利用されるキクと近縁のものでも、多くの種類がある。なかには、栄養環境のよい状態で育ち品評会に出されるような大輪の花を咲かせるものもあるし、野山で周りの植物との競争に負けないように頑健な根を張り巡らし、栄養状況が整っていなくてもいくつもの花をつけることもある。

菊花は眼精を集中させることで、目を明らかにするようにはたらきかける生薬である。ただし、気をつけたいのは、眼精がいくら独立した傾向があるとはいえ、からだの精であることには違いがない。腎精やからだの下部にある下極の精をもとにしており、これらが充実していることが必要である。キク科植物の頑健な性質は、たとえ、土壌となる下極の精が貧相であっても、残っているわずかな精を目に集中させてしまうということがある。眼精がからだの精のなかで、やや独立したものであることも、これを助長させる。菊花を用いるときは、からだ全体の精の状態を考慮し、偏らないようにほかの補剤などを組み合わせることが望ましい。

現代では目の疲れや眼精疲労に悩む人も多いであろう。視覚に過度の負荷がかかることが原因と考えられるが、目さえよくすればよいと短絡的に考えると、からだのバランスを失い、目にばかり精を集中させてしまうことで思わぬ代償を払うことになるかもしれない。下極の精が充実しているか、視覚にばかり頼って五感のバランスを偏らせていないかなどを心がける必要があろう。

月刊「医道の日本」定期購読のご案内

月刊「医道の日本」は1938年に創刊し、
2018年で80周年を迎えました。
今後も価値ある情報をお届けし、
100周年、そしてその先へ、
皆様とともに歩んでいく所存です。
そんな「医道の日本」では、
お得な定期購読プランをご用意。
この機会にぜひご検討ください。

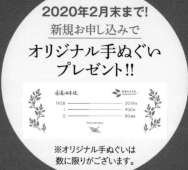
定期購読なら……
- ●送料は弊社が負担!
- ●弊社セミナーが特別価格に!
- ●限定の書籍割引情報や付録あり!

月刊「医道の日本」定期購読料
（金額はすべて税込 ※海外の場合は金額が異なります。）

半年間 6冊
［通常］**5,988円**
（1冊998円×6カ月）

1冊あたり **917円**

［定期購読割引］
5,500円

1年間 12冊
［通常］**11,976円**
（1冊998円×12カ月）

1冊あたり **817円**

［定期購読割引］
9,800円

［お申し込み方法］
郵便局の場合●月刊誌綴じ込みの「払込取扱票」をご利用いただくか、弊社までご連絡ください。
クレジットカードの場合●医道の日本社ネットショッピングサイトをご利用ください。https://www.ido-netshopping.com/

継続手続き不要でさらにおトク!「クレジットカード自動継続プラン」※1

［1年間］
9,600円 ※2

［当月＋1年間］
10,400円 ※3
（初年度のみ）

※1 クレジットカード自動継続プランでは半年間の購読は選択できません。 ※2 定期購読期間はお申し込み日の翌月から12カ月間となります。 ※3 お申し込み時点で発売中の最新号に加え、翌月から12カ月間ご購読いただけるプランです。なお、次年度からは12カ月の自動継続（9,600円）となります。

［お申し込み方法］ 月刊「医道の日本」webサイトか、右記QRコードからお申し込みください。
https://www.idononippon.com/magazine/

お問い合わせ　　株式会社医道の日本社

〒237-0068　神奈川県横須賀市追浜本町1-105
TEL：046-865-2161　FAX：046-865-2707
http://www.idononippon.com/

医道の日本 CONTENTS

VOL.79 NO.1 2020年1月

2020
1-2月号

｜連動企画｜
ツボの選び方

※連動企画特別編成のため、以下の連載を休載します。
「医療連携の現場から」「あはき臨床 私の学び方 伝え方」「臨床に活かす古典」

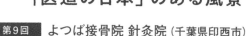

読者を訪ねて
──「医道の日本」のある風景──

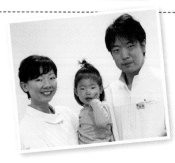

◀ 妻子と院長の山田常雄氏（写真右）、夫婦で治療にあたっている

HERE

文・写真：編集部

　「よつば接骨院 針灸院」は我孫子駅と成田空港駅をつなぐJR成田線（我孫子支線）のなかほどに位置する小林駅から、徒歩約5分の場所にある。院長の山田常雄氏は、学生時代に勤務した治療院が、患者のため年中無休で治療を行っていた姿勢に憧れ、自身も土日に治療を行っている。そんな山田氏が目指す患者本位の治療者像などについて聞く。

🌿 記事と臨床現場がつながった経験

　山田常雄氏が院長を務める「よつば接骨院 針灸院」では、土曜日、日曜日のどちらも治療を行っている。そのため、週末に行われる各種研修会や学会・研究会へなかなか参加できない分、技術や知識の自己研鑽および業界の動向を知るといった目的で、開業当時から「医道の日本」の定期購読を続けている。院内のいたる所に設置された本棚には「医道の日本」のバックナンバーをはじめ、治療にかかわるさまざまな書籍が収められていた。

　そんな山田氏に今までで一番印象に残った小誌の記事は何かと聞くと、2014年8月号の巻頭企画に掲載した「殿皮神経と腰痛」（青田洋一氏）を挙げたので、その理由を聞いた。

　「当該記事を読んだところ、これまで原因をうまく説明できずにいた腰痛の患者さんがまさに記事と一致する症状であったことから、納得のいく説明をすることができました。また、その患者さんがかかりつけの脳神経外科医に、殿皮神経障害の疑いがあるという私の見立てを伝えたことがきっかけで、以降その医師から時折患者さんを紹介していただくようになりました」

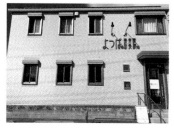

よつば接骨院 針灸院の外観（写真提供：山田常雄氏）

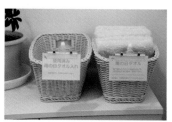

雨の日、入り口の近くにはタオルを用意。待合室の飲料水は水素水にし、季節ごとにカーテンやタオルを衣替えする。随所に患者への心配りが見える

🌿 屋号に掲げた患者への責任

同院は、患者のための「Comfort（安心感・快適さの追求）」を理念の一つに掲げている。今回、小誌のプレゼントキャンペーンで「取材を受ける権利」を選んだ理由も、「自院が外部に発信されるということで、自分自身の立ち振る舞いや院内の設備などを患者さんの目線で見つめ直す機会となり、ひいては院の質向上につながるのでは」と考えたからだという。

なお、理念にはほかにも「Care（粋な心配り）」「Cure（知識と技術の研鑽）」「Clean（清潔で衛生的な環境）」の計4つのCからなる単語を掲げている。それに愛情（Love）を加えると四つ葉のクローバー（Clover）になり、それが同院の屋号の由来にもなっている。

🌿 町に根差した「何でも屋」を目指す

山田氏にとっての理想の治療者像は「何でも屋」だという。その理由については「地域医療の窓口である町の治療院として皆様の健康に寄与するためには、広い視野を持つことが求められます。隔てなく多くの患者さんや多くの疾患に対応できる、すなわち『何でも屋』でありたいと考えています」と答えた。

鍼灸の臨床においては経絡治療を主軸に、立体動態波やマイクロカレントを備えた複合治療器も、臨機応変に組み合わせて治療を行っている。また、柔道整復師のほかにも医薬品登録販売者の資格を取得しており、「今後、池田政一先生の著書などでもっと勉強して、経絡治療と漢方薬からなる『経絡治療湯液法』とでもいうべき治療を提供したいです」という展望を語った。

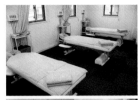
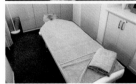

ベッドは計5台。うち4台では主に整復を、カーテンとパーテーションで区切られた個室にある1台（写真下）では鍼灸治療を行っている

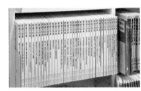

待合室の本棚に収められている「医道の日本」

◆ 読者の治療院情報 ◆

名称 よつば接骨院 針灸院

住所 千葉県印西市小林北3-10-2

アクセス JR成田線「小林駅」北口から徒歩5分／ちばレインボーバス小林線「小林コミュニティプラザ前」下車すぐ

休診日 金曜日・祝日（ほか、院で指定した日）

スタッフの人数 2人

ベッド数 5台

開業年 2012年

＼ 読者が選ぶこの一冊！ ／

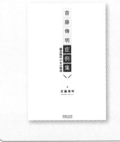

首藤傳明症例集—鍼灸臨床50年の物語—（医道の日本社）

「首藤傳明先生は経絡治療に関して独学で研鑽を積んでこられたイメージがあって、私からすると独学の神様のような存在です。そんな先生が臨床で気づいたことをまとめられたこの本には、まさに生の臨床の叡智が詰まっています」

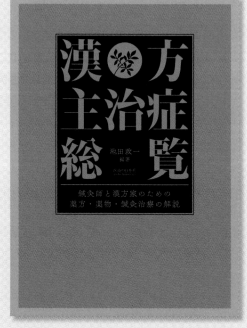
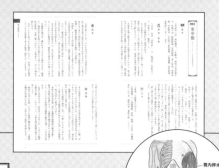

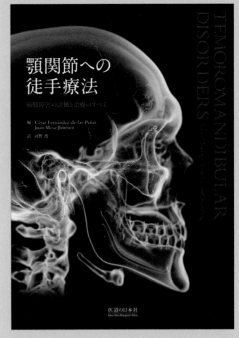
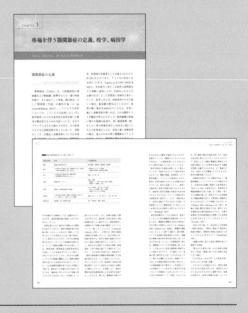

ケリー・スターレット式
「座りすぎ」ケア
完全マニュアル

姿勢・バイオメカニクス・メンテナンスで健康を守る

動画もCheck!

著者：ケリー・スターレット，
　　　ジュリエット・スターレット，
　　　グレン・コードーザ
翻訳：医道の日本社編集部
定価：本体（3,600＋税）B5判　368頁

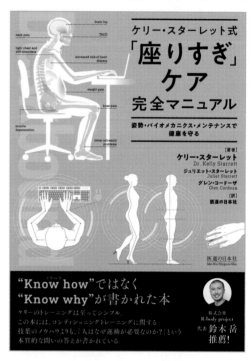

長時間の座位は喫煙より危険!?
解消法を徹底解説

　デスクワークは、肉体労働よりも筋骨格系の負荷を増加させており、近年の研究では、肥満や糖尿病、がん、うつ病など、たくさんの疾患に「座りすぎ」が起因していることがわかっている。本書は、世界的なアスリートのトレーニングを担当する理学療法士のケリー・スターレットが、「座りすぎ」の生活習慣から脱却し、正しい姿勢で正しく運動し、身体をケアする方法をシステマティックにまとめている。現代人にとって、今本当に必要な運動やセルフケアとは何か。痛みなく快適な毎日を送るための必須スキルを学べる良書。

姿勢の改善		運動の改善	習慣の改善		セルフケア	
Section 1	Section 2	Section 3	Section 4	Section 5	Section 6	Section 7
悪い姿勢がもたらすもの	アラインメントが整い、安定した脊柱の重要性	上手に動く〜歩行、ヒンジ、スクワット、安定した肩〜	立位ワークステーションのガイドライン	座位のバイオメカニクスを最適化する	基本的な身体のメンテナンス	全身の可動性改善の処方箋

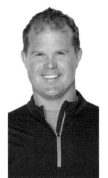

著者：**ケリー・スターレット**

理学療法士。ニューヨーク・タイムズ、ウォールストリートジャーナルのベストセラーリストに名を連ねる人気作家。バイオメカニクス、可動性・可動域に対する革新的なシステムを開発。世界中を巡り、軍隊や、NFL、NBA、NHL、MLBの選手、ストレングス・パワーアスリートに人気のトレーナー。アスリート以外にも、障害と慢性的な痛みに向き合う子供、会社員など、誰にでも同じケリー式のシステムを適応して、指導に当たっている。「あらゆる人間は本来の動き方を知るべきであり、基本的なセルフメンテナンスを行えるようになるべき」と考えている。

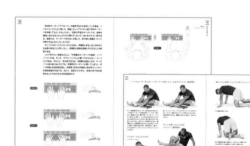

医道の日本社　　フリーダイヤル **0120-2161-02**　Tel.**046-865-2161**　ご注文FAX.**046-865-2707**
1回のご注文 **1万円**（税込）以上で梱包送料無料〈1万円未満：梱包送料880円（税込）〉

誌上で鑑別トレーニング

外傷整復道場

【第97回】

日本体育大学スポーツキュアセンター
横浜・健志台接骨院　施術管理者
若松純哉（わかまつ・じゅんや）

Profile
2015年、帝京科学大学卒業後、東京
都練馬区の小間沢接骨院勤務。
2018年、日本体育大学スポーツキュア
センター横浜・健志台接骨院勤務。
2019年より現職。

| 企画協力 | 伊藤譲　日本体育大学保健医療学部整復医療学科教授 |

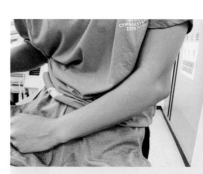
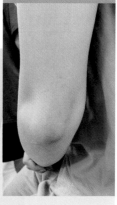

🔍 **鑑別してみよう**　患者は19歳の女性。写真は受傷直後来院し、撮影したもの。

ヒント
・肘頭が後方へ突出している。
・Hüter三角の乱れを認める。
・上腕三頭筋腱が索状に触れる。
・肘関節軽度屈曲位でばね様固定を認める。

CASE　受傷状況や症状

　体操の練習中に後方宙返りをした際に、着地に失敗してバランスを崩し、後方に手をついて受傷したため来所した。主訴は肘関節部の疼痛である。受傷時の肢位は、肩関節外転位、肘関節軽度屈曲位で、肘が伸ばされる感じはなかったという。他覚所見として、肘頭の後方への突出、Hüter三角の乱れを認めた。上腕三頭筋腱は緊張して索状に触れ、肘関節軽度屈曲位でばね様固定されていた。また、肘関節内側側副靱帯、外側上顆、外側尺側側副靱帯および肘頭に圧痛を認めた。

鑑別のポイント

POINT 1 受傷機転を聴取する。

POINT 2 ディンプルサイン、肘頭の突出、Hüter三角の形状を確認する。

POINT 3 ばね様固定を確認する。

POINT 4 圧痛部位を確認する。

肘関節後方脱臼

単純Ｘ線像　　　　　　　MRI（Ｔ2強調）

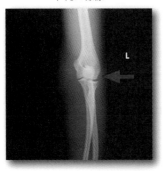 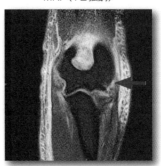

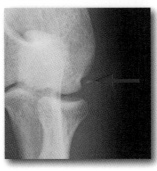

肘関節45度屈曲位の単純Ｘ線像
（tangential view）により、外
顆遠位外側の関節部付近に小骨
片を認め、MRI（Ｔ2強調）にて
同部の高輝度変化を認めた。

🔖 疾患の特徴

　　　　肘関節脱臼は全外傷性脱臼の約20％で、前腕両骨が同時に後方へ転位する後方脱臼がほとんどである。肘関節後方脱臼の外観は上腕骨顆上伸展型骨折と類似しているため鑑別を要するが、骨折は幼小児に多く、脱臼は成人に多い。外観は、脱臼ではHüter三角の乱れや肘頭の突出、ばね様固定などの特有の所見を呈し、骨折では、特に転位が大きい場合には、肘関節前方に骨片転位と腫脹による凹み（ディンプルサイン）を認める。このような特徴からこれらの鑑別は比較的容易である。

　　　　肘関節後方脱臼は、一般的に転倒により手をついて、肘関節の過伸展によって生じることが多い。今回の症例は、問診による受傷機転の聴取と病態から、肘関節の過伸展により肩関節外転位で上肢を外方に伸ばして前腕回外位で手をつき、肘関節が屈曲しながら軸圧を受け、さらに肘関節への外反力が作用したことにより生じたと推察される。また、肘関節脱臼では、脱臼の症状が主体であるが、過伸展により生じた場合は鉤状突起骨折や橈骨頭・頚部骨折、内側側副靱帯損傷（小児では内側上顆骨折）を、軽度屈曲位で生じた場合は外側尺側側副靱帯損傷を合併することがあるため、注意深い圧痛点の検索が必要である。

治療法・整復法・治療の注意点など

　整復は可及的早期に行うことが原則である。整復操作は、助手は前腕を把持し最大回外位とし、前腕軸方向へ牽引する。術者は、肘関節は脱臼肢位のまま、後方に転位した肘頭を、母指で上腕骨長軸方向に押し込み整復する。整復終了後、肘関節の自動運動を行い、正常な関節運動の確認、および側副靱帯損傷の確認のため、側方の動揺性の評価を行う。

　今回の症例では、外顆遠位外側の関節部付近に小骨片を認めたが整復法は同様に行う。小骨片に対する治療は行わないが、肘関節の外反不安定性の残存に注意が必要である。

　固定肢位は肘関節90度屈曲位、前腕回内外中間位で、固定期間は2～3週間とする（写真）。近年では短縮される傾向にあり、運動療法も早期に実施する。運動療法は、可動域（特に伸展制限）の改善、関節周囲の靱帯や筋などの修復を目的に実施する。常に患部の疼痛の有無、熱感などの炎症症状を確認し、異所性骨化（外傷性骨化性筋炎）の出現にも留意して治療を進めていく。

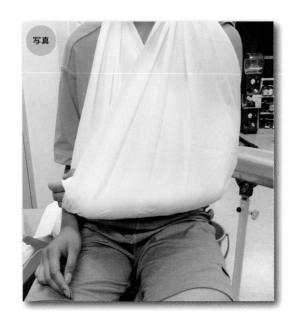

写真

**今回の
まとめ**

　肘関節後方脱臼は、肘関節の過伸展強制によって生じることが多いが、軽度屈曲位で軸圧が作用して生じることもある。外観や症状は同様であり、整復法や固定法も同様であるが、合併損傷に相違がある。受傷機転は患者が明確に答えられないことも多いが、正確な病態把握には可能な限り詳細に受傷機転を聴取することが欠かせない。

NHKの特番「東洋医学ホントのチカラ」第2弾が決定!
イギリスの鍼事情やスポーツ鍼灸に迫る

（写真提供：NHK〈※p.21のみ編集部撮影〉）

前回の放送では鍼灸への問い合わせが殺到

先月号（2019年12月号）の業界ニュース欄でお知らせしたとおり、NHK特集番組「東洋医学ホントのチカラ〝冬のお悩み〟解決SP（仮）」（NHK総合テレビ・73分）が2月に放映されることが決まった。どんな番組内容を予定しているのか。制作の現場を訪ねて、番組内容を聞いてきた。

「放送時期が2月ですので、テーマは冬に起こりやすい身体のトラブルを選びました。前回、2018年9月24日に放送した《東洋医学ホントのチカラ　～科学で迫る鍼灸・漢方薬・ヨガ～》が好評をいただいたこともあり、続編が決定したのです」

そう話すのは山本高穂氏（NHKエデュケーショナル 科学健康部シニア・プロデューサー）。放送後の問い合わせの内容の多くが、鍼灸に関するものだったという。

「番組で紹介された治療を受けるにはどう

すればよいか、というものや、頻尿を改善させるローラー鍼についての問い合わせが多かったです。番組の内容をまとめた書籍は出版されていないか、という問い合わせも多く寄せられました。第2弾の制作を進めるなかで、第1弾の取材先の鍼灸院の先生からも好評をいただき、制作者の立場としてはうれしいですね」

取材班も驚くイギリスでの鍼人気

鍼灸への高い関心を受けての今回の第2弾。冬に起きやすい健康上の問題として番組ではうつ病に着目した。冬はうつが悪化しやすく「冬季うつ病」（季節性感情障害）といわれる症状も起こりやすい季節だ。

イギリスでは、プライマリケアとして、家庭医の診療所などで、うつ病への鍼灸治療が行われていると聞いて、取材班は現地ロケを敢行。そのときの驚きについて、担当した仁木

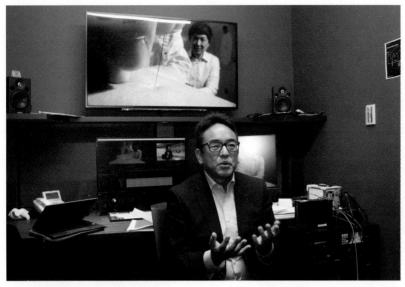

山本高穂氏（NHK
エデュケーショナル
科学健康部シニア・
プロデューサー）

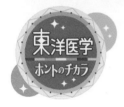

好評につき、続編が決まっ
たNHK特集番組「東洋医
学ホントのチカラ」

島健一氏（NHK制作局ディレクター）はこう話す。

「イギリスで鍼がこれほど浸透しているとは思いませんでした。ロンドンで『アキュパンクチャー（鍼治療）を知っていますか』と道行く人に尋ねると、高い割合で鍼灸を知っているばかりか、鍼灸を受けた経験がある人がとても多かったのです」

番組では、イギリスのうつ病への鍼灸治療の臨床や研究、さらに鍼灸専門学校の様子をリポート。鍼灸が海外で治療の現場で活用され、広く認知されている様子を伝える予定だ。

「番組では、鍼灸にはカウンセリングと同等の効果があるとした研究を取り上げ、論文の執筆者であるヒュー・マクファーソン教授（イギリス・ヨーク大学）にインタビューをしてきました。あわせて、東京有明医療大学が都内の精神科クリニックと連携して実施中の臨床研究についても取り上げます」

番組では、うつ対策のセルフケアとして、メンタル改善に効果が期待されるツボも紹介する予定だ。

また、2020年は東京オリンピック・パラリンピックが行われることから、スポーツ鍼灸をピックアップ。陸上男子100メートルの桐生祥秀選手や、フィギュアスケートのジュニアで有望視されている河辺愛菜選手が、鍼灸治療のサポートを受けている様子を紹介する。

「東京オリンピックでの活躍が期待される桐生選手と、次の北京オリンピックを目指している河辺選手を取材しました。トップアスリートがいかに鍼灸をコンディショニングに活用しているか視聴者に伝えたいです」

鍼灸の海外事情から、国内スポーツの現場

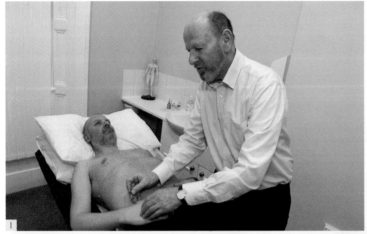

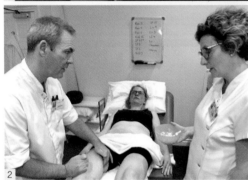

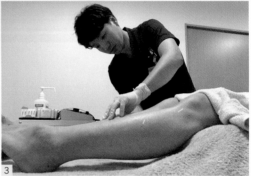

1 うつ病患者に鍼灸治療を行うヒュー・マクファーソン教授（イギリス・ヨーク大学）
2 イギリスの鍼灸専門学校の実習の様子
3 うつ病への鍼灸の臨床研究を行う松浦悠人氏（東京有明医療大学）

の活用まで——。山本氏が「今回は、鍼灸の話題が盛りだくさんです」と予告するのも納得の番組内容となりそうだ。

冬の悩みへの
セルフケアが充実

鍼灸の臨床や研究を重点的に紹介する以外に、今回の番組には、もう一つの特徴があるという。それは、視聴者がすぐに実践できるセルフケアの紹介だ。前回、ツボ押しによるセルフケアを紹介したコーナーに大きな反響があり、放送後の要望としても「セルフケアをもっと知りたい」という視聴者の声が多かったという。

「冷え症へのセルフケアとして、冷えのタイプ別の対処法を北里大学の伊藤剛先生に紹介してもらいます。あわせて、その対策を3週間試した結果、血流や体温がどう変化したかというデータも示します。さらに、冷え症を改善するツボも丁寧に解説します」

また、冬は筋肉がこわばりやすく、路面も凍結することがあるために、転倒事故が多い時期。そこで、転倒防止のセルフケアとして太極拳に注目。その効果について、アメリカでの臨床研究やリハビリ現場での活用法を紹介する。スタジオでは太極拳のレッスンも行う予定だ。

すでに密度の濃い73分となりそうだが、「番組で取り上げるテーマは、ほかにもあります。今はまだ話せません」と山本氏。番組

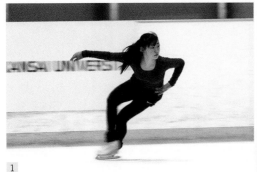

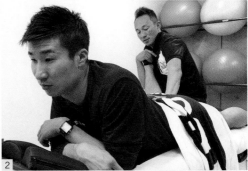

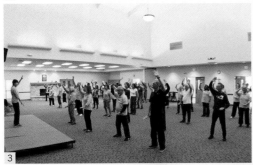

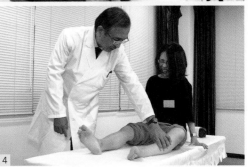

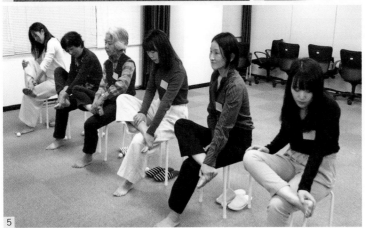

1　2019全日本Jrチャンピオンの河辺愛菜選手もコンディショニングやケガの治療に鍼灸を導入している
2　鍼治療をコンディショニングに取り入れている桐生祥秀選手
3　転倒予防のための太極拳によるセルフケアも紹介
4　冷えのタイプ別の対処法を伊藤剛氏（北里大学）が解説
5　番組では、ツボのストレッチで冷え症が改善するかどうかも検証

の狙いを改めてこう強調した。

　「鍼灸や太極拳について海外の知見を引き出しつつ、日本でどのように実践されているか、また、セルフケアの実践法を重点的に取り上げます。東洋医学のメソッドによって病気を未然に防ぐ方法を、一人でも多くの視聴者に伝えられればと思います」

　オリンピックイヤーとなる2020年は、鍼灸イヤーにもなるかもしれない。

　Information

● NHK特集番組
「東洋医学ホントのチカラ
　〝冬のお悩み〟解決SP（仮）」
● 放送予定
2月　総合テレビ・73分
詳しくは番組HPで

https://www4.nhk.or.jp/toyoigaku-honto/

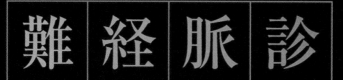
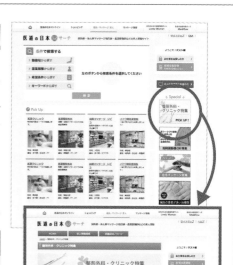

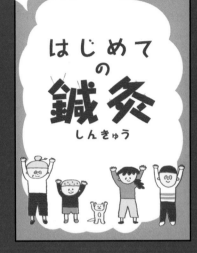
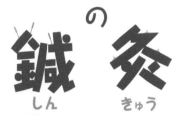
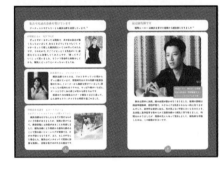
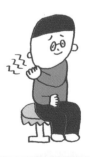
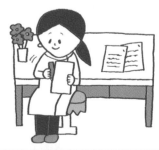

連動企画
ツボの選び方 *1*

2020年、新しい年の幕開けは、1月号、2月号の連動企画をお届けする。

テーマは、あはき師の命題「ツボの選び方」である。

小誌は、あはき業界の約60の研究会に

「45歳、男性、中肉中背、腰痛」の症例を、

主訴以外の情報も含めて提示し、その研究会が行う

「問診診察・証立て」

「依拠する選穴理論」

「選んだツボへの施術方法」

について、4000字程度で回答を求めた。

そして、各研究会の代表者と学術担当の中堅会員による連名を

回答者の条件とした。あわせて、

「日常の臨床で用いる治療道具とワゴンの写真」と

「研究会の発足の目的、背景、会費、特徴などの最新情報」

の提出を依頼した。

その結果、42の研究会が本連動企画に参加を表明。

1月号は、そのうち18の研究会から寄せられた

渾身の回答を掲載する。

「日本鍼灸」は多種多様といわれるが、

この連動企画によって、「日本鍼灸」の全貌が明らかになるかもしれない。

CONTENTS

写真集

カラーで見る各研究会の治療道具、ワゴン

研究会の最新情報

各研究会の発足の目的、背景、特徴、主な勉強会など
（各研究会の寄稿1ページ目に掲載）

寄稿集

ツボの選び方
「問診診察・証立て」「依拠する選穴理論」
「選んだツボへの施術方法」「道具の写真と説明」

1

● いやしの道協会

● Kiiko Style 研究会

● 灸法臨床研究会

● 古典鍼灸研究会（付脈学会）

● 三旗塾と仲間たち

● 新医協東京支部鍼灸部会

● 大師流小児はりの会

● 中医臨床実力養成研修会

● 東方会

● 長野式臨床研究会

● 長野式研究会&w-key net

● 日本鍼灸研究会

● 日本伝統医学研修センター

● 鍼・温灸＆経絡按摩・関節運動法講習会

● 北辰会

● 脉診流 氣鍼医術研究会

● 命門会

● 和ら会

（計18の研究会）

※五十音順

写真集

カラーで見る各研究会の
治療道具、ワゴン

　ここでは、各研究会の主な執筆者が提出した、治療道具とワゴンの写真をカラーで公開する。

　ほかの治療家はどんな道具を使っているのか、実は知りたいと思っているのが多くの読者の本音ではないだろうか。ワゴンの装備も気になるはずである。ワゴンは治療スタイルと個性がはっきりと表れる。鍼や艾から始まり、長年の臨床経験のなかで厳選され、ワゴン上に残ってきた道具。それらを並べる位置にもこだわりがあるだろう。こだわりがないなら、ないなりの様子を見てみたい。

　道具のカラー写真で執筆者のことを想像し、p.50からの寄稿集「ツボの選び方」を楽しんでいただきたい。寄稿集には道具の説明文も掲載している。

No. 01	いやしの道協会

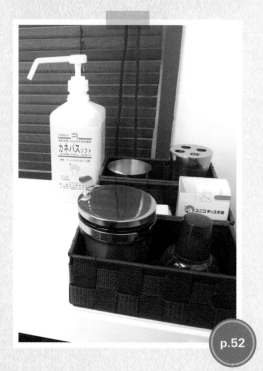

p.52

No. 02	Kiiko Style 研究会

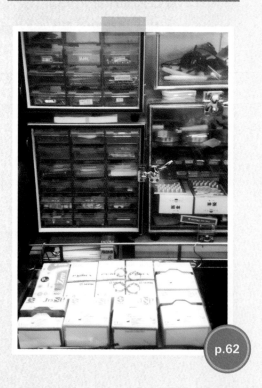

p.62

No.
03　　灸法臨床研究会

No.
04　　古典鍼灸研究会
　　　　（付脉学会）

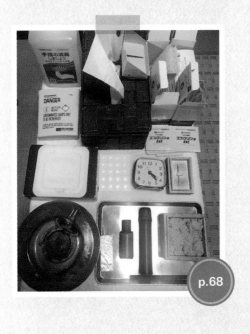

p.68

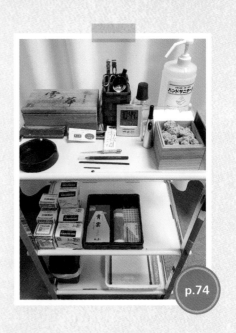

p.74

No.
05　　三旗塾と仲間たち

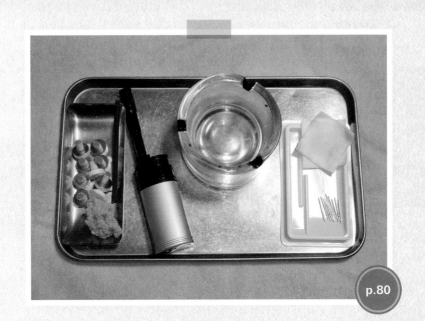

p.80

No. 06　新医協東京支部鍼灸部会

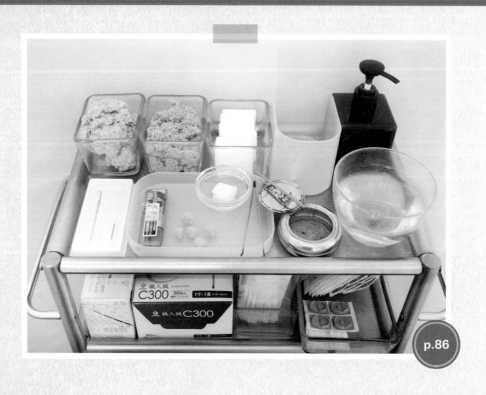
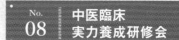

p.86

No. 07　大師流小児はりの会

No. 08　中医臨床 実力養成研修会

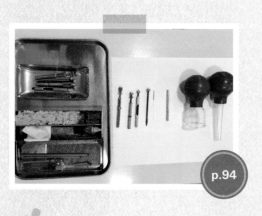

p.94

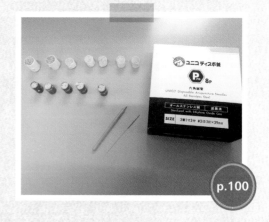

p.100

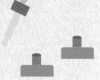

No. 09 東方会

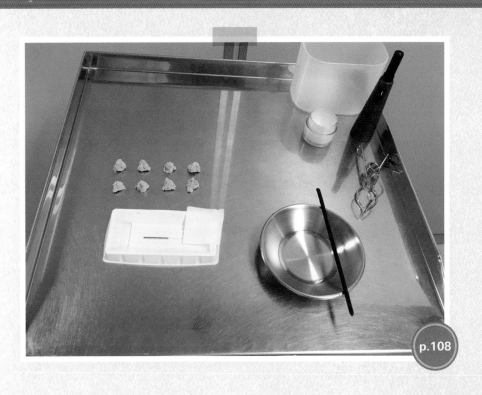

p.108

No. 10 長野式臨床研究会

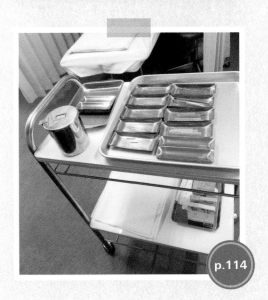

p.114

No. 11 長野式研究会 & w-key net

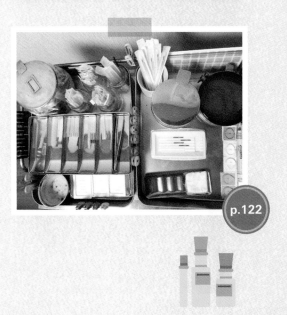

p.122

No. 12　日本鍼灸研究会

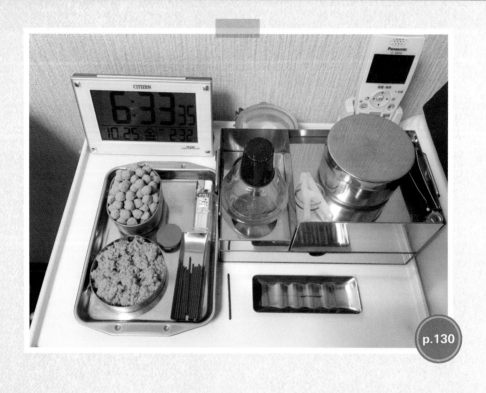

p.130

No. 13　日本伝統医学研修センター

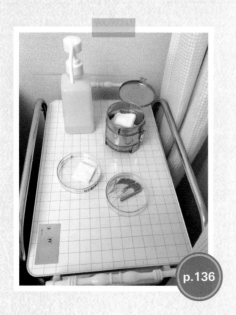

p.136

No. 14　鍼・温灸経絡按摩・関節運動法講習会

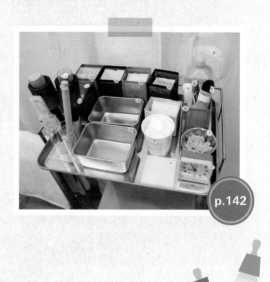

p.142

No. 15 北辰会

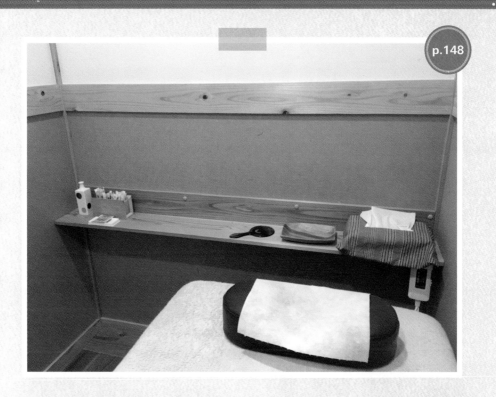

p.148

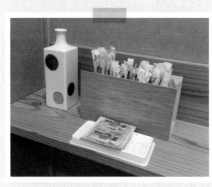

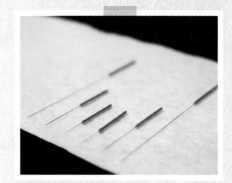

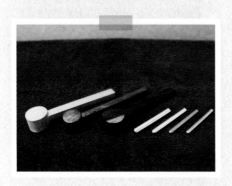

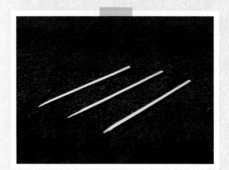

No. 16　脉診流 氣鍼医術研究会

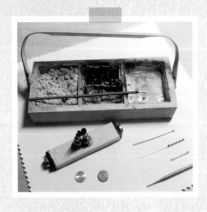

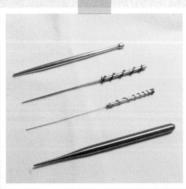

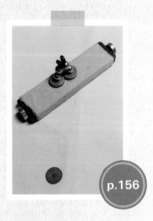

p.156

No. 17　命門会

No. 18　和ら会

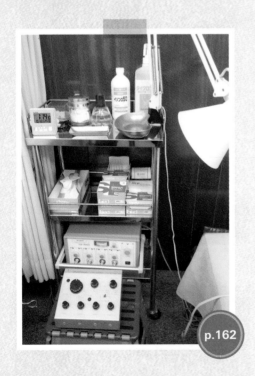

p.162

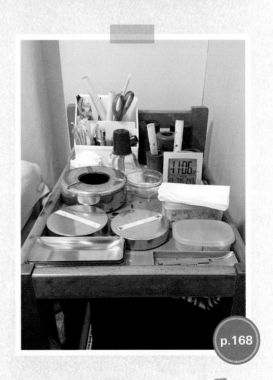

p.168

p.50からの本編には、それぞれの治療道具、ワゴンの説明を掲載しています。

2020年
新年名刺交換会

明けましておめでとうございます。
東洋医学と業界の更なる発展を祈念いたします。

公益社団法人日本鍼灸師会

会　　　長	小　川　卓　良	理　　　事	飯　田　孝　道
副　会　長	中　村　　　聡		内　田　輝　和
	松　浦　正　人		國　安　俊　成
	大　口　俊　徳		幸　﨑　裕次郎
	南　　　治　成		武　内　　　潔
業務執行理事	要　　　信　義		寺　川　華　奈
	児　山　俊　浩		細　田　敬　二
	髙　田　常　雄		矢津田　善　仁
	永　島　茂　雄	監　　　事	仲　野　弥　和
	堀　口　正　剛		浜　田　　　曉
	安　田　政　寛		川　上　詩　朗

事　務　局　〒170-0001　東京都豊島区西巣鴨２−１−19　双葉ビル２階
　　　　　　TEL　03−5944−5089　　FAX　03−5944−5087
　　　　　　URL：http://www.harikyu.or.jp

公益社団法人 全日本鍼灸マッサージ師会

会　　　長
　伊藤　　久夫

副　会　長
　廣野　　敏明／長嶺　芳文／往田　和章
　中野　　義雄

業務執行理事
　小川　　眞悟／石川　英樹／仲澤　　進
　仲嶋　　隆史／狩野　裕治

理　　　事
　朝日山一男／足立　　忠／工藤　　司
　常盤　　和成／中川　紀寛／西島登貴子
　森　孝太郎／吉田　高行

監　　　事
　今村　　茂／堀　昌弘

員外監事
　君嶋眞理子

事　務　局　〒160-0004
　　　　東京都新宿区四谷3丁目12-17
　　　　ＴＥＬ：03−3359−6049
　　　　ＦＡＸ：03−3359−2023
　　　　ＵＲＬ：https://www.zensin.or.jp

（公社）全日本鍼灸学会

		会長　久光　　正		
副会長	若山　育郎	理事	稲垣　吉一
	坂本　　歩		中沢　良平
常務理事	村上　哲二		山口　　智
	伊藤　和憲		佐々木　勝
	尾﨑　朋文		坂本　樹弘
	清水　洋二		鳥谷部創治
	鈴木　雅雄		石崎　直人
	斉藤　宗則		市村由美子
	志野　治美		石川慎太郎
監事	津田　昌樹		角谷　英治
	山下　　仁		

JSAM

【事務局】
〒151-0053　東京都渋谷区代々木１−55−10
　　　　　　学園ビル10階
Tel：03−6276−6751　Fax：03−6276−6752
URL：http://www.jsam.jp/

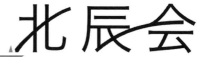

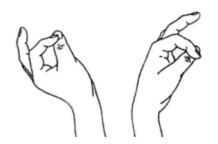

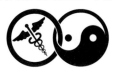

鍼 灸 錬 成 会

発起人　野々井　康　治
世話人　井　岡　崇　（代表）
　　　　淵　　　崇
　　　　宮　﨑　牧　子
　　　　新　名　美　恵

事務局　あうん堂鍼灸院
　　　　〒651-0094
　　　　兵庫県神戸市中央区琴ノ緒町4－2－1
　　　　54ヤングビル301
　　　　（担当：新名〔ニイナ〕）
　　　　メール：49renseikai@gmail.com

柿 田 塾

塾長　柿田　秀明
本部　大阪市城東区関目4－1－7
　　　06－6932－0104
http://kakitajuku.kakitaryu.com/

医の要は意識の自在性にあり。知と技を得たとて
自信を持つこと勿れ。意識は固まるのみである。

謹賀新年

本年も
よろしくお願い申し上げます。

二〇二〇年 元旦

厚生労働大臣認定
宗教法人総本山長生寺付属

 長 生 学 園

あん摩マッサージ指圧師科昼間部・夜間部

〒144-0055 東京都大田区仲六郷2-35-7
℡ 03－3738－1630

謹賀新年
本年も共に学んで行きましょう。

スパマニ勉強会　OCS（大谷クリニカルゼミ）

主宰：大谷素明　　　幹事：森　正樹

ホリスティックヘルス　大谷治療室
〒152-0023 東京都目黒区八雲1－8－8
TEL 03-5701-7713　URL http://hhoc.jp

謹 賀 新 年

学校法人浪越学園
厚生労働大臣認定
日本指圧専門学校

 理事長　浪越和民
　　　　校　長　石塚　寛

〒112-0002 東京都文京区小石川2-12-4
℡ 03-3813-7354　http://www.shiatsu.ac.jp

謹 賀 新 年

一般社団法人　全国鍼灸マッサージ協会

日本橋事務所　東京都中央区日本橋小伝馬町7-16
　　　　　　　ニッケイビル3階
名古屋事務所　愛知県名古屋市西区名駅2-25-3
　　　　　　　ハイネスト浜島ビル2階A
TEL. 050-5812-0552　FAX. 050-5812-0553
http://www.jamma.org/

謹 賀 新 年

吉 元 昭 治

東京都小平市花小金井1－21－3

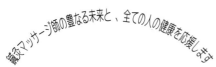
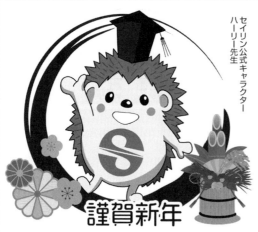
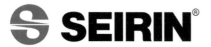
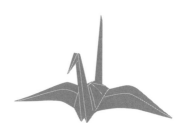

謹 賀 新 年

皆様にとって
良い一年となりますよう。

株式会社 フレアス

代表取締役社長 澤 登 拓

〒151−0061
東京都渋谷区初台2丁目5-8 西新宿豊国ビル2F
TEL 03−6632−9210

謹 賀 新 年

株式会社 東京在宅サービス

代表取締役 中野 宏次郎

取締役社長 斎藤 英二

東京都新宿区新宿 1-5-4 YKBマイクガーデン201
電話 03-3354-0341 FAX 03-3354-0373

謹 賀 新 年

いつもご愛読いただき
ありがとうございます
本年もよろしく
お願い申し上げます

2020年元旦

株式会社 医道の日本社

代表取締役 戸部 慎一郎

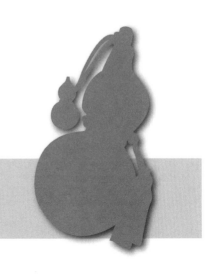

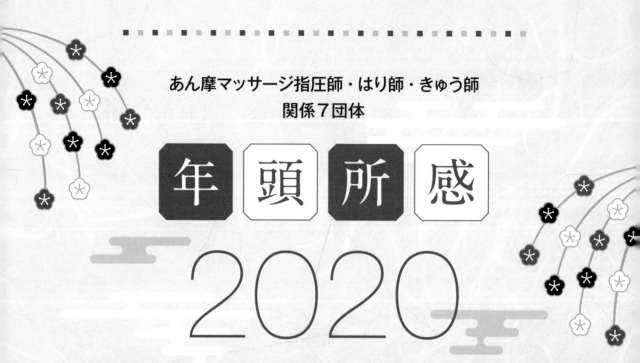

あん摩マッサージ指圧師・はり師・きゅう師
関係7団体

年頭所感 2020

受領委任制度の適正運用を

➡ 全日本鍼灸マッサージ師会会長　**伊藤 久夫**（いとう ひさお）

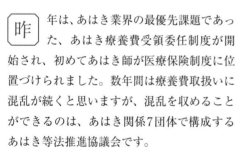

昨年は、あはき業界の最優先課題であった、あはき療養費受領委任制度が開始され、初めてあはき師が医療保険制度に位置づけられました。数年間は療養費取扱いに混乱が続くと思いますが、混乱を収めることができるのは、あはき関係7団体で構成するあはき等法推進協議会です。

この協議会は、あはき療養費受領委任の適正な取扱いを推進するとともに、国民に正しくあはき師（あはき業界）を理解していただくため、現在厚生労働省が取りまとめを行っている、あはき師・柔整師の広告に関するガイドラインの周知徹底を図っていきます。国民が違法広告に惑わされることのないよう

に、不適当な広告を是正していかなければなりません。

なお、当会は国民の信頼と国民に奉仕する公益目的事業として、各事業委員会（学術委員会、保険委員会、介護委員会、スポーツ災害対策委員会、広報IT委員会、法制委員会、組織委員会、視覚障害委員会）を運営し、時代のニーズに応える各種事業を推進してまいりますので、本年も何卒よろしくお願い申し上げます。

業界の発展なくして己の発展はない

➡ 日本鍼灸師会会長　小川 卓良（おがわ たかよし）

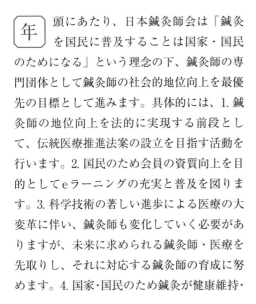

年頭にあたり、日本鍼灸師会は「鍼灸を国民に普及することは国家・国民のためになる」という理念の下、鍼灸師の専門団体として鍼灸師の社会的地位向上を最優先の目標として進みます。具体的には、1. 鍼灸師の地位向上を法的に実現する前段として、伝統医療推進法案の設立を目指す活動を行います。2. 国民のため会員の資質向上を目的としてeラーニングの充実と普及を図ります。3. 科学技術の著しい進歩による医療の大変革に伴い、鍼灸師も変化していく必要がありますが、未来に求められる鍼灸師・医療を先取りし、それに対応する鍼灸師の育成に努めます。4. 国家・国民のため鍼灸が健康維持・増進に有効でかつ経済性・安全性に優れているという研究促進のため運動を行います。

しかしながら、鍼灸関連の組織における組織率は非常に低く、業界一丸となって鍼灸の普及・鍼灸師の地位向上に向けての運動を促進していく状況にありません。このままでは少子高齢化・人口減・日本経済の停滞などの影響で鍼灸師は埋没の危機にあります。

日鍼会は魅力ある組織づくりに努力していきますが、非会員の鍼灸師諸兄のご協力が今ほど必要な時代はありません。業界発展にぜひご協力をお願いします。

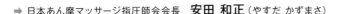

「あん摩の魅力とは！」〜あん摩の手当は真心（こころ）の手当〜

➡ 日本あん摩マッサージ指圧師会会長　安田 和正（やすだ かずまさ）

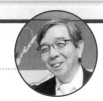

近年、無資格無免許の増加は目に余るものがあります。加えて、それに伴う事故も、国民生活センターの統計を見ても明らかに急増しています。今、視覚障害者のあはき師を守るためのあはき法19条裁判が仙台・東京・大阪の各地方裁判所で行われていますが、これとて、判決のいかんによっては大きな問題となります。我が国唯一のあん摩マッサージ指圧の専門団体として、今、何ができるか。あん摩の魅力を国民にいかにして伝えていくか、大きな正念場を迎えている気がします。

さて、今年は子年、十二支の最初の年にあたります。新しい生命が誕生するという意味や、十干でいうと庚となり結実・形成という意味合いがあります。したがって本年は庚子年となります。本年の目標としましては、改めて伝統あるあん摩の魅力を探究していく年にしていかなければと思います。とりわけ、視覚障害者の皆さんとは思いをしっかり共有し、あん摩の魅力探しを始め、広く国民の保健衛生に寄与し、「魅力」のある専門団体として大きく飛躍する年にしたいと祈願しています。あん摩師の皆さん、一緒にがんばりましょう。

「あん摩の手当は、真心（こころ）の手当！」
「日マ会はあなたをしっかりと、サポートします！」

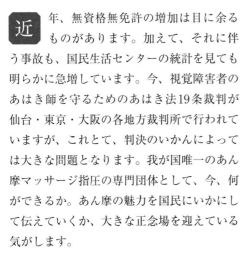

視覚障害あはき師の職業的自立を実現するために

→ 日本視覚障害者団体連合会長　竹下 義樹（たけした よしき）

2020年が、あはき業にとって、そして視覚障害あはき師にとっても飛躍の年となることを祈念申し上げます。

あはき業界においては、長年の要求であった健康保険における受領委任制度がスタートしたものの、国民のあはきに対するアクセスがどれほど改善されたかは大きな疑問です。一方では、あはき業の健全な発展のためには不正利用を抑制することが絶対ですが、他方では医師の同意書に対する正当な理解の下に、真の意味での適正なあはき治療の機会が保障される環境を整えていくことが必要です。

ところで、無資格無免許者による療術行為やリラクゼーションなどが拡大していることから見ても、国民のあはき業に対するニーズや期待は引き続き高いものと思われます。それだけに免許保有者としてのあはき師の資質向上が問われているのであって、国民のあはき業に対する信頼を勝ち取ることが業界としての最大の責務です。そうしたなかにあって、視覚障害あはき師が仕事に誇りを持ち、国民に期待されるあはき師として施術を続けるためには、事務処理、往療、衛生管理などを適正に行うための支援の制度化が急務です。日視連としても、2020年度中には「視覚障害あはき師施術所支援員制度」（仮称）を実現する決意で活動します。

診療報酬の格差是正が最重要課題

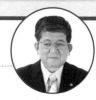

→ 全国病院理学療法協会会長　平野 五十男（ひらの いさお）

本協会は、医師の指示の下に理学療法業務に従事するマッサージ師・はり師・きゅう師・柔道整復師等を中心に1948（昭和23）年に組織され、今年で72年目を迎えます。

公益社団法人の学術団体として、本年も学術活動に重点を置き、5月に名古屋市で第69回日本理学療法学会を、関東地区と近畿地区で運動療法機能訓練技能講習会（200単位）を開催するほか、各地方会・支部において研修会や講習会を計画しております。

また、2003（平成15）年度からは、技能講習会を受講し認定試験に合格した方を対象に「技能認定登録者」として協会に登録し、課題学習等により3年間に30単位を取得した場合に限り登録の更新を認める「技能認定登録制度」を創設いたしました。このような長期的、かつ継続的な取り組みが診療報酬や介護報酬において評価され、疾患別リハビリテーション料や介護保険の通所リハビリテーションの算定要員として組み入れられたのでありますが、診療報酬において理学療法士との点数格差が大きく、この格差是正を図ることが、協会の最重要課題であり、厚生労働省と関係医学会に要望活動を継続して行うほか、あはき関係7団体にも協力をお願いしていくつもりです。

伝統医療の幅広い活用を考える年に

➡ 東洋療法学校協会会長　坂本 歩（さかもと あゆみ）

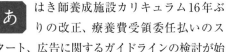

あはき師養成施設カリキュラム16年ぶりの改正、療養費受領委任払いのスタート、広告に関するガイドラインの検討が始まったことなど、一昨年と昨年は、業界において大きな転換期であったと感じております。

これらの改正の背景には、わが国の保健、医療、福祉の環境変化や、それに伴うあはきの業態変化などが挙げられると考えますが、あはきが医療の一部を担う業であるかはいまだに明確にはされていません。なぜ、伝統医療は、医療として認められていないのか、我々は今一度考えなければならないでしょう。

わが国の保健医療政策を検討する種々の会議において、cureからcareへといったキーワードや、保険制度の抜本的改正の必要性などが話題に挙がるものの、あはき関連の議論は全くみられません。数年前の地域包括ケアの議論においても当初は、あはきの業が盛り込まれていませんでした。伝統医療を医療としてとらえる考えは、少数意見なわけです。

近代の医療が、医師が行う医行為を中心に考えられてきたことは事実です。しかし、その結果として新たな課題が出現してきたわけであり、その対策として、あはきを一つの医療資源として考えることは、決して間違っていないでしょう。斯界の多くの同志が団結し、伝統医療の幅広い活用について議論を重ねる年にしたいと念じております。

2020年を新たな出発点として

➡ 日本理療科教員連盟会長　栗原 勝美（くりはら かつみ）

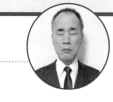

本連盟は、視覚障害者を対象にあはき教育を行っている教職員の全国組織です。現在、視覚障害者のあはき教育・あはき業は、これまでにも増して厳しい状況にあります。大阪、東京、仙台の各地裁で行われてきたあはき法19条裁判は、昨年12月の東京地裁判決に続き、本年春までには3地裁すべてで判決が出される見通しです。視覚障害者のあん摩による職業自立を守るとともに、あん摩師の粗製濫造による質の低下を防ぎ、あはき業の健全な発展を目指して、国が勝訴し、19条が合憲であることを確認できればと思います。

わが国では、医療・保健・福祉の仕組みの再構築が始まっています。地域包括ケアシステムにおいてあはきの役割を明確にし、具体的な成果を示していかなければなりません。また、近未来のAI時代を見据えて、あはきはどう変革していくのかも課題です。あはきの魅力をどう国民の皆様に伝えていくのかも喫緊の課題でしょう。

2020年をあはきの新たな出発点とし、皆様と協力してさまざまな課題解決に取り組み、あはきの明るい未来を目指したいと思います。

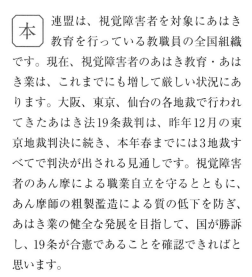

「ツボの選び方」
症 例 と 課 題

症例

【患者】

45歳、男性。中肉中背。

【経過】

X-20年、運動中にぎっくり腰を発症。動けなくなり緊急でクリニックを受診。3日間医師の往診を受ける。その後、接骨院にて干渉波による治療を受ける。

X年、6カ月前に極度のストレスを感じたあと、急性腰痛を発症。3回の鍼灸治療により改善したが、デスクワークで長く座位を続けると腰部に違和感が生じる。胸腰部伸展動作で腰部に若干沁みるような痛みがある。

【主訴以外の所見】

望診：愛想がよく、明るくよくしゃべる。顔は日に焼けて黒いが、胸腹部や背部は白い。

聞診：声は大きくて高いが、しばらくしゃべっているうちに小声になる。

問診：夢は毎晩のように見るが、睡眠中に目が覚めることはない。8時間以上寝ないと昼間きつい。午前中はなんとなく身体がだるく、午後から夜にかけて本調子となる。毎食後、一時的に猛烈に眠くなる。常に過食気味で、甘味を好む。便秘することはなく、日によって、毎食後に排便に行くことがある。排尿の回数は他人よりもやや少なく、尿が少し赤みを帯びている。肩こりの自覚はなく、頭痛も背中の痛みもないが、手足ともに、ややほてる感じがある。

切診：脈状は左右ともに沈、虚、数、濇。左右寸関尺の相対的虚実は、左関上が最強、右関上が最弱。各部の虚実の関係は左寸口＞右寸口＞右関上で、左右の尺中は左寸口と同程度の強さであるが、左右差は判定できない。

前腕部の大腸経、下腿部の胆経に圧痛が見られる。

腹部や腰背部の皮膚に触れると、やや冷たい感じがする。

課題（上記の症例に対して）

- **どのように診察をするか、どのような証を立てるか。**
- **選穴理論**

  病態の解析を行った場合は、病の機序や原因。証の内容。本症例の治療穴（選経や選穴、中心となる穴と補助穴、鍼穴と灸穴）と、その治療穴を選ぶ理由（典拠とする文献や理論）。
- **選んだツボへの施術方法**

  鍼の場合は鍼の種類、刺鍼角度、刺鍼深度、雀啄など手技の有無、置鍼時間。

  灸の場合は艾の種類、艾炷の大きさ、壮数、使用する線香。

  あん摩マッサージ指圧の場合はその術法、時間。
- **道具の写真**（上記の道具を含む、日常の臨床で用いるワゴン上の写真）**とその説明文**

寄稿集「ツボの選び方」において、小誌が提示した症例と課題は左下のとおりである。
寄稿は一つの症例に対する回答であるから、各研究会のスタンスが一目瞭然である。
各研究会の1ページ目には、会の最新情報を掲載した。
なお、図表の提出があった場合は極力掲載したが、回答条件には含めていない。
文字数の制限があるなかでの表現、回答者が誰なのかに注目して読んでみるのも面白い。

索引（1月号）

※本寄稿集内の「診断」は主に東洋医学的な診断を指す。
※五十音順。各研究会の欄では「主な執筆者」を上に掲載している。

No. 1 いやしの道協会

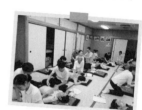

❶ 主催者、代表者名
朽名宗観

❷ 会の発足年
1998年

❸ 発足の目的、背景
横田観風が1980年代に東西医道交流会・無為塾および日本古医道研究所を設立したのが発端。古典的な鍼灸および古方漢方の研鑽を重ねると同時に、禅の福富雪底老師、筆禅道の寺山旦中居士、茶道の江原樵右師からの薫陶を生かしながら、湯液と鍼灸による癒しを「道」にまで高めた「日本的ないやしの道」を創成し、多くの医師・薬剤師・鍼灸師などを指導した。1998年に無為塾を発展的に解散し、横田観風を初代会長として「いやしの道協会」を新設。2007年に大浦慈観が二代目会長に就任し、杉山真伝流をはじめとする日本の伝統鍼灸研究で数多くの業績を発表。2012年に三代目会長として朽名宗観が就任し、「多くの病める人たちとともに生き、世の一隅を照らすことを喜びとする〈いやし手〉」のために広く門戸を開放し、さまざまな研修の場を擁する活動を継承している。

❹ 会員数
約100名

❺ 主な勉強会、セミナーの開催頻度と開催場所
【月例会、初伝入門講座、初伝フォローアップ講座】毎月第3日曜日（東京都台東区・七倉会館）
※初めての方は、まず初伝入門講座にご参加いただきます。

❻ 代表的な会費等
月例会：3,000円（学生2,000円）、初伝入門講座：4,000円（全5回一括前納16,000円）、初伝フォローアップ講座：2,000円

❼ 主な支部
関西支部

❽ 会の特徴
横田観風が提唱する「万病一風的治療」の目標は、治療家がまず身・息・心の調和を図ることによって患者の生命状態、寒熱虚実、邪毒の在り様などを的確に感じとり、それにぴたりと応じるように手の内で、自ずと鍼を運用するところにある。そのような治療を実現するために学・術・道を三位一体としながら体系づけられているのが、当会の研修方式である。診断法は吉益東洞および『傷寒論』についての研究に基づき、特に腹診を重視し、脈診、舌診、問診からの情報を統合して病態把握を行う。鍼の運用法は、葦原英俊の原典を解説した『鍼道発秘講義』を通して会得する。こうした診断と治療を生きた人の身体でつなぐことを、独自のメソッドである「基本の型」により各課程を経ながら実技を通して稽古する。

❾ 連絡先
いやしの道協会　堀 雅観
〒108-0073　東京都港区三田3-4-18　二葉ビル804
TEL：090-9809-5557　FAX：03-3988-1306
E-Mail：info.iyashi@gmail.com　※お問合せは極力メールでお願いいたします。
HP：http://iyashinomichikyokai.com/

Tsubo no erabikata Report

いやしの道協会の「ツボの選び方」

邪毒の在り様を観て生きたツボをとらえる

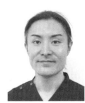

堀 雅観（ほり・がかん）

2000年、国際鍼灸専門学校本科卒業。同年から筑波大学理療科教員養成施設にて理療研修生。2008年より同施設非常勤講師。2006年、ほり鍼灸専門治療室開業。2010年、いやしの道協会入会。海野流観先生に師事。2014年より同会正教授、2015年より副会長。

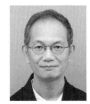

朽名宗観（くちな・そうかん）

1960年生まれ。早稲田大学第一文学部、東京医療専門学校本科卒業。1998年、くちな治療室を開業。2008年、いやしの道協会・師範、2012年、第三代会長に就任。身体技法・気流法の会・指導員。相模女子大学非常勤講師。共著『魅力行動学 看護教育と実践』（学文社）。

I.いやしの道協会の治療法

1.万病一風的治療

　本題である症例検討の前に、いやしの道協会の治療法である万病一風的治療について簡単に述べる。

　これは、いやしの道協会創始者・横田観風が自身の闘病体験、数十年の臨床経験、禅の修行によって悟得した世界を、吉益東洞（江戸期古方派の大家）が提唱する万病一毒と、葦原英俊検校（江戸期の鍼の名人）が提唱する万病一邪から多大な示唆を受け、体系づけたものである。

　治療の眼目は、患者の生命状態を邪毒・寒熱虚実の立体的分布としてとらえ、それを調整することである。邪が取り去られれば病症は改善し、瞑眩現象によって毒が排出されれば、より根本的な治癒となる。

2.証のとらえ方

　典拠の一つは湯液の原典『傷寒論』である。そこに記されている百数十の病証は三陰三陽病、すなわち太陽病（桂枝湯証、葛根湯証など）、少陽病（小柴胡湯証など）、陽明病（大承気湯証など）、太陰病（桂枝加芍薬湯証など）、少陰病（真武湯証など）、厥陰病（四逆湯証など）に大別される（図1）。これらの病証の原因は体内の毒、および毒から放射される邪であり、その性状によって多様な寒熱虚実のパターンが形成される。

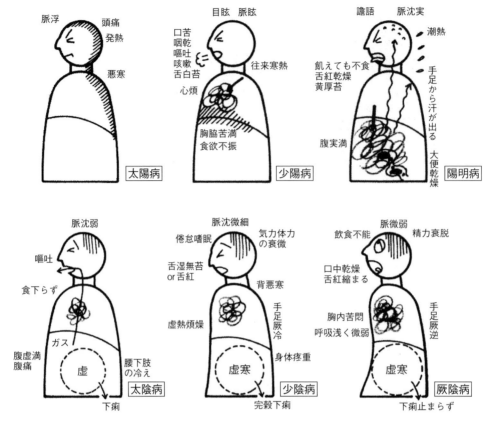

図1 三陰三陽病の生命状態

　とはいえ、我々の診断は『傷寒論』の証に患者を分類することではない。証は無限の生命状態の一時点にすぎない。それらはあくまでも参考として、目の前の患者の生命状態をありのままにとらえるようにする。それが我々にとっての証である。

3. 診察法

　我々は自らの手の感覚によって患者の邪毒・寒熱虚実の在り様をとらえる。そこで最も重視しているのが古方漢方の腹診である。これは邪毒・寒熱虚実を直接手で感じ取る診察法である。

　吉益東洞は『医断』において「証を先にして脈を先にせず。腹を先にして証を先にせず」と述べている。「脈状より症状、症状より腹状を重視せよ」という意味である。主な腹診所見を図2に示す。

　異常所見のある部位が邪毒の所在である。その部位に病症が現れることもあれば、周辺に現れることもある。また経脈を介して邪が波及し、四肢や頭部に病症が現れることもある。もちろん問診、脈診、舌診も活用する。腹診では得られない重要な情報も多い。これらを総合して診断する。そうして見極めた邪毒・寒熱虚実が、どのように作用して主訴の発現に至っているのかを『傷寒論』に記されている病理に基づいてイメージする。

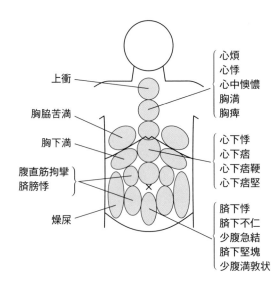

心煩
心悸
心中懊憹
胸満
胸痺

上衝

心下悸
心下痞
心下痞鞕
心下痞堅

胸脇苦満

胸下満

腹直筋拘攣
臍傍悸

臍下悸
臍下不仁
少腹急結
臍下堅塊
少腹満敦状

燥屎

図2 古方漢方の主な腹診所見

4.治療方針

治療は主に、主訴の原因となる邪毒に施す。それ以外の部位は軽く施すか、あるいは手をつけない。

頭痛を例に説明する。太陽病の頭痛では表位(後頭部から肩背部)の邪毒が原因なので、局所的なアプローチをすることになる。一方、少陽病の頭痛では、頭痛の原因は胸中の邪熱である。胸中に停滞している邪熱が上衝(気が上がることで生じる病症)し、頭部を衝くことで頭痛が生じているのである。

したがって治療は、頭部は軽く瀉し、胸中の邪熱をしっかり瀉す、ということになる。

ほかにもさまざまな状況があり、踏まえるべき治療原則(先急後緩、先表後裏など)があるが、いずれにしても主訴の原因となる邪毒にアプローチすることが基本となる。

5.治療法

万病一風的治療の手技は葦原英俊著『鍼道発秘』をヒントに、横田観風が考案した技である。主に用いるのは単刺、散鍼、引き鍼で、それぞれに補法と瀉法がある。

単刺では刺鍼した部位の邪熱を瀉したり、虚寒を補う。

散鍼では施した部位の体表面を瀉したり、緊張を緩めたりする。

引き鍼は体幹の邪熱を手足末端から抜き取ったり、逆に手足末端から気を巡らせて体幹の虚寒を温めたりする。

以上を駆使して、寒熱虚実を調整する。

6.選穴法

ここで本企画の主旨である選穴法について触れる。

体幹部に関しては、腹診(および候背診)でとらえた邪毒のある部位、あるいは寒熱虚実の異常が最も際立っている部位が治療部位となる。手足については、各経脈上を触診し、最も異常が現れてい

る部位を「生きたツボ」とし、そこに引き鍼を施す。どの経脈を選択するかは『霊枢』経脈編の流注や病症を参考にして決める。

　手足の生きたツボは往々にして体幹の邪毒を反映している。正確に取穴された生きたツボへの一鍼は生命状態を一転させる。

7.東西医学調和

　我々は東西医学を調和させて患者を診る。両医学の橋渡しとなるのは「解剖学的組織は部品であり、そこに気が還流することで生命体となる」という人体観である。部品が実すれば機能亢進が起こり、虚すれば機能低下が起こる。また、邪毒の毒性が強ければ器質的疾患に至り、弱ければ機能的疾患にとどまる。このような観点に基づき、西洋医学的病態と東洋医学的病態を重ねてイメージすることで、東西医学は矛盾なく調和できる。

8.本企画について

　ここまで述べてきたとおり、我々は自らの手で直接患者に触れることを重視している。したがって、本企画のように文字情報だけから診断・治療法を決定することは本来の流儀ではない。だが臨床において、十分に所見を得られない状況はある。体位変換できず腹診できない、対話が困難で問診できない、手に外傷があって脈診できない、などなど。そんなときは、得られた所見をもとに生命状態の全体像を類推する。脈診、舌診、腹診は、いずれも邪毒・寒熱虚実の立体的分布を診るものなので、不足する情報を相互に補完し合うことができる。そのような考え方に基づいて、本稿を執筆させていただいた。

　以下、万病一風的治療の観点から本症例について考察する。確定的な意味を見出しにくい情報についてのコメントは割愛する。

Ⅱ.本症例について

1.問診
（1）現病歴から

　「20年前、運動中にぎっくり腰を発症。動けなくなり緊急でクリニックを受診。3日間医師の往診を受ける。その後、接骨院にて干渉波による治療を受ける」から、激しい腰痛の既往による古傷の存在を示唆している。

　「6カ月前に極度のストレスを感じたあと、急性腰痛を発症。3回の鍼灸治療により改善」については、ストレスの詳細が何であったのか不明だが、もし精神的なストレスで、それが腰痛に影響を与えていたのだとしたら、心因的要素のある腰痛ということになる。「デスクワークで長く座位を続けると腰部に違和感が生じる」は椎間板障害を思わせる。座位は立位と比べ、椎間板内圧が高まるからである。

　一方、「胸腰部伸展動作で腰部に若干沁みるような痛みがある」は椎間関節障害を思わせる。胸腰椎伸展は、椎間関節へ負荷をかけるからである。そして腰椎伸展だけでなく、胸椎伸展が痛みの誘発

に関与するということは、障害高位は胸腰移行部と推測する。

　まとめると、古傷があるところに、精神的ストレスが加わって発症した腰痛で、西洋医学的に診ると障害部位は胸腰移行部の椎間板、および椎間関節が疑わしいということになる。

(2) 邪熱の存在

　まず「尿が少し赤みを帯びている」は、体内に熱があることを意味する。次に「常に過食気味」であることは胃に邪熱があることを示唆している。それが消化機能を異常亢進させ、過食を起こしているのだろう。そして多夢があることから、心煩（胸中に邪熱が停滞している状態）があると推測できる。心煩は精神的ストレスの存在を示唆する所見でもある。心煩は不眠を起こすことが多いが、本症例は「睡眠中に目が覚めることはない」という。心煩にはいくつかのタイプがある。

(3) 生命エネルギー低下、水毒の存在

　「8時間以上寝ないと昼間きつい」や「午前中はなんとなく身体がだるく、午後から夜にかけて本調子となる」は、生命エネルギー低下による易疲労だと解釈する。「排尿の回数は他人よりもやや少ない」ことから、腹中で水毒が停滞している可能性がある。『霊枢』経脈編、脾経の病症で身体皆重がある。これは水湿が肌肉に停滞していることによる病症だが、本症例の「身体のだるさ」はこれによるものかもしれない。

(4) 三陰三陽病の鑑別

　「肩こりの自覚はなく、頭痛も背中の痛みもない」ことから太陽病ではない。「便秘することはなく」や「日によって毎食後に排便に行くことがある」から陽明病ではない。「手足ともに、ややほてる感じがある」から、少陰病、厥陰病ではない。これらは生命エネルギーが末端まで巡らず、四肢厥冷、四肢厥逆を呈する。

2. 脈診

　我々の脈診は寸関尺を臓腑に対応させるのではなく、左右それぞれの上焦、中焦、下焦に対応させる（図3）。本症例の左右寸関尺の相対的虚実を表にすると以下のようになるだろう（表1）。

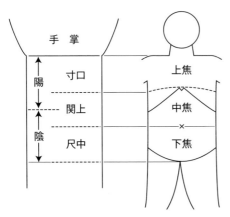

図3 寸関尺が対応する身体区分

表1 左右寸関尺の相対的虚実

	右	左
寸：上焦	虚	実
関：中焦	最も虚	最も実
尺：下焦	実	実

胃に邪熱があるという推測と、左関が最も実している点に整合性が見て取れる。一方で右関が最も虚していることから、右中焦に虚寒があり、生命エネルギー低下に対応しているのだろう。

脈状については「虚」と「濇」から、気の巡りが悪く、生命エネルギーが低下していることが読みとれる。「沈」であることから病位は体表ではなく深部だろう。「数」であることから、体内に熱が存在していることが示唆される。

3. 腹診、候背診について

腹診、候背診については「腹部や腰背部の皮膚に触れると、やや冷たい感じがする」という記述しかないが、それだけとは思えない。脈診では右関が最も虚していた。おそらくそれに対応する右中焦の虚寒があるだろう。その深部に水毒があり、腹直筋拘攣があると想像する。腹部に熱がないということは、胃の熱は噴門部付近で、体表から診ると左季肋部になるからだろう。身体区分ではそこは上焦になるが、上焦の実状が関脈に現れる例もある（『傷寒論真髄』154章）。

候背診は腹診所見の真裏を中心に、同様の寒熱虚実が現れることが多い。おそらく心煩の裏、左季肋部の裏に邪熱があり、右中焦の裏に水毒による虚寒があるだろう。それらの影響を受けて、背腰部の筋は拘攣しているはずだ。そして主訴である腰痛は、胸腰移行部の椎間板障害、および椎間関節障害が疑わしかった。椎間関節障害があると、脊柱直側に生きたツボが見つかるだろう。椎間板障害も併発していたとしたら、棘突起間に反応が現れる可能性が高い。これは堀雅観の経験則である。

4. 診断

各所見を総合し、時系列にイメージしてみる。まず腰部には20年前からの古傷があった。胸中には、もともと、ある程度の気の停滞があっただろう。腹中には、中焦を中心に慢性的な水毒と虚寒があり、それによる心下痞鞭（心下部のつかえと硬さ）や腹直筋拘攣があった。その真裏である胸腰椎周辺の気血は停滞していただろう。おそらく関脈は左右ともに虚していたはずだ。この時点での生命状態は、三陰三陽病のなかでは太陰病に相当するだろう。図に描くと以下のようになる（図4）。

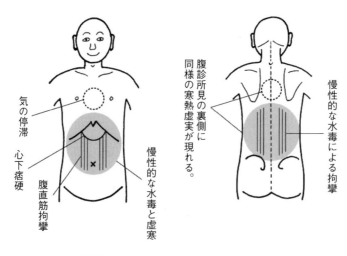

図4 本症例の6カ月前までの生命状態

　この生命状態は『傷寒論』の理中丸証に近い。『傷寒論真髄』（横田観風著）より模式図を引用する（図5）。

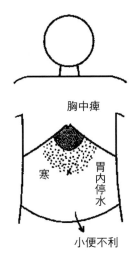

図5『傷寒論真髄』386章の理中丸証

　そして6カ月前、極度のストレスが加わり、軽度の心煩、胃の邪熱が生じた。胃の邪熱は過食をもたらし、また胸脇の邪熱が背腰部の古傷、および気血の停滞部位に波及し、腰痛を悪化させた。心煩からは上衝が起こり、脳を刺激し、多夢を生じさせる。右寸脈虚は右上焦の虚を示しており、邪が入りやすい。上衝は右頭部を衝くことになるだろう。この生命状態は、三陰三陽病のなかでは少陽病にあたる。図に描くと以下のようになる（図6）。

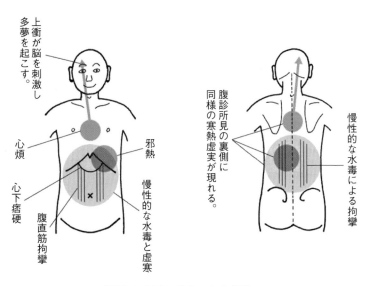

図6 本症例の現在の生命状態

5.治療方針

治療初期においては邪熱をとることを優先する。それで腰痛、多夢、過食、左関脈実について経過観察する。それらが改善してきたあと、治療方針を補法中心に切り替える。中焦の虚寒を補い、水毒の排出を促すことに重点を置く。『傷寒論』に基づく生命のとらえ方は、邪毒・寒熱虚実の在り様を空間的にとらえると同時に、時間的な変転もとらえる。それによって、先に治療すべき部位と、あとで治療すべき部位を見極めている。

6.治療方法

治療初期の具体的な手順を示す。
①背臥位で左前腕の心包経の生きたツボに引き鍼を施し、胸、左季肋部の邪熱を瀉す。
②腹臥位になり、散鍼や単刺で左背腰部（主訴部位）の邪熱を瀉す。
③再び背臥位になり、胸、左季肋部の邪熱を散鍼、および単刺で瀉す。
④心下部、および上腹部の虚寒を軽い単刺で補う。
⑤右足背部、第3/4中足骨間の生きたツボからツナミ鍼（引き鍼に似た手技で、全身にひびきを行き渡らせて気を巡らし、邪を洗い流す技。経験的にこの部位を多用する）を施して終了。

　選穴は前述の通り、その経脈、あるいはその部位の生きたツボを取穴する。
　治療方針を切り替えたあとは、腹部の補法に重点を置く。痞根（葦原英俊が用いた志室外方の治療部位）からの刺鍼で腹中を温めてもよい。

Ⅲ.道具

❶ カネパスソフト
❷ ステンレスの廃綿入れ
❸ 廃鍼入れ。東急ハンズで購入したステンレスの歯ブラシ立てを応用している。
❹ ディスポシャーレ「セイリンパレット」
❺ ユニコディスポ寸6−2番鍼。いやしの道協会の実技稽古では寸6−3番鍼を用いるのが基本だが、筆者（堀）はユニコ寸6−2番鍼が手の内に合っているため、治療室では主にこれを使用している。
❻ 茶色のビンに未使用の綿花が入っている。
❼ ハンドラップ

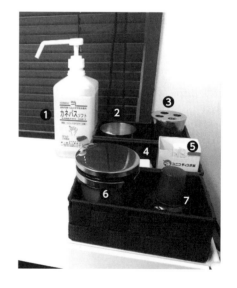

▌Ⅳ．最後に

　我々の理想は、患者の生命状態を鏡に映すかのごとく感じ取り、それに応じた適切な治療ができることである。そのために学術道の稽古に励んでいる。熟練していくと理論に裏付けされた感覚が養われていき、直観的に手が生きたツボをとらえるようになっていく。それが、いやしの道の「ツボの選び方」である。

【参考文献】
1）横田観風．鍼と禅．春秋社，2019．
2）横田観風．万病一風論の提唱（増補版）．たにぐち書店，2006．
3）横田観風．傷寒論真髄（増補版）．績文堂，2006．
4）横田観風．新版 鍼道発秘講義．日本の医学社，2006．
5）横田観風．経絡流注講義．医道の日本社，1994．
6）大浦慈観．杉山真伝流臨床指南．六然社，2007．
7）堀雅観．鍼灸臨床のための腹診（二）〜心煩〜．機関誌いやしの道十七号．日本の医学社，2017．
8）堀雅観．万病一風的治療に活かす西洋医学(二) 非特異的腰痛に対するアプローチ．機関誌いやしの道十六号．日本の医学社，2016．
9）堀雅観．万病一風論に基づく夏バテ患者の治療．医道の日本73(7): 2014．
10）菊地臣一．名医に学ぶ腰痛診療のコツ．永井書店，2006．
11）開業鍼灸師のための診察法と治療法 1総論・腰痛．出端昭男．医道の日本社，1985．

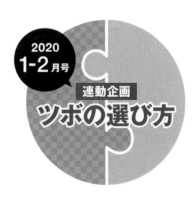

No.2 | Kiiko Style 研究会

キ イ コ　ス タ イ ル　けん きゅう かい

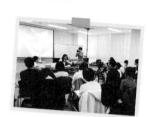

❶ 主催者、代表者名
総代表：松本岐子、関西代表：清藤直人、関東代表：小川登

❷ 会の発足年
2010年（関東、関西でそれぞれ発足）

❸ 発足の目的、背景
世界中で講義を行う日本の女性鍼灸師、松本岐子先生の腹診のやり方やツボの取り方など、実際に生で見て感じていただきたいと思い発足。

❹ 会員数
会員としての登録は行っていない。

❺ 主な勉強会、セミナーの開催頻度と開催場所
【松本岐子先生の日本セミナー】年2回（東京都・エッサム神田、日本健康医療専門学校、大阪府・東洋医療専門学校）。そのほか、Kiiko Styleをマスターした講師が、東京と大阪でそれぞれ、全5回の勉強会で指導にあたっている。

❻ 代表的な会費等
松本岐子セミナー：30,000円、東京・大阪での勉強会：5,000円

❼ 主な支部
東京事務局、大阪事務局

❽ 会の特徴
1. Kiiko Style 治療法とは、長野潔先生が脈診により、30万症例から確立させた長野式を、松本岐子先生によって我々にもできる、腹診に形を変え発展させた治療法。『素問』『霊枢』『難経』『類経』などの古典や、発生学などさまざまな分野も治療に取り入れ、展開している。現代医学の病態生理学の発想と、経穴に対する古典的な発想とを結びつけ、システム化した画期的な治療法である。
2. 「松本岐子セミナー」はモデルを治療していくデモンストレーション形式で行われる。セミナーの始めにその日のテーマ、また古典やツボについての講義がある。それ以外はすべてデモンストレーション。その日のモデルによって配穴や処置法などテーマ＋αの内容になっているので、すぐに活用できる内容があり、初めてでも楽しめるセミナー。

❾ 連絡先
【Kiiko Style 研究会　東京事務局】小川 登
〒359-0038　埼玉県所沢市北秋津739-66
TEL：04-2936-9267（代表）　FAX：04-2936-9267
E-Mail：info@kiikostyle.jp　HP：http://kiikostyle.jp/
【Kiiko Style 研究会　大阪事務局】清藤直人
〒569-0073　高槻市上本町6-8　清藤鍼灸院
TEL：072-673-4386　FAX：072-673-4386
E-Mail：kiikostyle.west@gmail.com　HP：http://kiikostyle.jimdo.com/

Kiiko Style 研究会の「ツボの選び方」

腹診と古典を結ぶKiiko Styleによる選穴

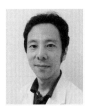

清藤直人（きよふじ・なおと）

2002年、関西医療学園専門学校東洋医療学科卒業。同年、清藤鍼灸院開業。2010年、Kiiko Style研究会関西代表。

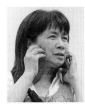

松本岐子（まつもと・きいこ）

1980年、日本鍼灸理療専門学校卒業。卒後、渡米。ニュージャージー州Eastean School、ニューヨーク州Tri-state college of Acupuncture、マサチューセッツ州 New England School of Acupuncture、マサーチューセッツ州Harvard Medical School で教鞭を執る。2000年、Tri-state collage of Acupunctureにて修士号を取得。2001年からはHarvard Medical School卒業の医師への卒後教育（鍼灸）の講師としても活躍。2002年、「松本岐子氏の鍼灸における国際的な活躍」で間中賞を受賞。アメリカ、カナダ、イギリス、オーストラリア、日本など12カ国でセミナーを行う。

┃ I.はじめに

　Kiiko Styleでは、主訴や症状をきっちり聞くのはもちろんだが、それ以上に既往歴、家族歴も聞き漏らしてはならない重要事項である。提示された症例には該当項目がないため、「特記事項なし」という状態で考察させていただくことにする。

┃ II.診察

1.特異的腰痛か非特異的腰痛か

　症例の男性は、過去に2回の急性腰痛を発症している。しかも、直近では6カ月前に発症した急性腰痛が今も痛い、つまり、慢性腰痛に移行したと考えられる。問診票の記載から、「器質的疾患による腰痛ではない」と推測し、非特異的腰痛として処置を行う。

2.四診

　Kiiko Styleとして証を立てていくときに、最も大切な所見は腹診である。主訴以外の所見から「腹

部がやや冷たい」という情報を頼りに、望診、聞診、問診、切診から疑われるであろう腹部の圧痛を推測してみる。

　Kiiko Styleの脈診では、速いか遅いか、または不整脈があるかどうかしか診ない。なぜなら、速ければ交感神経優位、遅ければ副交感神経優位、不整脈であれば瘀血を優先して考えて治療していくからだ。この患者の場合、数であることから、交感神経緊張を疑うことにする。

　望診の内容からは「人に気を遣う優しいタイプの性格で、気を遣うことがストレスにもなっているのではないか」と推測した。

　問診の内容から、睡眠に関しての情報が得られた。これまで「DLPFC賦活治療」をテーマに「医道の日本」へ原稿を寄稿してきた[1]-[7]。そのなかで記載したが[6]、睡眠の不足は、糖質や脂質などを多く含む、不健康な食べ物への欲求を高めることが、筑波大学国際統合睡眠医科学研究機構（WPI-IIIS）のミハエル・ラザルス准教授らの研究によって明らかになっている。また、過食気味、甘味を好むことから、糖代謝異常の反応も診ていかなければならない。

3.治療方針

　これらは、前頭前皮質の症状として考えられ、それに対する治療方針を考えるにあたって、アプローチすべき原因を以下の3つに絞った。

①睡眠の異常

　よく眠れるか眠れないか、眠りが深いかを聞く程度でよい。

②糖の異常

　体質や遺伝による2型糖尿病、高血糖やHbA1cの高値の糖尿予備軍を確認する。

③うつ

　うつ病、うつ状態はじめ、不安障害やパニック障害などの精神疾患がないかを確認する。

　Kiiko Styleでは、家族歴で糖尿病がいれば、その子どもは糖尿病を発症していなくても、その処置をすることで症状緩和につながることがある。この場合、右関門の圧痛があるかないかを診ていかなければならない。

　6カ月前に極度のストレスを感じたこと、それにより急性腰痛という炎症性疾患を引き起こしたことから、ストレス、過労、加齢による免疫機能の弱体化が考えられる。さらに、前腕部の大腸経に圧痛が見られる。曲池から手三里は長野潔先生が扁桃とツボとして使っていたエリアである。

　以上のことを踏まえ、選穴していきたい。

Ⅲ.選穴理論

　病態解析としては、3パターンが考えられる。それぞれ推測して解説させていただきたい。

1. ぎっくり腰の原因が、非特異的腰痛と考えられる場合

　ぎっくり腰なら、2〜3カ月で痛みは治まるが、左背外側前頭前皮質（dorsolateral prefrontal cortex: DLPFC）の活動が低下すると、痛みの回路の興奮は収まらず、鎮痛の仕組みが衰える。これにより幻の痛みが出現すると考えられている。ストレスやショック、不安、恐怖などで痛みが強く、また長引くほどDLPFCの体積の減少、機能低下がみられる。ストレス、つまり副腎機能の低下がDLPFCの不活性を引き起こしてしまう。『素問』陰陽応象大論篇　第5に「恐傷腎（恐れは腎を傷る）」とある。長野潔氏の副腎処置と、DLPFC治療を組み合わせて治療を試みる。

　治療穴は、左の頭臨泣、目窓、正営にWHO経穴と甲乙経ラインのツボに取穴する。慢性疼痛は交感神経が過緊張であることが多い。長野氏によると「交感神経過緊張には外関」。臨泣は頭の臨泣を使用する。

　目窓は、前頭葉眼窩皮質（Orbitofrontal Cortex: OFC）の反映ポイントと考える。OFCは社会脳とも呼ばれ、人間の気質や行動特性の多様性と関連している可能性がある[1]。過敏性腸症候群（IBS）の病態は、腸自体に問題があるのではなく、ストレスによる脳の興奮状態や、内蔵感覚の脳内情報処理過程に原因があると考えられており、OFCの関与も大きい。同じく現代社会を悩ませているメタボリック症候群についても、耐糖能異常や脂質代謝異常はあくまでも病態の結果であり、食行動や報酬系に関連の深いOFCを含んだ脳神経経路の失調と考えられる。患者の、過食気味、毎食後に排便に行くという訴えから、OFCが関係ないとはいえないのではないだろうか。よって目窓が効果的である。

　正営の「正」は「征」からきている。正営とは「征営」のこと。「心が動揺して落ち着かない」「慌てる」「恐れて落ち着かないさま」「驚愕不安のさま」という意味がある。漢の時代で正営といえば、この意である。正営がDLPFCを活性化させ、恐怖を取り除くのではないか、と考える。

2. 腰痛の原因が睡眠の異常と考えられる場合

　慢性の痛み、消化器疾患にはDLPFC治療が圧倒的に効果を示すが、糖尿病や不眠という症状を伴うと前頭前皮質（prefrontal cortex: PFC）にアプローチするほうがよい。それは『霊枢』本神篇　第八に、「是故怵惕思慮者則傷神」と書いてある。訳すと「恐怖、思慮が過ぎれば、神が傷つけられる」。ああでもない、こうでもないと、ぐちゃぐちゃ考えすぎると、よい方向に行くよりネガティブのほうへ思考が進んでいき、「神」が傷つくと恐怖に惑わされ続ける。

　治療穴としては、PFCにおける症状、睡眠、糖の異常、うつの3症状に絞り、「神」のツボである「本神」、PFCの真ん中「神」のツボである神庭に取穴する。

3. 糖代謝異常が原因で腰痛を引き起こした場合

　親が糖尿病で、さらに祖父母も糖尿病であり、腹診で右関門の圧痛があれば、糖代謝の異常（糖尿病の予備軍）である可能性が高い。右関門の位置するところには、十二指腸のあたり、オッディ括約筋がある。つまり、右関門はオッディ括約筋の反応点といえる。筆者は「関」と「門」を2つの開口部と訳している。「関」には「閉じている」といった意味もあり、括約筋の機能と一致する。この経穴にこの漢字を用いているという事実から、古代中国の解剖学者が驚くほど的確な観察をしていたことが分かる。この筋肉は、インスリン分泌を調節している。よって、右関門は胆汁と膵液分泌の調整

と関係する。

　治療穴は、上太白に取穴する。このツボは、太白よりやや上で、公孫寄りに取る。取穴のポイントは、太白から指を滑らせて公孫の手前で、陥凹するところに取り、上太白を指で押しながら、右関門の圧痛の緩むところに取る。長野潔先生は「筋肉痛には上太白」ということから、オッディ筋にも効くことを追試し、上太白が、横紋筋にも平滑筋にも分け隔てなく緩めることを発見した。右関門の圧痛が残る場合は、サポート穴の陰陵泉を付け加えるとよい。

　1. 2. 3. のそれぞれに必要な処置が、副腎処置と扁桃処置である。ストレスが免疫力を低下させ、扁桃機能が弱体化すれば、副腎機能も低下し、抗炎症作用が低下するため必須の処置と考える。

　副腎処置の治療穴は、腎の火穴、つまり然谷に圧痛があれば、復溜、陰谷、兪府に処置する。圧痛がなければ、数脈を呈していることから、照海、兪府で処置していく。取穴のポイントは、臍を時計に見立てて、4時と8時の方向へ、0.5寸から1寸あたりの圧痛が緩和するところに取穴することである。

　扁桃処置は、天牖の圧痛があれば、曲池3点で圧痛が取れるところに取る。曲池3点とは、曲池と手三里、そしてその間に1点加えた3つポイントのことを指す。1穴で効けばそれでよし、効かなければ2穴、もしくは3穴と取穴する。また、右大巨の圧痛も扁桃反応の一つである。『難経』十六難では、肺病は臍の右に動気あり、そして肺は衛気（身体の防衛機能を表わす）を巡らせる。よって、伝統的に肺は免疫系と関係が深い。扁桃処置で右大巨の圧痛が残る場合、DLPFC治療で取れることが多い[4]。

▮ Ⅳ. 選んだツボへの施術方法

　鍼は、セイリン製のJSPタイプを使用する。置鍼時間は、20分が望ましい。

　1. 左の頭臨泣、目窓、正営、2. 左本神、神庭に対して、0.14mm×30mmの鍼を使用する。角度は、頭臨泣から斜刺で目窓の方向に入れていく。ほかも同じように刺鍼する。深さは5mm程度だが、注意しなければならないことは、なるべく切皮痛、刺入痛を与えないことである。痛みを与えた場合、一度抜いてやり直すこと。DLPFC治療は、なるべく不快な思いをさせないほうがよいからである。

　3. 上太白は、0.14mm×30mmもしくは、0.16mm×30mmの鍼を用いて流注に沿って45度の角度で、深さ1cmほど補鍼する。陰陵泉は0.16mm×40mmの鍼で流注に沿って45度の角度で、1cmから2cmほどの深刺しのほうがよく効く。

　副腎処置では、復溜と陰谷は、0.16mm×30mmの鍼で流注に沿って45度の角度で、1cmほど補鍼する。照海においては、0.14mm×30mmの鍼で5mm直刺する。兪府は胸骨柄に向けて横刺で5mm程度刺入する。

　扁桃処置は0.16mm×30mmの鍼、曲池、手三里に直刺で1cm程度刺入する。

▌Ⅴ.道具

❶ パイオネックスZero 9㎜

　　主に耳鍼や、井穴に使用。

❷ パイオネックス0.3㎜ 0.6㎜

　　主に治療効果を維持したいときに使用。

❸ ダイオードリング

　　2つを合わせて、主に傷の痛み、炎症、鍼が使えないところなどに使用。

❹ セイリンJSP J15−0.2

❺ セイリンJSP 1寸−01、寸3−1

❻ 散りモグサ、線香、お灸セット

❼ セイリン製電子温灸器

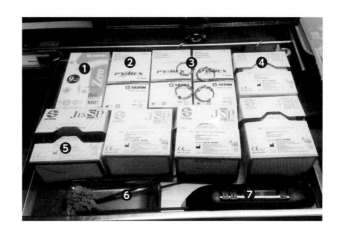

【参考文献】
1) 松本岐子. 鍼によるDLPFC賦活治療1 使用穴編. 医道の日本 2016; 75(7): 109-14.
2) 松本岐子. 鍼によるDLPFC賦活治療2 症例編①. 医道の日本 2016; 75(8): 108-12.
3) 松本岐子. 鍼によるDLPFC賦活治療3 症例編②. 医道の日本 2016; 75(9): 122-9.
4) 松本岐子. 鍼によるDLPFC賦活治療4. 医道の日本 2017; 76(4): 118-24.
5) 松本岐子. 鍼によるDLPFC賦活治療5. 医道の日本 2017; 76(11): 116-21.
6) 松本岐子. 鍼によるDLPFC賦活治療6 本神（穴）篇. 医道の日本 2018; 77(12): 119-24.
7) 松本岐子. 鍼によるDLPFC賦活治療7. 曲差、眉衝穴篇. 医道の日本 2019; 78(10): 97-102.

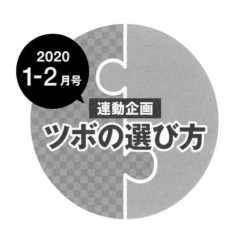

No. 3 | 灸法臨床研究会

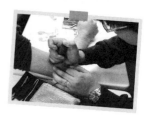

❶ 主催者、代表者名
浅倉歌子（事務局）

❷ 会の発足年
1984年　※現在の「灸法臨床研究会」の発足は1984年。前身の「臨床研究会」「灸治研究会」を含めると1963年。

❸ 発足の目的、背景
前身となる「臨床研究会」は深谷伊三郎先生・入江靖二先生らが集まり、深谷先生宅で始められた10名足らずの内輪の勉強会であった。その後、入江先生の流れを受けて、現在の「灸法臨床研究会」は福島哲也先生を主任講師に、定期的に深谷灸法の勉強会を行っている。最近では日本国内のみならず、アメリカ・ヨーロッパでも講演活動を行っている。

❹ 会員数
会員制は取っていない。受講希望の講座があれば単発で申し込み可能。

❺ 主な勉強会、セミナーの開催頻度と開催場所
【灸基礎講習会（深谷灸法の基礎実技）】10：00～12：00
【深谷灸法勉強会（2つの症状についての施灸法の講義・実技）】13：00～16：30
　毎月第4日曜日　※例外あり。2、8月は休講。（東京都墨田区・江島杉山神社本殿）※その他に単発の特別講座あり。

❻ 代表的な会費等
灸基礎講習会：2,000円（午後と同時受講で半額）、深谷灸法勉強会：4,000円（学生3,000円）※単発講座はその都度変更。

❼ 主な支部
なし

❽ 会の特徴
深谷灸法を実践的に学ぶことを中心に講座を運営している、「お灸」中心の研究会。主任講師は、全国で深谷灸法の講演活動を行っている福島哲也先生。治効の条件となる、生きたツボ（Live point）の取穴と効果的な施灸の2本柱のテクニックを臨床に活かせるように、実技中心の講座を行っている。
例会の午前に行われる灸基礎講習会では施灸動作や取穴・竹筒（灸熱緩和器）の使い方を集中的に練習し、深谷灸法の基礎的な力を身につける。午後の深谷灸法勉強会では2つの症状に絞り、特効穴の紹介や反応点の見つけ方など、より臨床に沿った施灸法を学ぶことができる。また、深谷灸法に限らず、灸に関する数多くの特別講座も開催している。

❾ 連絡先
灸法臨床研究会　事務局
〒116-0013　東京都荒川区西日暮里2-2-14-401
TEL：090-8042-1627
E-Mail：the.long.gray.line2145@gmail.com　HP：https://www.qho1109.com/

灸法臨床研究会の「ツボの選び方」

患者の身体に現れた生きたツボを探せ

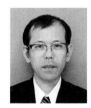

今野 裕（こんの・ゆたか）

2012年、日本医学柔整鍼灸専門学校卒業。同年、ユウ鍼灸院開業。2012年～
2016年、非常勤職員として、東京ヘルスケア機能訓練センターデイサービス部にて、利
用者への鍼灸および運動指導にかかわる。灸法臨床研究会講師。

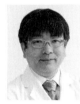

福島哲也（ふくしま・てつや）

1988年、日本鍼灸理療専門学校卒業。同年、出張専門で開業。2002年～、東京医
療専門学校教員養成科非常勤講師。2017年～、湘南慶育病院鍼灸科（外来担当）。
2019年～、慶応義塾大学医学部漢方医学センター非常勤講師。灸法臨床研究会主任
講師。

▌Ⅰ.どのように診察をするか、どのような証を立てるか

　深谷灸法をメインで勉強してきた私（今野）にとっては、患者が先生である。私の臨床では、患者
の体表面に現れる身体の声に耳を傾けることに主眼を置いており、脈診や舌診は通常行わない。今回
のような症例では、次のような手順で診察を行う。

　まず施術前に、立位で姿勢を見て身体の歪みや左右差などをチェックする。また、腰部の回旋や屈
曲・伸展などの動作をさせて、どの動きでどこに痛みが出現するのかを、患者に尋ねる。次に、背臥
位で腹部および下腿内側と足関節（肝経の中封など）を、腹臥位で腰部および下腿後面を触診し、体
表面および筋肉の状態や圧痛の有無などを確認する。これは、どういう経絡や臓腑に問題があるかの
参考にする目的もあるが、患者自身に治療前後の変化（痛みだけではなく、姿勢、身体の動き、筋肉
の状態など）を実感してもらうためでもある。

　そのあと、座位で肩上部および上背部を押圧擦過で探る。押圧擦過とは、やや圧をかけながら、指
を滑らせるように連続的に体表上を移動させる方法で、施灸点の候補となるツボを見つけるための触
診法である。上背部の探索範囲は、陶道から筋縮ぐらいまでの高さの、督脈・華佗夾脊穴・膀胱経第
1行および第2行である。このエリアは、毎回必須の要チェック部位であり、本症例に限らず、何ら
かの病気や症状を有していれば、必ずといってもいいほど違和反応（硬結・圧痛など）が現れている。
また、極度のストレスを受けたり、慢性的にストレスを感じたりしている場合には、督脈上および華

佗夾脊穴のラインに顕著な圧痛が認められる傾向がある。

【追加コメント（福島）】

　深谷伊三郎著『名灸穴の研究』（鍼灸之世界社）のなかに、次のような一節がある。

　「灸術は艾という可燃物を用いて、体表に熱刺激を与え、または隔物透熱によって、体表に温熱刺激を与えて身体違和を調整する。したがって鍼術は経絡変動を調節する目的で発生し、発達したものであり、灸術は経穴違和を手がかりに刺激する目的で発生し、発達したものということができる」

　「鍼または灸両者の察病法、すなわち診断法にもおのおの相違がある」

　「鍼術においては、主として脈診によって経絡の変動をうかがって、身体違和を察知し、また灸術においては、主として望診によって身体違和を察知する。もちろん、脈診も望診も両者ともに必要なものではあるが、主として行われるというところに相違がある」

Ⅱ. 選穴理論

　選穴理論を述べる前に、深谷灸法について概略を入江靖二編著『図説深谷灸法』（緑書房）から引用させていただく。

　「深谷灸法とは、昭和の名灸師・深谷伊三郎が、四十有余年の臨床体験の中から醸し出すようにして築かれた灸法の要道である。深谷灸法は、排他的で一人よがりな考え方を排して、経験の深浅に関係なく広く治験や意見に耳を傾け、殊に、古くから民間に伝わる灸法を大切に取り入れてきた。又、古典・名著と呼ばれる医籍や先賢の諸説を尊奉すると同時に、それらを教条的に盲信することなく、臨床経験を通して確認され認識された灸療をモットーとしている。そして、この灸法は常に新しい施術を開拓し、発展させる普遍性をもった療法である」

　また、その象徴ともいえるものに「灸法の基本十項」がある。

【灸法の基本十項】

　1.経穴は効くものではなく効かすものである。

　2.成書の経穴部位は方角を示すのみ。

　3.経穴は移動する。

　4.名穴を駆使して効果を挙げよ。

　5.少穴で効果をあげるべきである。

　6.反応のない穴には効きめが少ない（効きめの出ないものは出すようにする）。

　7.そこが悪いからとそこへすえても効果はない。

　8.名穴であっても、ただ、それだけに効くのではない。

　9.灸柱の大小壮数は患者の体質に合わせよ（熱くないところは熱くなるまですえる）。

　10.経穴は手際よく取穴せよ。

　これらの条項は、深谷灸法を使いこなすためのマニュアルのようなものであるが、その大部分は「効

かせるための取穴法」のコツが記されている。また、鍼灸治療全般に通じる心構えでもある。また、第1項の「効くものではなく効かすものである」が深谷灸法の基本姿勢である。

さて、選穴理論であるが、深谷が残した以下の言葉に集約される。

「理論よりも先験よりも、その病人の身体に現れている治穴をさがし求めることが大切である。もっと端的にいうならば、治穴が出ているところを捜すということ、治穴の現れているところをたずねるということが必要」

選穴のデータベースとなる古医書はいくつかあるが、深谷灸法の根幹となるものの一つに、江戸時代末期の灸治療の専門書『名家灸選』『続名家灸選』『名家灸選三編』の三部作（編著：和気惟亨、平井康信）がある。これらの書は、編著者らが実際に試してみて効果があったものだけを集録しており、深谷も初学の頃、これらをお手本にして灸治療を学び、のちの臨床でも大変お世話になったそうである。

では、与えられた患者情報から本症例のバーチャル選穴をしてみる。

まず座位で、上背部の督脈5穴（身柱、神道、霊台、至陽、筋縮）および華佗夾脊穴のラインに現れている反応点（1〜数穴）。次に主訴である腰部の違和感や伸展動作での痛みに対しては、腹臥位で左右の腎兪・大腸兪・膀胱兪など（1〜数穴）。また、左右の飛揚、跗陽、崑崙などから、左右それぞれ最も強いツボを追加する。もし、腰部に顕著な反応が見つからない場合には、探索範囲を胃兪あたりまで広げる。ちなみに、入江靖二著『灸療夜話』（緑書房）のなかに、「患者から『もっと上だ』と言われて、背部を探ってみると胃兪付近に顕著な反応があり、そこへの施灸で効果があった」という話が書かれている。

そのあと背臥位で、左右の中封または地機のうち、反応の強いツボを選ぶ。私の臨床では、「胸腰部の伸展動作時の腰痛」が地機への施灸で改善することを、たびたび経験している。

【追加コメント（福島）】

主訴以外の所見に「肩こりの自覚はなく、頭痛も背中の痛みもない」とあるが、仕事がデスクワークであることから、他覚的には肩背部に何らかの違和反応が潜んでいると思う。本症例の患者は、慢性的に心身の疲労があると推察され、気血の鬱滞とエネルギー不足が混在している。また、「常に過食気味で、甘味を好む」とあるので、脾胃の変調から引き起こされた「腹部や腰背部の皮膚に触れると、やや冷たい感じがする」（冷え）や、「手足ともに、ややほてる感じがある」（いわゆる虚熱の症状）など、複雑に絡んでいるので意外に手こずるかもしれない。

前述のツボ以外にも、患者の体表面に現れた反応に従い、下記の穴処などを取捨選択して加えてもよい。

・座位：肩井、膏肓、天宗、膈兪、曲池、手三里
・腹臥位（または座位）：脾兪、胃兪、胃倉、痞根、胞肓、秩辺
・背臥位：関元、足三里

┃ Ⅲ.選んだツボへの施術方法

基本的には、透熱灸（有痕灸）での施術を行う。使用する艾は、燃焼温度が比較的穏やかな最上級

（または上級）の点灸用艾である。線香は、匂いや煙に敏感な患者もいるため、匂いや煙の少ない物が好ましい。

艾柱は、半米粒大（爪楊枝ほどの太さ）を基本とするが、鍼灸学校で教えているものよりは長め（約8〜10mm）につくる。長めにする理由は、竹筒での熱緩和や灸熱の伝導（灸のひびき）方向の操作などに、ある程度の燃焼時間が必要だからである。また、患者の性別・年齢・職業・体質・感受性・治療経験の有無などを考慮しつつ、艾柱はサイズだけではなく、硬さも変える。壮数は、実際にやってみないと正直なところ分からない。

【追加コメント（福島）】

最初に選穴・取穴したツボをすべて施灸するわけではない。最初の1穴へ施灸して時点で、ほかのツボの反応（圧痛・硬結）が消えたり、少し移動してしまうことを頻繁に経験している。施灸時の竹筒使用は、灸熱緩和の一手法であり最初の7〜10壮ぐらいまでは使うこと多いが、途中で熱さを感じなくなった場合には使う必要はない（「深谷灸法＝竹筒灸」ではない）。また、数壮ごとに硬結や圧痛の変化と灸熱の浸透具合を確認しながら、いろいろなサイズ（糸状灸〜半米粒大〜米粒大、必要に応じてそれ以上）と硬さの艾柱を組み合わせて、最終的な壮数は灸熱の浸透を限度とする。灸熱がなかなか浸透しない場合には、重ね焼き（燃焼している艾柱の上に、もう一つ艾柱を重ねる方法）を1〜2壮加える。

Ⅳ. 道具

❶ 長い竹筒は、正式には「深谷式灸熱緩和器」といい、施灸時に患者の苦痛（熱さ）を軽減する目的以外にも、選穴・取穴点の探索（滞りの強いところは吸角をかけたような溢血斑ができる）や絞り込みのときにも使用する。また、竹筒での押圧刺激は肩背部の筋緊張の緩和などにも用い、指圧効果も期待できる。灸点紙は、灸痕を残したくないという患者に使用する。

❷ 短い竹筒は、竹温灸と呼ぶ温熱刺激を与える道具（竹筒温灸、温竹、竹の輪灸などともいう）で、深谷灸法の道具ではないが、小児や、灸に恐怖感を持っている患者や美容目的に顔面部に使用することもある。

❸ ディスポ鍼と ❹ 木箱に入っている銀の鍉鍼は、灸治療の補助的に用いている。

【追加コメント（福島）】

❺ 灸点紙は、2枚重ねでの使用をお勧めする。患者によっては、灸点紙1枚だけでは少壮でも非常に熱がる者や、壮数を重ねると水疱ができてしまう場合がある。

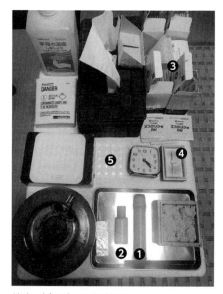

筆者（今野）の治療ワゴン

まるごと お灸百科

企画・編集・著：岡田明三　定価：（本体3,200円＋税）　B5判変形／144頁

バラエティ豊かな情報が詰まった、楽しいお灸本

本書はお灸にまつわるさまざまな情報をまとめた1冊です。お灸の歴史、もぐさの製造方法、基本の艾炷の捻り方、セルフケア法から始まり、透熱灸、しょうが灸、棒灸、灸頭鍼、ビワの葉灸、焙烙灸など20以上の灸法を多岐にわたって実演・解説。さらに、もぐさ、棒灸ホルダー、台座灸など、お灸に使う道具をカテゴリー別に掲載しています。

4章では、岡田氏が疾患別の経穴と治療法を書き下ろし。治療家や学生のみならず、お灸に興味がある患者にも思わずすすめたくなる書籍です。

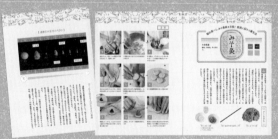

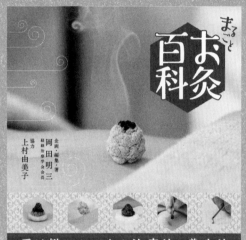

受け継がれてきた治療法・養生法
「お灸」の魅力を多角的に学べます!

鍼灸師だけでなく、健康管理に関心がある方、ホリスティック医学に関心がある方にも幅広く読んでいただきたい1冊です

医道の日本社
Ido-No-Nippon-Sha

日本ホリスティック医学協会 名誉会長
── 帯津良一 推薦!

1章 お灸の基本／2章 お灸アラカルト
3章 お灸グッズ／4章 お灸の治療

これまでにない、全く新しいお灸本を目指しました!

一口に「お灸」といっても幅広い据え方や適応疾患があります。「世の中の灸法を1冊にまとめたい、お灸のポテンシャルを再発見したい」という気持ちから、本書の構想が始まりました。

最近では「お灸女子」と言って、セルフケアとしての広がりも見せていますが、実際には灸治療は知れば知るほど奥が深いものです。そんなお灸の面白さを、あらゆる側面から探ることができるのが本書です。

制作にあたっては「初学者にお灸の魅力に気づいて欲しい」「一般の人にもお灸の可能性を知って欲しい」という思いがあり、鍼灸師ならば常識である基本情報や、ベーシックな捻り方もあえて盛り込んでいます。さらに経絡治療学会夏期大学や鍼灸学校の授業を通して実感している「ビジュアルを使って解説することで、若者・初学者に興味を持ってもらいやすい」という点も意識して、写真やイラストを多用しました。

学生・卒業したての方はもちろん、これまで積極的にお灸を取り入れていなかった方も、お灸の魅力を見直すきっかけとなる1冊でしょう。

企画・編集・著
岡田明三
経絡治療学会会長、
明鍼会会長、
神宮前鍼療所院長

医道の日本社　　フリーダイヤル 0120-2161-02　Tel.046-865-2161　ご注文FAX.046-865-2707
1回のご注文 1万円 （税込）以上で梱包送料無料 〈1万円未満：梱包送料880円（税込）〉

No. 4 古典鍼灸研究会(付脉学会)

（こ てん しん きゅう けん きゅう かい ふ みゃく がっ かい）

❶ 主催者、代表者名
樋口陽一

❷ 会の発足年
1940年

❸ 発足の目的、背景
当会は経絡治療派の台頭の中から生まれた。この経緯を井上前会長は次のように述べている。
「啓蒙活動として出発したこの運動はまず外のほとんど民間療法として残っていた鍼灸界に向けられ、内に対しては理論と術の齟齬を補塡するための研究グループの設立を欲求した。その欲求を持った人々が古典研究会を発足させた」

❹ 会員数
68名

❺ 主な勉強会、セミナーの開催頻度と開催場所
【月例会】毎月第3日曜日　※会員のみ。（東京都・おおとり会館・他）

❻ 代表的な会費等
年会費（正会員）：48,000円

❼ 主な支部
なし

❽ 会の特徴
当会の特徴は、第一に臨床家の集まりということである。「鍼灸師の医学」を確立すべく、日々臨床に励んでいる。私たちの臨床は人迎気口診という脈診を基礎としている。この人迎気口診は、3世紀の『脈経』に初めて記述され、12世紀の『三因極一病證方論』で具体化されている脈診法で、日本では室町時代に活躍した曲直瀬道三の流派が使っていた。
前会長の井上雅文はこの脈診方法を復活、再構築し、さらに六部定位診と合わせて病因・治療法・予後などを示すことができる井上脈状診を提唱した。この脈診こそ私たち研究会の2番目の特徴といえるであろう。
3番目の特徴は、中国伝統医学文献の検討にある。鍼灸施術には病証学が必要である。諸々の症状を陰陽・虚実・気血・寒熱等の概念によって一つの証を導き出すことだ。そのためには先人の臨床経験の蓄積である古典を読み解くことが不可欠だからである。

❾ 連絡先
古典鍼灸研究会（付脉学会）
〒121-0831　東京都足立区舎5-7-20
E-Mail：bookworm@home.email.ne.jp　　HP：http://plaza.umin.ac.jp/~kotenken/

古典鍼灸研究会（付脉学会）の「ツボの選び方」

井上脉状診 気燥痰燥の腰痛症

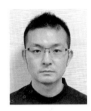

中村至行（なかむら・むねゆき）

2006年、両国柔整鍼灸専門学校（現・了徳寺学園医療専門学校）鍼灸科卒業。同年、はり師・きゅう師免許取得。2014年、神奈川県川崎市にて鍼灸院開業。現在、鍼灸院・至院長。古典鍼灸研究会（付脉学会）運営委員。

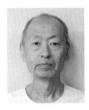

樋口陽一（ひぐち・よういち）

1976年、国際鍼灸専門学校専科卒業。同年、はり師・きゅう師免許取得。1980年、東京都足立区にて鍼灸院開業。現在、ひぐち鍼灸院院長。古典鍼灸研究会（付脉学会）会長。

Ⅰ. はじめに

　"ツボ"を選ぶためには、診断が必要不可欠である。その一つである脉診は、当会において重要な役割を持つ。その大きな特徴である"井上脉状診"についてまず説明したい。

　井上脉状診は、人迎気口診と六部定位診から成り立つ。

　人迎気口診は、当会4代目会長である井上雅文が復活再構築した脉診法である。患者の左手の寸口と関上の間にある脉を"人迎"といい、右手寸口と関上の間にある脉を"気口"という。人迎には外因が反映され、気口には内因が反映される。この人迎と気口の左右の強弱差や、八祖脉（浮・沈・遅・数・虚・実・滑・濇）を診ることにより、陰陽虚実や気血寒熱の分析を可能とし、病因、病証に導くことができるのである。この人迎気口診から導き出された病証が、手足の要穴や兪募穴の使い方、つまり選穴の根拠となる。

　六部定位診は、主に選経のために用いている。虚している蔵府経絡を見つけるために行うのだが、国内で広く行われている最も弱いところを探す方法ではなく、最も強いところを見つけ、そこから五臓の相性相剋関係によって類推し、虚している経を見つけ出す方法を採っている。

　この2つの脉診から導き出された脉証と他四診を合参し、治療方針を定め"ツボ"を選ぶのが当会の方法である。

Ⅱ. 脉から見える病態

1. 井上脉状診に置き換える

今回のモデルには、人迎気口の脉状の記載がない。当会の"ツボの選び方"を紹介するには、人迎気口の脉が必要不可欠である。よって、まずは患者の脉の情報から類推する。

患者の脉状は、沈・虚・数・濇。左右寸関尺に関しては、左関上＞左寸口＝左右尺中＞右寸口＞右関上である。このことから、寸口と関上の間にある人迎気口の脉の左右差は、気口＜人迎となり、人迎気口ともに沈虚数濇であると仮定することができる。

また、六部定位診では、左関上（肝）が最も強く、次に左寸口（心）が強いことから、相剋関係により、肺虚であることが分かる。

以上のことから、気口（沈虚数濇）＜人迎（沈虚数濇）で肺虚証となり、井上脉状診の128病証に当てはめると、気燥痰燥の肺虚証やや順となる。

2. 気燥痰燥について

この脉証は、外感病や内傷の慢性期にみられる。内傷の場合、一つの過程として、井上脉状診における気虚寒湿（気口沈虚遅＜人迎沈虚遅）の状態が慢性化して起きることが挙げられる。

気虚寒湿とは、気虚によって寒湿が起きている状態をいう。気虚は陽気虚を指し、三焦の気虚（蔵気の衰え）や営衛不活発による抵抗力の低下などをみる。寒湿とは、外邪である寒邪と湿邪のことではなく、寒は、停滞、固まった、不完全な、弱ったを意味し、湿は、気血、水分、栄養分、消化器、脾胃を意味する。よって、気虚寒湿とは、動かない気血、動かない水分、固まった気血、不完全な栄養分、弱った脾胃・消化器を表す。

また、精神的特徴として、終わらない仕事の繰り返しによる心身の疲労。受け身（イヤイヤ）の労働や付き合いによる疲労。解決し難い心配事や、いじめなどによる精神の消耗。できれば横になっていたい。食べることでストレスを解消する傾向がある。

この気虚寒湿の状態が慢性化することにより虚熱が発生し、脉が速くなったのが、気燥痰燥である。痰燥は、寒湿が熱を帯びることにより発生した痰飲や、津液が乾燥していることを表している。症状がひどくなると、痰絡みや唇乾、口乾、鼻乾、咽喉痛など熱による乾きの症状が起こる。

Ⅲ. 四診と脉による病態解析

6カ月前に、極度のストレスで急性腰痛を発症している。極度のストレスというのが怒りなのか、憂いなのか、それとも悲しみなのか。本来ならば確認したいところだが、以降腰部の違和感が残り慢性化していることから起因が内傷によるものであると読み取れる。

睡眠においては、多夢は陽虚であり肺虚。午前中は怠く、午後から夜にかけて本調子になるのも陽気虚の特徴である。また、胸腹部や背部が白いというのも陽気虚によくみられ、愛想がよく、明るくしゃべるが、しばらくしゃべっているうちに小声になるのも陽気虚の特徴といえる。

甘味を好むことから、脾気の虚があることが分かる。長時間のデスクワークは『素問』宣明五氣篇

第二十三にみられる「久坐傷肉（久しく坐せば肉を傷る）」の五労の久坐にあたる。王冰注に、「労於脾也（脾を労すなり）」とあることから、長時間のデスクワークは脾気を消耗する。また、常に過食気味であることから脾胃にダメージがあり、胃に熱があることが分かる。排尿回数がやや少なく、尿が少し赤みを帯びているのも、虚熱がある特徴といえる。

　これらの病態は、まだ津液の乾燥は顕著に表れていないが、虚熱を帯び始めているので、気燥痰燥ととらえることができる。気燥痰燥は、気口濇、人迎滑が順である。人迎が痰飲を表す滑脈でなく、濇脈を呈しているのは、痰飲を処理する力の低下があるからだと考えられる。

　整理をすると、極度のストレスにより発症した腰痛は、日常のストレスやデスクワーク、過食などによって肺や脾に負担をかけ、気血の巡りを回復することができず、慢性腰痛として残ったのである。

▌ Ⅳ. 選経選穴理論

　当会の基本治療は、手足要穴と兪募穴に鍼を施す本治法と、散鍼、知熱灸、透熱灸、灸頭鍼などを用いて、症状に対して行われる対症療法からなる。

　本治法は、中焦の強化の対応穴として兪穴、虚熱の対応穴として滎穴を使用する。

　通常、内傷は自経と畏経・剋経の陽経（肺虚証であれば、肺経と小腸経と胆経）を取り、外傷では自経陰陽（肺虚証であれば、肺経と大腸経）を選経する。これは、内傷は剋に乗じて伝変し、外傷の邪は陰陽双方に侵襲するからである。

　しかし、慢性の意味を持つ虚数の脉では、外傷の場合は内傷へ、内傷の場合は外傷へと伝変しているので、内傷は自経陰陽で選経する。また、気燥痰燥肺虚証では、通常、気口濇脉、人迎滑脉が順である。この場合は手太陰肺経、手陽明大腸経を使用することになるのだが、今回の患者は人迎気口ともに濇脉である。上記したように、気燥痰燥は内傷であるので、気燥が主病証で人迎が従病証である。人迎が濇脉を帯びるということは、病が次の段階に進行していることを意味し、これは、やや順になる。この場合、自経陰陽だけでは対応しきれないので、『難経』六十九難「虚者補其母（虚するものは、其の母を補う）」の法則により、母経の陰陽経を足すことになる。

　よって、手足要穴の選経選穴は、

　手太陰肺経の魚際（滎）大淵（兪）

　手陽明大腸経の二間（滎）三間（兪）

　足太陰脾経の大都（滎）太白（兪）

　足陽明胃経の内庭（滎）陥谷（兪）

となる。内傷であることから、これらは補法を行う。

　兪募穴は、『難経』六十七難「陰病行陽陽病行陰故令募在陰兪在陽」（陰病は陽に行き、陽病は陰に行く。故に募は陰に在り、兪は陽にあらしむ）を参考に、陰病（内傷）は陽にある兪穴を取り、陽病（外傷）は陰にある募穴を取る。主病証に対しては蔵の兪穴で対応し、従病証には府の募穴で対応する。よって選穴は、募は痰の対応穴として中脘（胃の募穴）、燥の対応穴として天枢（大腸の募穴）。兪穴は、内傷性の燥の対応穴として心兪（心の兪穴）となる。手足要穴同様補法を行う。

　肺虚証なので、中脘・天枢・膈兪・肝兪・脾兪に井上式知熱灸をする。

　対症療法は、患部の腰部に散鍼を行う。陽気虚は、大腸兪と相性がよい。腰部に冷えがあることも考慮し、大腸兪に灸頭鍼をする。

Ⅴ.選んだツボへの施術方法

1.使用する鍼・艾

　手足要穴は、井上式長柄鍼銀二番、兪募穴は、同じく井上式長柄鍼ステンレスかすみ。散鍼も井上式長柄鍼ステンレスかすみを使用する。

　艾は、知熱灸・灸頭鍼は粗悪のものは使わず、中程度のものを使用する。透熱灸は、最上級のものを使用し、サイズは糸状灸が宜しい。

2.手技手法

（1）鍼

　手足要穴は、接触鍼で開闔の補寫法。兪募穴には、送り込み鍼で徐疾・呼吸・開闔の補寫法を合わせて施す。

　開闔の補瀉法は、押手の示指を枕にし、鍼を穴に当て、穴を摘まむように母指で挟む。刺手を上げると同時に、押手の母指でツボを塞ぐのが補法であり、刺手を上げると同時に、押手の母指と示指を開いてツボを塞がないのが寫法である

　徐疾の補寫は、ゆっくり刺入し、患者が何かを感じたら素早く抜くのが補法で、素早く入れて、ゆっくり引き上げているときに患者が何かを感じたら抜くのが寫法である。

　呼吸の補寫は、患者の呼気時にゆっくり刺入または進め、吸気時に引き上げる、または抜くのが補法。逆に吸気時に鍼を進め、呼気時に引き上げるのが瀉法である。

　散鍼は、患部やその周囲に対して、皮膚の状態に応じて手技を変えて行う。今回の場合は、患部は冷たいので、ゆっくり鍼を置くようにする。

（2）灸

　井上式知熱灸は、肺虚証の場合、中脘・天枢・膈兪・肝兪・脾兪に各1壮ずつ行う。

　艾を、底面の直径と高さの比率が2：3になるような円錐状に形づくる。大きさは大体底面が1㎝、高さが1.5㎝くらい。火をつけたあと、熱を感じたら教えてくれるように伝え、その合図で取っていく。30〜35秒くらいで熱を感じるようでなくてはならない。常に4個以上に火がついているくらいの速度で施灸する。

　灸頭鍼は、1寸−1番のステンレス鍼を使用し、深度は鍼が立つ程度である。壮数は1壮。

Ⅵ. 道具

上段： ❶ 左上の木箱が点灸用艾

❷ 右下の木箱が知熱灸・灸頭鍼用艾

❸ 左中央がシャーレ

❹ 隣蓋付きシャーレの中に、滅菌済みの井上式長柄鍼金2番と、井上式長柄鍼ステンレス製かすみが入っている。

❺ 古研式鍉鍼

❻ アイライナー（灸点用）

❼ 線香（太）は知熱灸用

❽ 線香（細）は点灸用

中段： ❾ 置鍼、灸頭鍼用のディスポ鍼。ほかに、円皮鍼、皮内鍼

下段： ❿ ゴミ箱

⓫ 患者さんに説明するときに使用するホワイトボード

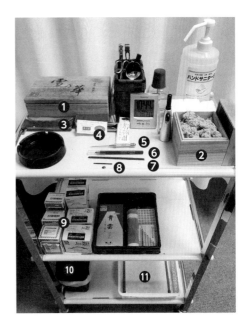

Ⅶ. 最後に

　本来ならば、痰絡みや口渇など、燥の状態が見られてもよいと思われる。もし、見られなければ、証を気虚湿熱とし、気虚の回復と脾胃の湿熱を解消するという意味で、陰経を兪・経穴、陽経を滎・兪穴で対応することも考えられる。当たり前のことだが、より正確な選経選穴をするには、実際に患者を目の前にし、全体像を把握することが大事である。

　以上が、古典鍼灸研究会（付脉学会）が実践している、井上脉状診による"ツボの選び方"である。

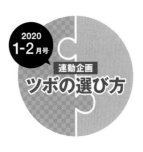

2020
1-2月号
連動企画
ツボの選び方

No. 5 三旗塾と仲間たち（さんきじゅくとなかま）

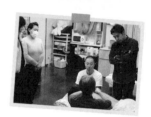

❶ 主催者、代表者
世話人：金子朝彦　代表者：三旗塾理事（5名）

❷ 会の発足年
2002年

❸ 発足の目的、背景
臨床家として「初級者からの脱皮」を目指す。

❹ 会員数
大和クラス45名、前橋倶楽部25名、大阪倶楽部6名、ネット会員（会報購読者とFacebook上で意見交換）192名（※2019年10月現在）

❺ 主な勉強会、セミナーの開催頻度と開催場所
【定期勉強会】月1回
大和クラス
・初級クラス（基礎）・中級クラス（基礎応用）第4日曜日17:00～（神奈川県大和市・さくら堂治療院）
・講師クラス（応用展開）第2日曜日17:00～（神奈川県大和市・さくら堂治療院）
・前橋倶楽部　月1回日曜日（群馬県前橋市・育英メディカル専門学校）
・大阪倶楽部　第1日曜日（大阪府大阪市旭区森小路・ハニービー鍼灸治療院）
定期セミナー年1回、不定期セミナーのほか、海外研修や国内合宿の実績あり。

❻ 代表的な会費
大和：年会費20,000円、クラス会費6,000円、前橋：年会費10,000円、大阪：1回500円
会報（3月、9月発行）：2,000円（2号分）

❼ 主な支部
前橋、大阪

❽ 会の特徴
中医基礎と臨床の間には大河ほどの隔たりがある。そこをつなぐのが病因病機学説、穴性論、問診論および各論ごとの理解の深さなどであろう。まずは各自が自らの問題点を探り、それを埋めていくための手法を学んでいく。まず下地として工具書を使いこなし、中医書が読めるようにする（初級クラス）。次にその各自の臨床の問題点をクリアにしつつ、ある程度の臨床レベルまでに引き上げる（中級クラス）。それができて初めて初級者からの脱皮と考える。臨床に長けるのはもちろんとして、その後は臨床で腑に落ちたことを極力に言語化し、文章なり、講演なりで世に伝えていく人材を育成する（講師クラス）。

❾ 連絡先
三旗塾と仲間たち
〒242-0021　神奈川県大和市中央3-8-26　1階　さくら堂治療院内
TEL/FAX：046-260-0638（担当：金澤）
E-Mail：大和　sankizyuku.kaihou@gmail.com（担当：筬島）
　　　　前橋　kitajoh@gunei.ac.jp（担当：北上）
　　　　大阪　yaseikingyo@gmail.com（担当：飯田）
HP：http://tsuboken.net/index.html　http://ainetjp.com/sankijuku/

三旗塾と仲間たちの「ツボの選び方」

養生弁証、体質弁証、中医鍼灸の穴性

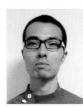

北上貴史（きたじょう・たかし）

1980年、大阪府生まれ。1999年、赤門鍼灸柔整専門学校鍼灸指圧科卒業。2002年、赤門鍼灸柔整専門学校柔道整復科卒業。2002年より、すみれ堂治療院。2010年より、育英メディカル専門学校勤務。2013年より、三旗塾理事、三旗塾前橋倶楽部代表。

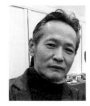

金子朝彦（かねこ・あさひこ）

1962年、石川県生まれ。1982年、長生学園卒業。1986年、湘南鍼灸マッサージ（現・湘南医療福祉専門学校）学校卒業。1992年より、さくら堂治療院。湘南医療福祉専門学校非常勤講師。日本中医学会評議員・著書に『中医鍼灸そこが知りたい』（東洋学術出版社）『問診のすすめ』（東洋学術出版社）、他。三旗塾世話人。

I. 三旗塾のスタイル

　今回の企画の趣旨を考慮すると、提示された症例に対して各流派や研究会が、どのように「ツボを選び」、治療するかということを読者に示し、いまだ流派や研究会に所属していない、またはほかの流派などに興味を持っている移り気な人に対して、それぞれが行っている勉強会やセミナーへの参加の動機付けにしようとするものと思われる。したがって最初に三旗塾のスタイルやスタンスを示さなければならないと思う。

　三旗塾は、金子朝彦が正確な技術、精度の高い診断（弁証）、治療デザインの確立という3つの旗を立てたことに由来する研究会名称である。中医基礎を土台に自分流の鍼灸を追及してゆく姿を理想としている。したがって、巷によくみられるような、絶対的トップであるカリスマが存在し、会員がその一挙手一投足を模倣したりすることはない。三旗塾の塾生は金子を慕い、尊敬しながらも、各々が自分流の治療を行っているので、三旗塾の治療法を示せといわれても無理がある。前置きが長くなってしまい申し訳ないが、つまるところ本稿は、三旗塾にお世話になっている一会員の、金子（流）に大いに影響を受けた会員の、自己流の治療法の一部を提示することにすぎないということを、ご理解いただいたうえで読んでいただきたい。

Ⅱ. 症例の患者について

1. 治療問診と養生問診について

　金子は『問診のすすめ』[1]などの著書のなかでも、日常的な研究会のときにも、治療するための問診（治療問診）と養生や体質改善を意識した問診（養生問診）との違いを強調している。治療問診は目下の苦痛、違和を取り除くことに主眼を置く。一方の養生問診は体質論に重きを置き、日常の傾向性に着目する。

　金子は1時間に5人の患者を診ることが常であり、これは初診の患者がそこに入っても変わらない。したがって自ずと弁証に当てる時間は限られてくる。初診時の問診や医療面接はスタッフや研修生が行うことが多いのだが、このときに養生問診ばかりしていると治療リズムが乱れ、治療チームの足を引っ張ることになる。

　今回提示された症例においても、残念ながら主訴にまつわる情報が限りなく少なく、この情報量で弁証や治療をすることは難しいと感じる。現在の患者の呈している腰痛について、悪化因子は「デスクワークで長く座位を続けると腰部に違和感」があり、「胸腰部伸展動作で腰部に若干沁みるような痛み」があることのみが示される程度で、寛解因子については全く書かれていない。日常の問診であれば、「長く座位を続ける」というのは具体的に何分くらいなのか、とか「腰部の違和感」は痛いのか、重いのか、怠いのか、苦しいのか、「伸展動作で出現する腰部の沁みるような痛み」は「腰部の具体的にどこなのか。ピンポイントで示せるのか、面としての領域なのか」。「沁みる」とは広辞苑に「感覚を強く刺激されてからだにこたえる、また痛みを覚える」[2]とあるように、割合強い痛みの感覚なのか、はたまた、患者の常用する言葉で、弱い痛みでも「沁みる」と表現しているのか、などについて最低限聞き取らなければ治療問診にはならない。少なくとも6カ月前の急性腰痛の痛みと、今回の痛みは連続性があるのか、痛みの性質は異なるのか、などについて聴取しなければ、ラリアットの準備をしているプロレスラーに対して、ただただ頸を差し出して殴られに行くようなものだ。しかも今回のルールでは回答者側は相手のレスラーに触れることも、見ることもできない、圧倒的に不利な状況なのだ。

2. 体質弁証と治療弁証

　とはいえ、現在手元にある武器で戦う以外の選択肢はない。実際に養生弁証で得られた体質弁証は、治療弁証に有用に働くことも多い。ここから先はファンタジーであるが、この方法以外に戦う術はない。

　患者は25歳のときに「ぎっくり腰」を発症して「動けなくなる」ほど痛かった。25歳といえば「三八にして腎気平均し、筋骨勁強たり。故に真牙生じて長極まる」[3]に近い時期であり、腎虚とはなりにくい。したがって患者はこの時期から、肝経の経脈に変動を来しやすい体質だったと推定される[4]。〔是れ動ずれば則ち腰痛み、以て俛仰すべからず。丈夫は㿗疝（小腹拘急疼痛し、睾丸が引き攣れる）し、婦人は少腹腫れ、甚だしければ則ち嗌乾く。面塵（ちり）づきて色脱するを病む。是れ肝を生ずる所の病を主る者、胸満ちて嘔逆し、飧泄（下痢の一種）し、狐疝し、遺溺し、閉癃す〕。この体質は現在の患者の症状にも、「顔は日に焼けて黒い」が「胸腹部や背部は白い」「日によって毎食後に排便に行く」「排尿の回数は他人よりもやや少なく、尿が赤みを帯びている」などの表現として現れている。

　経脈にあった病が初診の年（X年）に臓腑病証として現れ始める。きっかけはやはり「極度のストレス」であろう。これによって肝鬱〜疏泄失調となった患者は、経脈に対する気血の配分の調整に失調を来し、急性腰痛となった。これは3回ほどの鍼灸治療で、改善するものの、疏泄失調からの気滞は残存し「デスクワークで長く座位を続けると腰部に違和感」を生ずるようになっている。「胸腰部伸展動作で腰部に若干沁みるような痛みがある」のは気滞から入絡血瘀を来しているものと推察される。入絡血瘀では骨に行くべき気血が妨げられ、骨変形を伴う痺証となる[5]。現代医学的ではあるが、胸腰椎部伸展動作で痛むのはケンプテスト陽性に近いので、椎間関節付近に病変が存在する事が示唆される。

　主訴以外の所見から、患者は素体としては陽盛体質であることがうかがわれる。（「愛想がよく、明るくよくしゃべる」「声は大きくて高い」「夢は毎晩のように見る」「手足ともに、ややほてる感じがある」）。しかし、肝気鬱から消耗し、怠さ、やる気や覇気の欠如、朝の起床困難、食欲は良好あるいはむしろ亢進し、間食、特に甘味（精製炭水化物）を欲する肝気虚に進展する場合がある[6]。これによって「しばらくしゃべっているうちに小声になる」「睡眠中に目が覚めることはない」「8時間以上寝ないと昼間きつい」「午前中はなんとなく身体がだるく、午後から夜にかけて本調子となる」「常に過食気味で、甘みを好む」「毎食後、一時的に猛烈に眠くなる」といった所見に説明をつけることができる。

　私自身は脈差診を採用しないので、最強とか、最弱、各部の虚実の関係は参考にしない。が、金子はさまざまな角度から脈診をしているように思う。脈を診ながら患者に対して「昨日の晩御飯は、ちょっとご馳走だった？」とか、「何かポリープみたいなものがある？」と問うたときには、ほとんど当たっていたように記憶しているので、金子であれば違った診方をするであろう。前腕部大腸経の圧痛は、肝の疏泄失調から多気多血の経脈である陽明経への配分不足が起こったことによる気虚気滞、胆経のそれは表裏経の反応と考えられる。

┃ Ⅲ. 選穴と施術方法

　中医鍼灸は弁証論治と穴性を用いた治療を行う。

弁証：血瘀腰痛（入絡血瘀）。肝鬱気滞から肝気虚へと進展し、胸腰部経脈の気虚気滞〜血瘀を生じたもの。

治法と治則：活血化瘀、補肝気。

治療デザイン：週に2回、合計3回程度の治療で胸腰椎背屈動作での疼痛の寛解（血瘀症状の消失）を目指す。患者と相談したうえで、再発防止のために補肝気の治療をするのであれば、週1回程度で半年程度の治療を継続し、体調の安定を図る。

選穴：活血化瘀…華佗夾脊穴（L3〜L5のうち、最も陥凹もしくは「冷たい感じ」のする部位左右1対）、委中。

鍼の種類：寸3-0番。

刺鍼角度：通常は直刺。絡脈の血瘀をとらえられない場合は45度〜90度の範囲で角度を変えて刺鍼する。

華佗夾脊穴は局所取穴である。通経活絡、止痛作用に優れる。『素問』繆刺論には「邪、足の太陽

の絡に客すれば、人をして拘攣背急、脇に引きて痛ましむ。之を刺すこと項より始め、脊椎を数え脊を侠み、疾やかに之を按じて、手に応じて如し痛まば、之が傍を刺すこと三痏にして、立ちどころに已ゆ」[3]とあり、足太陽経の絡脈に生じた痛みに対して効果があることが書かれている。

　局所に入絡した血瘀を除くために、刺鍼方法には細心の注意を払う。金子は経絡構造を浅部絡脈―経脈―深部絡脈―体内深部（骨や臓腑）と定義している。浅部絡脈と経脈との結合部に鍼を進めると、鍼先が止まる（抵抗）感覚を覚える。筋膜とほぼ同位と考えてよいようだ。経脈の補瀉はここで行えばよいが、本症例は経脈の先で、かつ骨や臓腑の手前に位置する深部絡脈に血瘀がある。経脈から鍼をさらに進めると、2度目の抵抗感に出会う。ここが深部絡脈であるが、分からない場合は骨にいったん当てる場合もある。いずれにしても2度目の抵抗感の少し深部で徐疾の補瀉に用いる雀啄を行う。血瘀は邪実で瀉法を用いるべきであるから、徐ろに刺入し、疾く引き上げることを繰り返す。邪を経脈まで引き上げる意識で行う。[5]

　委中は血郄との別名を持ち、通経活絡、行血祛瘀作用[7]に優れる。いわずもがな足太陽膀胱経は「脊を挟みて腰中に抵たり、入りて膂（脊柱起立筋）を循り、腎を絡い膀胱に属す。其の支なる者は腰中より下りて脊を挟み、臀を貫き膕中に入る」[4]ので、足太陽膀胱経の血瘀、気滞に対して強い行気作用を持つ。

　2穴を合わせて活絡、行気作用を高める。刺鍼手技のあとに約10分前後の置鍼を行う場合が多い。治療後に胸腰椎部の伸展動作を行わせて、刺鍼効果を確認して終了する。2～3診で痛みの90％程度が取れていれば略治として終了することも考慮する。

　患者が体質の治療も望めば、補肝気を行う。肝兪がファーストチョイスになる。そのほか、期門、太衝、百会あたりから適選する。浅部絡脈に対して補法を行い、ボワッとした、ジッワァとした感覚や温かい感覚をつくるようにする。症例の患者は「背部の皮膚が白い」ので、容易に発赤を確認できるであろう。

　せっかく書く機会をいただいたのだから、スペシャルな治療法でも紹介できるスキルがあればよいのだろうが、ツボの選択も、使用する鍼も、手技も、いたって普通である。ただ、鍼灸はシンプルゆえに奥深い。刺鍼角度をわずかに変えただけでも補瀉や効果が劇的に変化する場合がある。

　臨床はリアリズムである。金子のすばらしさは、ともすればファンタジーに陥りがちな中医理論や技術を、常に言語化し、リアリズムに変換することで臨床に結び付けてきた。もしも読者が三旗塾に興味を持たれたとしたら、ぜひ金子に会うことをお勧めしたい。

┃ Ⅳ. 道具

❶ 直接灸用艾

❷ せんねん灸（竹生島）

❸ 線香

❹ ライター

❺ 灰皿

❻ 寸3−0番の鍼（カナケン）

特別なものは何も使っていない。

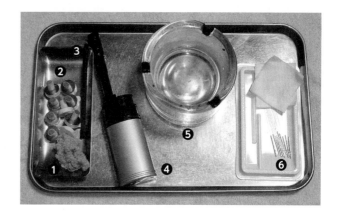

【参考文献】

1）金子朝彦, 邱紅梅. 問診のすすめ2. 東洋学術出版社, 2014.

2）新村出. 広辞苑第7版. p.1340. 岩波書店, 2018.

3）石田秀実他. 現代語訳 黄帝内経素問（上）. 東洋学術出版社, 2014: p. 34-37, p. 417-418.

4）石田秀実他. 現代語訳 黄帝内経霊枢（上）. 東洋学術出版社, 1999: p. 231-233, p. 217-220.

5）金子朝彦. 隣接補瀉論. 中医臨床2011; 126: 132-135.

6）篠原明徳. 肝気虚の理法方薬. 中医臨床2013; 133: 38-43.

7）李昇昊. 十四経穴性発揮第2版. 東医針法研究会, 2013: p. 49.

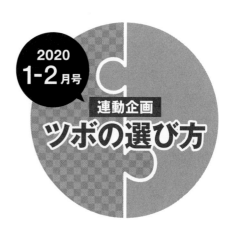

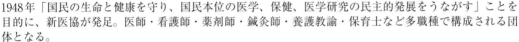

No. 6 | 新医協東京支部鍼灸部会

❶ 主催者、代表者名
手塚幸忠

❷ 会の発足年
1966年

❸ 発足の目的、背景
1948年「国民の生命と健康を守り、国民本位の医学、保健、医学研究の民主的発展をうながす」ことを目的に、新医協が発足。医師・看護師・薬剤師・鍼灸師・養護教諭・保育士など多職種で構成される団体となる。

その後、新医協の幹事長であった故・久保全雄先生らが中心となり、日本民族が伝承してきた固有の医学（鍼灸・湯液）を現代に復興しようと「日本民族医学研究所（以下、民族医研）」を設立。そのなかから優れた鍼灸師になりたいと願う鍼灸学生たちが集まり、伝統医学の古典理論や鍼灸技術の習得を目標に、1966年、新医協内に鍼灸部会を設立した。すでに故人となられた竹山晋一郎、丸山昌朗、藤木俊郎、石野信安、豊田白詩、木下繁太郎の諸先生をはじめ、数多くの偉大な先生方が民族医研での活動を通じて、発足間もない鍼灸部会を鍛え、支えてくれた。新医協は、多職種が所属する団体の強みを活かし、職種を越えた連携や研究、勉強を行い、より良い医療を目指して日々努力している。

❹ 会員数
103名

❺ 主な勉強会、セミナーの開催頻度と開催場所
【鍼灸臨床実技講座】年10回、月1回　※4月と8月を除く（東京都大森・おおとり会館）

❻ 代表的な会費等
鍼灸臨床実技講座：一般50,000円（会員割引あり）

❼ 主な支部
なし

❽ 会の特徴
会の発足当時より、伝統医学として古典を重視した治療を行っている。具体的には、学校で教わる基礎理論をもとに、東洋医学理論をどのように臨床で活用すればよいかを、『黄帝内経』をはじめ、さまざまな古典文献を参考にして教えている。また治療については、経絡治療の本治法理論を採用し、症状に対しては古典の理論を駆使して、身体を客観的に診て、実際に身体を変化させることができる鍼灸師の育成を目指している。鍼灸臨床実技講座では上記のような治療を行えるように、次のことを重視して指導を行っている。①徹底した少人数制指導（4人から6人のグループに講師2名体制）、②撚鍼法によるやさしい鍼の刺鍼、③脈診や全身の経絡バランスを整える東洋医学的な治療、④30年続く独自の指導法で自信を持って治療できる鍼灸師の育成を目指す。

❾ 連絡先
新医協東京支部鍼灸部会　事務局長　松本武士
〒165-0026　東京都中野区新井5-20-6　102号　ぬくい鍼灸院内
TEL：03-6753-3222
E-Mail：bukai-jmk@nukui-hari.info　HP：http://shinikyo-shinkyu.com/

Tsubo no erabikata Report

新医協東京支部鍼灸部会の「ツボの選び方」

病証学を取り入れた経絡治療

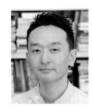

宮下宗三（みやした・そうぞう）
1998年、日本鍼灸理療専門学校卒業。2007年、成鍼堂治療院開業。新医協東京支部鍼灸部会学術部長。

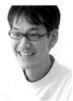

手塚幸忠（てづか・ゆきただ）
2005年、東京医療専門学校卒業。2017年、表参道鍼灸マッサージ治療室 自然なからだ開業。新医協東京支部鍼灸部会会長。

▮ Ⅰ. 診断から証へ

　模擬症例に対して、新医協東京支部鍼灸部会（以下、新医協）ではどのように診断・治療していくかをこれから述べていく。基本として新医協で行っている鍼灸治療は、全身調整と、症状に対する直接的な治療の2パートで構成している。

　全身調整に関しては、昭和中期頃の発足当時から、経絡治療の本治法方式を採用している。個々の症状に対しては、汎用的な理論を持たず、医学古典を参考にした病証把握を個別に行い、それに応じた方法で治療を行っていく。

　以下に診断から証立ての流れについて解説していくが、まずは診断のなかでも最も重視している脈診の情報から整理していく。

1. 脈診

　模擬症例にある六部定位脈診の情報では、最強の脈と最弱の脈が示され、そのほか不等号によって脈の強さが記載されている。これらを整理すると脈の強さは4段階に分けることができる。4を最強、1を最弱とすると、以下の図のようになる。

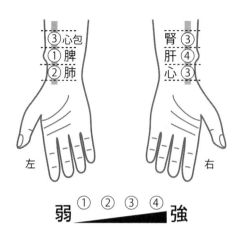

図1 模擬症例の六部定位診図

　脾と肺が虚しており、その相克関係上の肝が実していることが分かる。新医協で行っている六部定位脈診による証立ては、経絡治療方式を採用しており、この脈の情報から証を立てると肺虚証となる。証の立て方については、本間祥白『誰にもわかる鍼灸経絡治療講話』（医道の日本社）に詳しいので参照されたい。

　また、脈状は沈数虚濇とある。脈状から推測される病証としては、沈虚の脈は陽虚、もしくは湿が推測され、数脈は熱で、濇は多血少気の脈であるが、最終的にほかの診断情報と統合して証を立てていく。少なくともこの時点では外感病ではなく、内傷の陽虚証であることが推測される。

　次に望診、聞診、問診の情報を脈で得られた情報を通じて整理する。

2. 望診

　顔面部は日焼けをしているため、顔色から病証を即断することは避け、ほかの部位に注目する。模擬症例では、胸腹部や背部が白いという情報が記載されるが、顔色が参考にならない場合は、尺膚の色も参考になる。白からは肺の変調が推測でき、上実や熱、血実などが除外できる。

　この望診の情報と脈とを合わせ考えると、陽虚であることが推測できる。また、数脈は熱を表すが、肌の色に赤みを帯びていないので、少なくとも上部の表熱ではないと考える。

3. 聞診

　「声は大きくて高いが、しばらくしゃべっているうちに小声になる」とあることから、呼吸が浅いことが推測される。呼吸の浅さは肺の機能に問題があると考えられる。これは脈診でも現れていた肺虚と一致している。

4. 問診

（1）睡眠

　「8時間以上寝ないときつい」とあるので、『難経』十六難にある脾の症状である「怠惰して臥すことを嗜む」と考えられる。日中の倦怠感は陽気の虚と推測できる。

(2) 食

過食は脾胃損傷の原因となる。また甘味を好むということからも、脾の問題がうかがえる。食後の眠気については、何夢瑶『医碥』巻四、多臥に次のように記載され、脾虚の症状となる。

「食入れば則ち困倦し睡らんと欲する者は、脾弱く食を得て即に運すること能わざるなり。運せざれば則ち静かなり。静かなるが故に睡らんと欲するなり」

(3) 二便

便秘することはなく、日によっては便の回数も多いようだが、軟便であれば脾胃の問題を考える。尿の色に赤みを帯びて、回数が少ない場合は、寒熱でいうと熱に分類される。

(4) 手足のほてり

陰虚や腎の病証になる。

(5) 患部の診断

腰痛の部位によって、使用する経絡を選定するが、後面であれば腎経と膀胱経、側面の場合は胆経と胃経を用いる。

痛み方については、伸展時の痛みは経筋の痛みと考えられる。また、長時間の座位で痛みが生じるのは、五労でいうところの肌肉の問題とも考えられるが、経筋の疲労により姿勢を維持できないとも推測できる。

▌Ⅱ. 病証分析と選穴・治療

1. 全身の調整

(1) 肺虚証・陽虚に対する治療

四診を統合した全身的な状態は、脾胃の不調や、肺虚・陽虚となる。

本治法における証は肺虚証とするが、治療後に肺や脾が補われているかということだけでなく、肝実が抑えられているかどうかも重要になる。

これは主訴の腰痛が、経筋と関係の深い肝の変動が原因であると考えられるからである。また、6カ月前の発症当時にあった極度のストレスが、怒りの感情であった場合は、それによって肝実が継続していると推測できるためである。

選穴は『難経』六十九難にある「虚する者はその母を補う」の記載に基づき、太淵と太白の補鍼を行う。また、陽虚タイプは気が漏れやすく、治療後の倦怠感が出現しやすいため、鍼数を最小限にし、補法の際は浅刺や接触鍼を行い、温めることを意識した治療をする。

新医協鍼灸部会では、本治法に使用する鍼は、1寸0番を用いている。会で鍼のメーカーなどまでは指定していない。材質は銀鍼やステンレス鍼を用いている。

（2）脾胃の調整

　臓腑の調整には、兪募穴の反応をみて、それに応じた治療を加える。脾胃の場合は、腹部では中脘や章門の反応をみていき、背部では脾兪や胃兪の状態を観察する。反応とは圧痛・硬結・腫脹・陥下・熱感・冷感などさまざまだが、虚的な反応には補法、実的な反応には瀉法、冷えていたら温め、熱ならば散じる治療を行う。

　模擬症例の場合は、おそらく虚的な反応が出ているはずだが、兪募穴に対しては脈や問診から推測した虚実よりも、実際に経穴を切診した反応に従って治療することが多い。特に兪穴の陥下に対しては、『霊枢』背腧で推奨されている灸を用いる。灸は半米粒大の透熱灸で、5壮程度行うことが多く、必要な場合はさらに壮数を重ねていく。

（3）肝実の調整

　肝実に対しては、肺虚証を調整することで、相剋関係を利用して間接的に抑制されるはずである。もし肺虚証に対する太淵と太白の補法のみで肝を抑制できなければ、直接肝経へ瀉鍼を行う。

　また、腹部の期門と、背部の肝兪の状態も観察し、反応に合わせた手技を加える。おそらくこの場合は実的な反応が出ているはずである。

2. 症状に対する治療
（1）脈と症状が不一致の場合は、どちらに従うかべきか

　腰痛の患部への治療においては、寒熱の診断を誤ることで悪化させてしまうことがある。特に熱証にさらに熱を加える治療には注意が必要である。ただし、本症例では、寒熱の鑑別が容易ではない。各診断間で次のような寒熱の矛盾が生じているからである。

　まず、脈診の数、問診情報のほてりや尿の赤みからは熱が推測される。次に、望診では熱とは無関係の白、患部の切診では冷えがあるため、寒であるとも考えられる。

　このような各診断間に矛盾がある場合、特に脈と症状の不一致については、『難経』十八難に「病不應脉. 是爲死病也（病が脈と対応していないものは死病とする）」とあり、また、『諸病源候論』巻十二、熱病候には、発熱して疼痛がある状態なのに脈が沈遅の場合は難治であるとし、その理由として「以其病與脉相反故也（病と脈が相反しているからである）」としているように、脈状に見合った症状が出ていれば予後はよく、脈状に反する症状がある場合は予後不良であることが記載されている。

　ただ、難治であっても治療は必要である。では、このような各診断間の矛盾、特に脈と症状が不一致の場合は、どちらに従うかべきであろうか。

　これについては、明代の『景岳全書』に張介賓の考察が詳しく記載されている。

　『景岳全書』では、例えば熱症状で沈遅虚のような、実的な症状にもかかわらず虚的な脈が現れるとき、どちらかか假（にせ・いつわり）の、假虚や假実としている。その際、どちらを假として、どのように治療をするかを以下のように示している。

　・熱症状（実）で微弱脈（虚）

　　熱症状（実）を假実とし、虚脈に従って補的な治療する。

　・熱症状なし（虚）で洪数脈（実）

　　洪数脈（実）を假実とし、瀉法を行わない。

　上記の理由については例外があるものの、張介賓は「實に假實有り、虚に假虚無し」と述べ、虚しているほうを真の状態であるとし、虚に従って治療をするとしている。

　以上のことから、ここではより虚的な状態である、患部の冷えを優先し、患部へは温補治療を選択する。

(2) 経筋を意識した遠隔部の治療

　経筋への治療は、恢刺と関刺を行う。恢刺とは『霊枢』官針に「直刺することこれを傍らにし、これを前後に挙げ、筋急を恢す。以て筋痺を治すなり」と記載されている、筋の際に直刺し、鍼を前後に入れたり引き戻したりして、筋の引きつりを緩和する刺法である。

　関刺は同じく『霊枢』官針に「直に左右の盡筋上を刺して、以て筋痺を取る」と記載され、筋の末端である関節部付近へ鍼をし、筋痺の治療をする刺法である。

　具体的には、関節付近の筋腱移行部への刺激を行っていく。経筋の緊張に対する治療の場合、固定した経穴を考えず、経筋を直接切診しながら、特に関節付近の緊張を探っていき、その部分へ鍼や灸を行う。腰痛の場合は、腰だけでなく、膝関節や股関節周辺を詳しく観察していく。

┃ Ⅲ. 道具

　新医協では会員の用いる鍼や艾などの、メーカーの指定はしていない。ここでは一例として、筆者が院長を務める成鍼堂治療院で用いている道具について解説する。

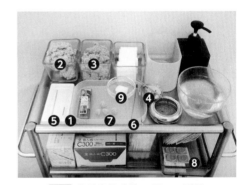

図2 成鍼堂治療院で用いる道具

❶ 鍼：鍼は各種用意しているが、使用する鍼のみトレイの上部に載せ、他の鍼はトレイの下部に収納している。

❷ 良質艾：良質艾は点灸に用いている。

❸ 粗艾：知熱灸や灸頭鍼に使用する艾は、高温で長時間燃焼することが望ましいため、粗めの艾を用いている。

❹ 線香：点灸には細い線香が向いていると考えるため、直径2mmのものを使用している。

❺ 鍉鍼：鍼に過敏な患者へは鍉鍼のみで治療することもある。材質は24金。

❻ ピンセット：知熱灸や灸頭鍼後の艾や鍼の除去に使用する。また、棒灸の代わりに丸めた艾をピンセットでつまみ、輻射熱を加える「あぶり灸」を行う場合に用いている。

❼ 知熱灸：治療時間の短縮のため、知熱灸はあらかじめ作成し、ストックしておく。

❽ パイオネックス：セイリン株式会社製の円皮鍼。

❾ 水を含ませた綿花：艾炷を付着させるために水で皮膚を湿らせることもある。紫雲膏などは、油膜によって艾の成分による灸の効果が薄れると考え、使用していない。

Ⅳ. 最後に

　新医協では、手を用いた体表観察も重視しているため、文字情報のみでは正確な治療法を導き出すことはできないが、以上のような全身調整と、症状に対する直接的な治療の2部構成で行っている。特に個別の症状に関しては、汎用的・固定的な治療方式をとらず、古典に基づいた病証把握から治療法を考え、日々改善に努めている。

（文責：宮下宗三）

【参考文献】
1）本間祥白. 誰にもわかる鍼灸経絡治療講話. 医道の日本社, 2002.
2）難経集注（慶安本）. 1998年度大東文化大学人文科学研究所研究報告書2所収.
3）何夢瑶. 医碥. 続修四庫全書第1025冊. 上海古籍出版社.
4）諸病源候論. 宮内庁書陵部蔵. 影宋本. 東洋医学善本叢書6. 東洋医学研究会, 1981.
5）張介賓. 景岳全書. 国立公文書館内閣文庫所蔵.
6）宮下宗三. 脈状と症状が不一致の時、どちらに従って治療すべきか. 新医協鍼灸部会鍼灸臨床講座夏季合宿シンポジウム「診断」配付資料. 新医協鍼灸部会, 2019.
7）臨床実技中級テキスト. 新医協東京支部鍼灸部会, 2019.
8）黄帝内経霊枢（明刊無名氏本）. 日本内経医学会, 1998.

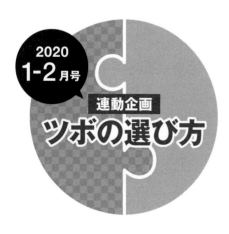

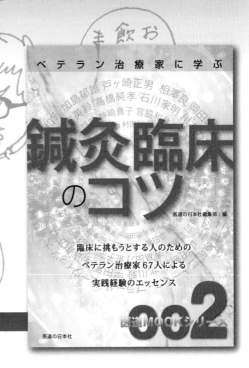
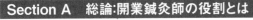

No. 7 大師流小児はりの会

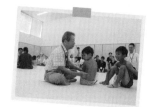

❶ 主催者、代表者名
首藤順子

❷ 会の発足年
2000年

❸ 発足の目的、背景
小児鍼は、子どもたちが健やかに、穏やかに、パワフルに笑顔いっぱい賢く育つためにはなくてはならない技術であるが、現代の鍼灸師養成施設では、小児鍼に特化した授業時間が全くといってよいほど持たれていない。
大師流小児はりの会は、国内外を問わずこれほど有効な小児鍼が、当たり前に子育て世代に普及することを願い、先祖代々受け継がれてきた伝統技術を、すべて惜しみなく披露・伝授している。それが、未来を担う子どもたちへのすばらしいギフトになる事を確信しているからである。

❹ 会員数
300名

❺ 主な勉強会、セミナーの開催頻度と開催場所
Ⅰ.初心者講習会：入門者向け講習会 年1回、日本全国及び諸外国
Ⅱ.ミニ講習会（手合わせ会）：初心者講習会後に初級・中級・上級 各年5回
Ⅲ.フォローアップセミナー講習会：夏頃開催 年1、2回

❻ 代表的な会費等
初心者講習会：一般15,000円　学生13,000円
手合わせ会　：初級20,000円　中級30,000円　上級50,000円

❼ 主な支部
東北・関東（東京）・本部（大阪）・九州・沖縄

❽ 会の特徴
当会は「世界中の子どもたちを笑顔に」をモットーに、日本国内およびアメリカ・ドイツ・フランス・中国などで医師・鍼灸師を対象とした講習会を行い、「小児鍼で治せる技術」を伝授している。
ミニ講習会（手合わせ会）では、①診断と治療技術、②子どもとの接し方、③保護者の説得、を三本柱に初級（基礎編）・中級（応用編）・上級（奥義と実践）と順次カリキュラム内容を深め、レベルアップしながら体系立てた理論と実践を両輪として、本物の技術を着実に手から手へと伝えている。そのほか、会のスタッフを募集し、実技研修などで更なる知識と技術の研鑽を行っている。

❾ 連絡先
〒581-0013　大阪府八尾市山本町南5-8-17
担当者：賢昌鍼灸院
TEL/FAX：072-974-0964
E-Mail：kodomo2525hari@yahoo.co.jp
HP：http://daishiryu.atumari.net

大師流小児はりの会の「ツボの選び方」

疲労の蓄積による腰痛並びに過食対策

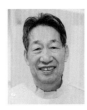

谷岡賢徳（たにおか・まさのり）

1961年、明治鍼灸柔整専門学校（現・明治東洋医療専門学校）卒業。1961年、大師はり灸療院（開設明治21年）に就業。大師流小児はりの会名誉会長。日本小児はり学会理事、日本刺絡学会評議員。

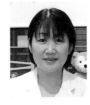

首藤順子（しゅどう・じゅんこ）

1988年、大阪基督教短期大学児童教育学科卒業。1991年、大阪鍼灸専門学校（現・森ノ宮医療学園専門学校）卒業。大師はり灸療院にて谷岡賢徳に師事し、1997年に独立。2017年、大阪府八尾市に賢昌鍼灸院開業。海外でも大師流小児はり講習会を開催。大師流小児はりの会本部・会長　認定講師　上級講師　日本小児はり学会　認定小児はり師。日本小児はり学会理事。賢昌鍼灸院　院長。

I. はじめに

　この患者は、20年前のぎっくり腰を発症以来、仕事や積み重なるストレスなどでかなりの疲労が蓄積されている。そのため深部筋が硬く、血流が悪い。内臓の機能を向上させて疲労物質を排除し血流をよくしなければ、5〜10年後に長期休養しなければならなくなる。若い今が絶好の健康回復のチャンスである。

II. 病　態

1. 腰痛

　6カ月前に急性腰痛を起こし、3回の鍼灸治療で改善したがデスクワークで長く座位を続けると腰部に違和感を生じる。これは、浅層の筋肉の過緊張が鍼灸治療で改善し、3回の鍼灸治療で十分に消去できなかった筋肉疲労の一部が深部層筋へ蓄積していって深層筋が硬くなり、筋機能が十分に発揮できずに疲労感を発生させて、腰部に違和感を生じる結果となった。

　また、胸腰部伸展で腰部に若干沁みるような痛みがあるのは、20年前にぎっくり腰を発症し、その折の治療が鎮痛薬や干渉波の治療で、表層の筋緊張は緩和されて自覚症状はほぼ改善されたが、中・

深部の筋緊張の回復が十分でなく、深部に疲労が蓄積された状態が続いていたからである。それが今回の急性腰痛の発症とともに、20年前のぎっくり腰発症時以来蓄積されていた深部筋の緊張再発となり、伸展時に深部に沁みるような痛みを発生させている。伸展時痛は、腰椎下位から仙椎にかけて圧痛点が発生する。古い深部の反応だから、錐で刺すような狭い一点を力を込めて深く圧しないと圧痛点を発見しにくい。小児鍼臨床をしているような柔らかい指頭で、しかも数kgくらいの圧力で押せる指頭でないと、深部の小さな圧痛点は発見しにくい。鋭敏な指頭感覚の持ち主なら、圧痛点の皮膚の一点（直径1mmくらい）が周辺部より過緊張状態であることが分かる。

2. 毎晩のように夢を見る

毎晩のように夢を見るのは、体調が午後から夜にかけて本調子となるため、夜遅くまで仕事をして食事を摂るのも遅くなり、しかも過食傾向である。そのために夜布団に入っても、消化器系は3〜4時間働きづめである。そこに多くの血液が流れていく。加えて胃が膨満しているため横隔膜反射で、頸肩部の筋が過緊張となり、脳血流が阻害されて脳の休息が十分とれず、レム睡眠が長くなり夢を見る。脳神経の休息が十分とれていないので、午前中はボーッとしてエンジンがかからない。

毎食後、一時的に猛烈に眠くなるのは、過食で腹腔が広いため、食物が胃に入ってくると消化活動で血液が腹腔に動員されるからである。広い腹部に多量の血液が集中し、他の臓器、特に脳への血流が減少するため眠くなるのである。体内酸素消費量の5分の1を占める脳に十分な血液が行かないと、脳は仮眠状態に陥る。

甘味を好む人は、糖分が小腸で腸内細菌によって分解されてすぐにガスが発生する。これが腹腔を広げる要因の一つである。便秘することはなく日によって毎食後に排便に行くことがあるのは、危険な予兆である。適切な治療を今からしておかないと、5〜10年後に過敏性腸症候群にならないとも限らない。下半身を温かくして、強度の冷房や冷たい飲食物の多量摂取は要注意である。

尿が少し赤みを帯びているのは、過食とストレスのため肝臓の機能低下によるものである。

3. 肩こりに関して

肩に触れてみると、表層は柔らかい。少し圧してみると、硬い筋肉層の塊が触れる。肩部の皮膚はやや弛緩状態なので血流が少なく、浮腫傾向である。そのために皮膚の感覚装置が十分に機能せず、コリ感が自覚できない。

胃の機能を改善して膨満している胃を収縮させていくと、横隔膜反射で肩部の筋緊張が緩和されてくる。そうすると肩部の深部の筋緊張が肩部表層へと浮き上がってくる。浮き上がってきた筋の塊が皮膚にまで到達したとき、皮膚も正常な緊張状態となる。さらに治療を継続すると皮膚も過緊張状態となる。この時点で肩こりを自覚し始める。これがウキの状態である。ウキの状態が急速であれば、肩こりのみならず背部のこりや頭痛（コメカミ部）も自覚してくる。

肩こり・頭痛は、20代後半〜30代にかけて自覚していた可能性大である。また、この頃は、どちらかというと便秘傾向であったと想像される。40代に入って肩こりは、自覚しなくなった。それは、肩の皮膚が浮腫気味になって正常な機能が発揮できていないためと考えられる。現在の仕事・生活状態を継続していくと、数年のうちに下痢・腹痛が発生し、過敏性腸症候群に移行していく危険性がある。

　大師流治療法で重視している皮膚の緊張・弛緩に関する記載が少なく、腹部打診に関する記述も少ないので、その分正確な診断と治療が難しい。

■ Ⅲ. 選穴理論

1. 腰仙部の疼痛

(1) 胸腰部伸展動作で腰部に若干の沁みるような痛みが出るのは、6カ月前に急性腰痛を発症し、その筋肉疲労が十分に解消されず、腱部に疲労が残った。腱部には感覚装置が存在するため、収縮時に深部で沁みるような痛みを発する。痛みを発する部位の皮膚の状態は、過緊張か弛緩である。6カ月前の腰痛のみならず20年前のぎっくり腰も影響している可能性大であるため、腰仙部の皮膚はやや弛緩気味、または正常に近いと観られる。しかし、年月を経過した反応は正中線寄りに移動するから、腱の多い仙骨正中に反応点が存在すると考えられる。正中線上をごく軽く一番敏感な指頭で擦過していくと、第5腰椎～第3仙椎あたりに圧痛点を発見できる。圧痛点の直上の皮膚は鍼の先端（径1mm）ほどの細い点が過緊張である。その点がまさに腰痛の治療点である。

(2) 数脈（つっかかるような脈）であれば、総指伸筋筋腹（三焦経）に圧痛がある。手三里の高さの位置付近で硬結があって圧痛の一番強い部位に施術する。適正であれば数脈が改善する。

(3) 下腿部胆経の圧痛は、坐骨神経の走行部であるから発生して当然である。

(4) しゃべっているうちに小声になるのは、仙骨部に疲労の蓄積があるためである。

2. 多夢・過食他

(1) 腹部のガス減少、他

　胃のガスを減少させるには、胃を収縮させて、幽門部の緊張を緩和させればよい。胃を収縮させるのは、第2胸椎～第5胸椎の督脈の施術である。また、胃を拡張させる（幽門部を弛緩させる）のは、肩甲骨内縁の反応点である。さらに、胃から出たガスを腸のほうへ押し下げるのは、第5～6胸椎両傍の反応点である。この五角形の施術点に適正刺激を継続すれば、胃拡張が改善されて過食が治まり、夢を見ることも減ってくる。夜の脳血流がよくなり、脳の休息が得られる。午前中の身体のだるさも徐々に軽減していく。

　手足のほてる感じがあるのは胃腸の機能低下によるもので、肩甲間部および腰仙部の施術で胃腸の機能は徐々に改善してくるので、手足のほてりもいつとはなしに改善してくる。日によって毎食後に排便に行くことがなくなってくる。

(2) 腹部打診音

　腹部打診音は、上腹部でボテボテと大きな太鼓が入っているような音で、濁音まじりであまりひびかない。右季肋部は、やや圧縮空気が入っているようで濁音まじりである。中・下腹部は、やや緊張音まじりで圧縮空気が入っているようで、やや湿潤音であまり弾まない。全体的に弾力が乏しく、特に下腹は皮膚と筋肉層が遊離しているように感じられて冷たい。これは、腰仙部の腸へ分布している神経を刺激することによって、冷たさや皮膚と筋肉の遊離や打診音が快音へと改善されてくる。

(3) 下腹の冷たい感じや皮膚と筋肉層の遊離をより早く改善するために合谷（沈脈であるから）に施術する。

(4) 前腕大腸経の圧痛は、デスクワークが多いから発生するものである。頚肩部の筋緊張が改善されるにつれて軽減していくが、前腕圧痛部に直接施術してもよい。

Ⅳ. 治療法

1. 腰仙部治療

　腰椎下位および仙骨部正中に針金状または銀粒様の小さな硬い硬結がある。この硬結の直上で皮膚の最も過緊張部へ、三稜鍼で切皮をする。深さは1mmくらいでよい。もし出血するようであれば吸角をかけてもよい。同部位に米粒大の施灸（ビワの葉エキス灸点液使用）を7壮据える。

2. 肩甲間部五角形の施術

　肩甲間部五角形（身柱・膏肓・心兪）へは、毫鍼2mm刺入、置鍼5分間、同部位へ米粒大の施灸（身柱8壮、右膏肓6壮、他は5壮）。

3. そのほかの灸

　右手三里（三焦経上）の灸は、8壮。合谷は5壮。陽交は5壮。

Ⅴ. 道　具

❶ 毫鍼50mm 0.2mm金鍼
❷ 鍼管（通常のものより2mm短い。皮膚鍼がしやすい）
三稜鍼 ❸ 小児鍼
　　　　❹ 弱刺激用…全く出血せず散鍼用（小児にも使用）
　　　　❺ 中刺激用…出血はしないがやや強度（散鍼用）
❻ 強刺激用（刺絡用）
❼ ❶〜❻を入れた針皿
❽ 吸角…大・小
❾ 散艾・線香
❿ 灸点液

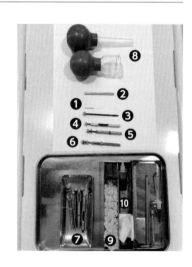

【参考文献】
1）大師はり研修会. 1巻（第3回）. 2巻（第21回）、3巻（第25回, 30回）.
2）首藤順子. 大師流に伝わる灸点液. 医道の日本 2019; 78(11): 40.

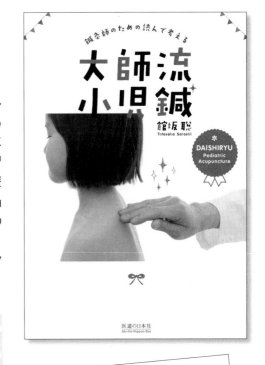
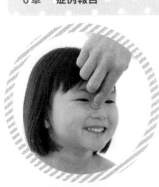
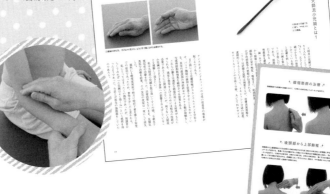

No. 8 | 中医臨床実力養成研修会
<small>ちゅう い りん しょう じつ りょく よう せい けん しゅう かい</small>

❶ 主催者、代表者名
呉 澤森、孫 迎

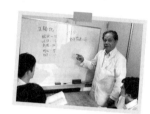

❷ 会の発足年
1995年

❸ 発足の目的、背景
当今、日本の現代社会はストレス、生活習慣病、老年病、難病が増え、針灸臨床への要求はさらに厳しくなってきた。現在、針灸専門学校の教育には日本伝統針灸、中医針灸、現代医学針灸の三者が同時進行しているが、学生たちの中医学の理論と針灸実技の勉強意欲は以前よりも大幅に上がってきている。一人前の優れた針灸臨床家を育てるため、中医鍼灸を普及するため、当会は設立された。

❹ 会員数
968人（述べ人数）

❺ 主な勉強会、セミナーの開催頻度と開催場所
毎月第3日曜日　※8月・12月以外　毎年10回
【夏セミナー】年1回ほど（東京都・代々木青少年センター、渋谷勤労福祉会館など、主にGS第一伝統治療院内）

❻ 会費
入会費：1,000円、年会費：4,000円、受講料など

❼ 主な支部
青森、京都

❽ 研修会の特徴
1. 中医基礎理論抜粋を分かりやすく解説し、脈診、舌診、特殊診察法などを詳しく教えてから丁寧にトレーニングを行う。
2. 中医刺針の特徴と補瀉手技を解説し、トレーニングをする。
3. 日常でよく見られ、関心のある症例に絞って、中医針灸臨床でよく使う脈診や舌診などの診察法、特殊診察法、弁証法から症例をしっかり解析し、証の立て方、穴の選び方、配穴法およびその理由、刺し方、手技などを詳しく説明する。またほかの中医伝統の総合治療法も教える。呉澤森先生など代表的な先生たちの長年の臨床治療経験を丁寧に講義する。同時に針灸治療のポイント、実技のトレーニングも大切に行う。会員は1回の勉強会を通じて知識だけでなく、自分の身体で体験し、自分の手で実際にトレーニングできる。毎回中医の知識と技術を身につけ、自分の治療現場でも再現できるようにしたいという熱望を持ち、中医鍼灸・漢方・薬膳を志す参加者が多い。

❾ 連絡先
中医臨床実力養成研修会　孫 迎・呉 澤森
〒150-0013　東京都渋谷区恵比寿4-9-3　東包ビル2階
TEL：03-3446-5598
E-Mail：gogeish9411@hotmail.com　HP：http://goson-tcm-health.jp

中医臨床実力養成研修会の「ツボの選び方」

虚実挟雑証の疏肝健脾化瘀止痛法

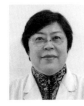

孫　迎 （そん・いん）

1985年、上海中医薬大学針灸推拿学部医学学士課程卒業。のちに上海市針灸経絡研究所主治医師。1992年に来日、早稲田大学大学院臨床心理学研修。2004年、了徳寺学園医療専門学校卒業。日本の針灸師資格を取得。中医臨床実力養成研修会会長、GS第一伝統治療院（元・呉迎上海第一治療院）理事長。

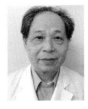

呉　澤森 （ご・たくしん）

上海中医薬大学大学院修士課程修了。1983年よりWHO上海国際針灸養成センター臨床指導教官。上海市針灸経絡研究所主治医師。1988年、社団法人北里大学東洋医学総合研究所研究員として来日。1993年、神奈川衛生学園専門学校卒業。日本の針灸師・あん摩マッサージ指圧師資格を取得。1994年、東京恵比寿に呉迎上海第一治療院を開院。著書に『針灸の世界』（集英社）、『呉澤森の針灸治療のあれこれQ&A』（医道の日本社）などがある。中医師。中医臨床実力養成研修会顧問教授。GS第一伝統治療院院長。

症例を拝見してから、個人の考えと選穴法を以下に述べる。

┃ Ⅰ.病態の解析（弁証）

1.発病の経過から分かること

「X-20年、運動中にぎっくり腰を発症。干渉波などの治療を受けた」は、腰部の経筋脈が損傷され、古い傷を残したと思う。「X年、6カ月前に極度のストレスを感じたあと、急性腰痛を発症」は、肝気うつで、肝の疏泄の働きに影響を与え、気血の流れが阻滞された。以前に損傷された腰部の経脈はさらに血瘀状態になり、"不通則痛"のため、腰痛が急に起こったと思われる。

「3回の針灸治療により改善したが、普段デスクワークで長く座位を続けると腰部に違和感が生じる」のは、座る姿勢は腰部に負担をかけやすく、長い時間座り続けると、腰部の気血の巡りが最も悪くなり、血瘀状態が増悪しやすくなる原因となる。「上半身伸展動作で腰部に若干泌みるような痛みがある」のは、上半身を伸展して腰が後屈する姿勢で腰部の圧力が増え、瘀血している局所に痛みが起こしやすくなっている。また肝は筋を主る。ストレスで肝うつ状態になると、筋の病症も出やすいと思う。

▌Ⅱ. 主訴以外の所見、望聞問切で "四診合参"

1. 脈診からの考え

　本格的な老中医は先に脈を取り、舌を見ることが好きで、これにより、最も客観的な情報を先に取ると思う。この患者の脈の強さは左関部（肝）最強、右関部（脾）最弱、左寸部（心）は右寸部（肺）より強い、左右の尺中（腎膀胱命門）に差がなく、左寸口と同程度の強さと現れる。また脈象は沈虚数濇で、沈脈は裏証、虚脈は虚証、数脈は熱証（実熱でも虚熱でも現れる）、濇脈は気滞瘀血か痰湿などにより、気血津液の流れが阻滞している。脈の全体像を見れば、裏証、虚実挟雑証と思われ、詳しい弁証はほかの所見（四診）を合わせて参考にすることが大切である。

2. 望診聞診からの考え

　明るくよくしゃべるのは肝気が上揚している状態で、大きい声が小さくなることは中気が不足を示す。これらは左関（肝）強右関（脾）弱の脈象と一致しているだろう。

3. 問診からの考え

　「8時間寝ないと昼間きつい。午前中身体だるく午後から夜にかけて本調子となり、毎食後眠くなりやすい、また時に毎食後すぐ排便、甘味を好む」などは、脾気不足の特徴的な表現である。脾の働きは清気を上昇し、運化を主る（化：食物から消化吸収代謝変化で気血津液を生じる。運：気血津液を全身の各組織にうまく運び届けること）。脾気虚になれば、清気がうまく頭に上昇せず、頭がすっきりしないため眠気が起こる。特に食後、脾気は食物運化（消化吸収）に利用されるため、本来足りない脾気の清気を上昇させる力がさらに弱くなり、食後一時的に強烈に眠くなる。通常、人は目覚めから陽気が上昇し、すぐ動くことができるが、脾気虚の人は陽気が上昇せず興奮しにくいので、寝起きがつらい傾向にある。また、脾は肉を主るので、脾気虚になると気血津液が生じたり運化したりすることがうまくできず、全身の肉の新陳代謝がよくなく、だるくなりやすい。これは脈象が沈弱で、右関（脾）上最も弱いことにも応じている。

　最近6カ月前に極度のストレスを感じ、肝うつで旧傷がある経筋脈が最も影響され、気滞血瘀で急性腰痛を発症。肝うつ化火もしやすく、肝火上炎により心神にも影響して毎晩夢をよく見る。また、母病及子により、心火から胃火を引き起こし、胃火も燃えて、やや "消谷善飢"（過食気味）になりやすい。

　さらに、肝火心熱が陰液を消耗し、腎水（陰）も影響され、脾気虚で水の運化もよくない可能性があるので、手足がややほてり、排尿回数はやや少なく、尿色はやや赤いなどの症状が見られる。心熱や膀胱湿熱になる可能性もある。

　その他、腰腹背部の皮膚温度がやや冷たい感じは、腹部は脾胃陽気不足、腰背部は膀胱経が瘀血により詰まり、気の温煦作用もやや不振であることの表れである。胆は肝と表裏関係で、肝うつ気滞で胆経上にも圧痛がある。肝木が強く、脾土が弱いので、肝木が脾土を乗すことや肝木が金（大腸）を侮す（反剋す）ことも可能である。また胃経と大腸経は同名陽明経であるので、陽明大腸経の気血は脾胃気不足や肝うつの影響で巡りがよくなく、圧痛も見られる。

　以上の表現は脈象の強さが左関（肝、胆）＞左寸（心、心包）＝左右尺中（下焦臓腑）＞右寸（肺、

大腸）＞右関（脾、胃）とも応じている。

　なお、この症例の望診に舌診のデータが追加されれば、病証はさらに正しく把握できるのではないだろうか。

　まとめると、この腰痛証は、標は肝うつ気滞血瘀で、本は脾気虚である。そのため、虚実挾雑証を立て、治療原則は疏肝健脾化瘀止痛が主となる。

┃ Ⅱ. 論治─疏肝理気健脾（補腎）化瘀止痛

1. 選穴と施術

（1）選穴

　先に穴側記号を説明する。

・針刺記号：補法（＋）、瀉法（−）、平補平瀉法（±）。針のみなら、灸の記号なし。

・灸記号：カマヤミニ灸（k）、灸頭針（d）、灸のみ（o）。

（2）主要穴

　膈兪（±k）、肝兪（±）、脾兪（＋k）、気海兪（＋k）、膻中（±）、陽陵泉（±k）、委中（±）、飛揚（±k）、足三里（＋k）、豊隆（＋d）、三陰交（±k）、太白（o）、太衝（＋k）、腰部阿是穴（−d）

（3）補助穴

　百会（＋d）、厥陰兪（±）、腎兪（＋k）、大腸兪（±k）、中脘（±k）、気海（＋k）、太渓（＋k）、合谷（±k）、内関（±）、腰痛点（±）

2. 刺し方と手技

（1）刺し方（寸法：同身寸）

①胸背部穴─厥陰兪、膈兪、肝兪、脾兪

　刺し方：脊柱に向き斜刺。0.3〜0.5寸。

②腰部穴─大腸兪、気海兪、腎兪、阿是穴

　刺し方：直刺0.5〜0.8寸。

③腹部穴─中脘、気海

　刺し方：直刺でゆっくり入れる。0.5〜0.8寸。

④下肢穴─足三里、豊隆、委中、飛揚、陽陵泉、三陰交

　刺し方：直刺。0.5〜0.8寸。

⑤腰痛点、内関、合谷、太衝、太渓

　刺し方：直刺。0.3〜0.5寸。

⑥太白

　灸のみ。

⑦軟組織の薄い部位

　百会：斜刺30〜45度、膻中：斜刺または横刺25度以下で（百会、膻中ともに0.3〜0.5寸）。

　※臨床では患者の個人差（身長や太さなどの差別）があるため、また、針刺部位の状態により、同
　　身寸で測る。

（2）手技

①提挿捻転補瀉法（筋肉組織やや厚い部位）

・補法：切皮後、適当な深さまで針を小さい幅で捻転しながら、優しくゆっくり刺し入れて、得気（ひび
き）を誘導させてから、針を一度持ち上げて、正式に補法手技をスタートする。小さい幅で捻転し
ながら、ゆっくり、強く（物を押し入れるように）挿し入れ、適当な深さまで、すぐ軽く速く上げ戻
す。この手技を9回繰り返したあと、もう一度針を適当な深さまでゆっくり押し入れる。置針25分。
そのあと、もう一度その手技を5回行ってから、軽く速く抜針して針孔を消毒綿でふさぎながら、しっ
かり後揉捻を行う。

・瀉法：切皮後、針をやや強く幅大きく捻転しながら、適当な深さまで刺入して得気（ひびき）を誘
導させたあと、針を一度持ち上げて、正式に瀉法手技をスタートする。針をやや大きい幅で捻転しな
がら、軽く速く適当な深さまで挿し入れて、またゆっくり、強く（物を奥から引き出すように）上げ
て戻す。この手技を繰り返す。約7回。置針25分後、もう一度その手技を約3回行ってから、ゆっく
り、強く抜針して、針孔を消毒綿で軽く擦し消毒する。

・平補平瀉法：切皮後、均一的な幅とスピードで、捻転しながら、ある深さまで刺入し、得気（ひび
き）を誘導させ、置針25分間後、そのまま抜針、消毒する。

※胸背部の背兪穴に手技するとき、刺す方向（脊柱向き）と深さに注意する。

※腹部の穴に刺すとき、スピードと深さに注意する。補法手技も少々変わり、切皮後、小さい幅で捻
　転しながら、ゆっくり、物を入れるように刺し入れて、得気すると、すぐ止め、置針25分、その
　あとすぐ軽く速く抜針して、針孔を消毒綿でふさぎながら、しっかり後揉捻を行う。瀉法も得気後
　すぐ止める。置鍼25分、その後やや大きい幅で捻転しながら、ゆっくり、物を引き出すように抜針、
　消毒する（本症例は腹部瀉法なし）。

②迎随補瀉法

　経絡の気血の流れと一致した方向で刺し、随法ともいわれる補法である。逆方向なら、迎法といわ
れ、瀉法である。例えば、本症例の百会に補法をする場合、前向きに捻転させず、ゆっくり刺し入れ
る。

2.主要選穴と施術法の解析

腰痛の部位は腰背部で膀胱経の経路にある。また腰は腎の府で、膀胱と腎は表裏関係で、治療は膀胱経の背兪穴がよく取られる。背兪穴の特徴は同名相応の内臓（経絡）の働きを調整する効果が著しい。肝兪、脾兪、腎兪、大腸兪は膀胱経の背兪穴であり、針で施術すると、局所および相関的な内臓の気血の巡りをよくし、働きを調整する。特に施灸ではその陽気を補い、陰邪（瘀血、寒、痰湿）を除く効果が強い。膈兪は八会穴の血会であり、すべての血の病症に特効があり、瘀血症にもよく用いられるツボである。厥陰兪は心包の背兪穴で、厥陰肝経と同名で、心包肝に関与する意味があり、心包肝を調節する。肝うつ、肝火上炎、心神不寧などの症状に効くと思われ、補助穴として使われる。

気海兪は奇穴であるが、背部膀胱経第二線上に並んでいるので、背兪穴と同じように気を調整する。また、"気の海"の同名である腹部任脈上の気海と身体の前後で対応しているが、補気作用は気海兪より気海のほうが優れ、調気作用は気海より気海兪のほうが優れる。そのため、臨床で前後の"気海"を配穴すると、補気理気作用がうまく結びつき、より効果が得られる。

任脈は陰経の海であり、任脈上のツボは陰経の病症に効きやすく、内臓の働きを補う効果が著しい。膻中は八会穴の気会穴であり、すべての気の病症に特効がある。膻中に刺針し、理気の効果が強く出れば、肝うつ気滞症が改善できる。また心包の募穴であるので、厥陰兪と兪募配穴の力もある。中脘は八会穴の腑会穴であり、針灸施術するとすべての腑の病症に効き、特に胆胃腸などの働きを調節し、肝脾の働きも補助すると思われる。気海は「気の海」という意味があり、元気を集める丹田といわれる所であるので、針補法と大灸頭針で施術すると陽気を補う効果を強くさせる。

陽陵泉は胆経の合土穴である。肝胆は表裏関係があるので、陽陵泉を刺すと強い疏肝理気の効果がよく見られる。私の臨床体験では、理気効果は太衝より陽陵泉のほうが強く見られる。また陽陵泉は八会穴の筋会穴であるので、臨床には腰痛にもよく効く遠道穴である。

飛揚は膀胱経の絡穴であり、このツボに施術すると、表裏関係の二つの経絡（膀胱と腎）の気血を調整する効果が得られる。委中は膀胱経の合土穴である。また四総穴で、腰背病には委中を求めると古説があり、臨床で腰痛症によく使われる穴である。

足三里は胃経の合土穴で、豊隆は胃経の絡穴である。針灸を行うと健脾気、助運化、袪痰湿の効果が強く出る。

三陰交は肝腎脾三経を交会する所で、このツボに針灸を行うと、三陰経の働きを同時に調整することができる。

太衝は肝経の原穴兪土穴、太白は脾経の原穴兪土穴、太渓は腎経の原穴兪土穴である。この足陰経の"三太穴"を針灸を行うと、肝脾腎三経の原気を補う。特に脾気虚、ストレスを感じやすい体質を改善する効果が最も強いと思われる。

手にある合谷は臨床でよく使われるが、この症に対する補助穴として使う理由は、多気多血の陽明大腸経の原穴であり、少気多血の厥陰肝経の原穴兪土穴の太衝と合わせて"四関穴"ともいわれるからである。合谷は"気の関"で、気を調整する力が主にある。太衝は"血の関"で、血を調整する力を強める。一緒に使うと、行気活血の効果が強く見られる。

内関は厥陰心包経の絡穴であるので、少陽三焦経と連絡している。同名の少陽胆経病症にも効く。また内関は八総穴として陰維脈と通じ、陰脈の病症にも効く。臨床で理気止痛寧心安神の効果がよく見られる。

　腰部の阿是穴は瘀血している病所であり、針で瀉し除き、灸で温化すると、この陰邪を祛ることが可能である。

　遠端手部にある腰痛点（奇穴＝特効経験穴）に針を刺しながら腰部運動をさせると、針の疏経理気止痛の効きとあわせて腰部気血の流れがよくなり、化瘀しやすくなる。

　百会は督脈の穴で人の頭頂の中心にあり、全身の気血はここに集まる。百会に針補法、大灸頭針を施術すると陽気を補助し、また上昇する力がアップする。そのため、清気上昇できず、頭がスッキリせず、眠気がつらいなどの症状も緩和できる。

Ⅲ. まとめ

　病症に対応したよいツボの選び方は、まず望問聞切の四診合参により、八綱弁証（病の性質）、臓腑弁証経絡弁証（病の部位）、気血津液弁証（病の物質変化）などの弁証法をうまく運用して、患者の発症の病因病理と体質を総合的に分析する。そのうえで正しい証を立て、治療のポイントを把握し、また先人の智慧と自分の臨床経験をうまく結びつければ、最も効くツボを選べると思われる。

Ⅳ. 道具

❶ 灸頭針用切り艾
　（大 φ 12 × 15 ㎜）
❷ 灸頭針用切り艾
　（小 φ 10 × 10 ㎜）
❸ カマヤミニ
❹ ユニコディスポ鍼

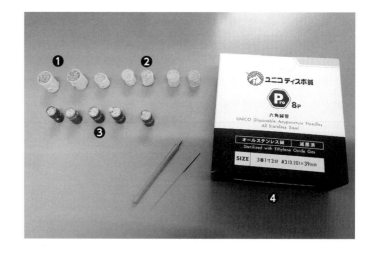

素朴な疑問から臨床のコツまで！

呉澤森の鍼灸治療あれこれ Q&A

著：呉 澤森・孫 迎
B5判　オールカラー　182頁
定価：（本体：3,400円＋税）

初学の鍼灸師に呉澤森氏が贈る
治療に自信をつける89のアドバイス！

　臨床歴50年の中医師、呉澤森氏が「初学の鍼灸師の悩みを少しでも解消し、よりよい治療に役立ててほしい」と立ち上がった。

　本書は、約1年半の時間をかけて執筆された、バラエティ豊かな質疑応答集である。今さら聞けない鍼灸に対する疑問や、臨床でふと悩んだこと、患者からの質問への回答例など、呉氏ならではの目線で質問をセレクトし、解説。さらに不妊治療や婦人科疾患、ぎっくり腰、不眠症など、実際の症例も惜しみなく掲載している。初学者が知りたい現場の不安を、まるで著者から直接指導を受けているような感覚で学べる1冊。

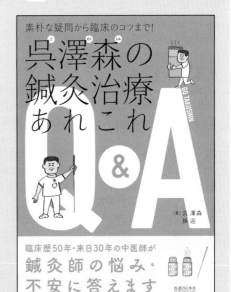

認知症は
鍼灸で予防できますか？

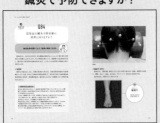

排卵を促進する
鍼灸治療はありますか？

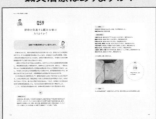

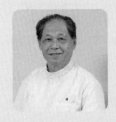

呉 澤森（ご・たくしん）

1946年中国上海市生まれ。中医師。上海中医学院（現・上海中医薬大学）大学院修士課程修了。1983年よりWHO上海国際鍼灸養成センター臨床指導教官、上海市鍼灸経絡研究所主治医師（のち教授）。1988年、社団法人北里研究所東洋医学総合研究所研究員として来日。1993年、日本の鍼灸師資格を取得。翌年、東京恵比寿に呉迎上海第一治療院（現・GS第一伝統治療院）設立。2008年、上海中医薬大学鍼灸学院と提携、日本中医臨床実力養成学院を設立。著書に『鍼灸の世界』（集英社）、『「証」の診方・治し方』『経穴の臨床実践』（ともに東洋学術出版社・共著）などがある。

医道の日本社

フリーダイヤル 0120-2161-02　Tel.046-865-2161　ご注文FAX.046-865-2707
1回のご注文 1万円（税込）以上で梱包送料無料〈1万円未満：梱包送料880円（税込）〉

No. 9 東方会
とう ほう かい

❶ **主催者、代表者名**
丸山 治

❷ **会の発足年**
1970年

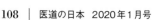

❸ **発足の目的、背景**
【目的】気血の概念に基づく古典医学による臨床研究と啓蒙、人材の育成、情報の発信。
【背景】昭和10年代、柳谷素霊師が表舞台に登場し、「古典に還れ!」と声を大にして叫び、新古典主義を主張された。師のもとに多くの心ある鍼灸師が集まり、多くの事柄を学んだが、東方会初代会長の小野文恵もその一人であった。1940(昭和15)年、「経絡治療」という治療体系が、今は故人となった先人たちにより鍼灸本来の正統的なものとして打ち出された。歴史的にみればまさに画期的なことであった。これを基本に、鍼灸の学術の伴った本物の臨床家を育成したい、との念願から1970(昭和45)年10月に東方会(東方医学鍼灸臨床研究会)を設立し、同時に機関誌として『鍼灸医学』誌を発刊した(48号まで発行され、現在は休刊中)。

❹ **会員数**
本部:正会員60名、入門塾生25名。
北陸支部:正会員16名、入門塾生5名。

❺ **主な勉強会、セミナーの開催頻度と開催場所**
【入門塾】2年間計20回、【月例会】月1回
【古典講座】本部月1回、北陸支部2カ月に1回

❻ **代表的な会費等**
入門塾:年50,000円、入会金10,000円、年会費20,000円(正会員)・10,000円(B会員)

❼ **主な支部**
北陸支部(金沢市)

❽ **会の特徴**
小野文恵の50年にわたる臨床の成果として特に「気」をとらえ、「気」を調整する鍼法「接触鍼法」が体系化されていることである。また、接触鍼法のみならず刺入鍼法や豪鍼以外の特殊な鍼を用いる鍼法(特殊鍼法、圓鍉鍼法、留気鍼法)を合わせて、計26種の鍼法を病人に応じ使い分けている。これらの各鍼法を含む一連の治療体系を東方会方式と定めている。

❾ **連絡先**
東方会 本部事務局
〒169-0075 東京都新宿区高田馬場1-33-13-806 東方堂鍼灸院内
TEL/FAX:03-3209-0761
E-mail:info@tohokai.net HP:https://tohokai.net/

東方会の「ツボの選び方」

脾虚胃実証、『難経』六十九難、接触鍼も

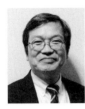

津田昌樹（つだ・まさき）

1985年、明治鍼灸短期大学（現・明治国際医療大学）卒業。1993年、開業。はり灸夢恵堂および夢恵堂二十人坂鍼灸院院長。（公社）全日本鍼灸学会監事。富山鍼灸学会会長。金沢大学医学部非常勤講師。「ハリトヒト。」代表。東方会副会長。

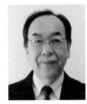

丸山 治（まるやま・おさむ）

1980年、早稲田鍼灸専門学校（現・人間総合科学大学鍼灸医療専門学校）卒業。1981年、開業。土浦鍼灸院院長。茨城県鍼灸師会参与。東方会会長。

I. 診察（必要な追加項目）

　まず現代医学的に適応の有無を問診と所見から考察すべきである。既往歴、家族歴、個人歴などの聴取が必要と思われる。さらに腱反射、病的反射の有無、下肢知覚障害の有無、下肢の筋力の評価、SLR、パトリックテスト、指床間距離の測定、脊柱部の観察、棘突起の凹凸および整列状態の観察、圧痛、叩打痛の有無などを評価する。経過中は随時、尿の状態や泌尿器の症状を問診する。

　次に必要な診察として、六部定位脈診における浮位と沈位の左右寸関尺の比較を行う。

　さらに舌診、腹診、背候診を行い、違和感のある部位、異常が強いところを観察する。四肢（特に肘から先）の要穴と経絡の走行部位の状態についても切経する。その際は異常が皮毛部分の表層（陽中の陽）なのか肌肉、筋の部位（陽中の陰）なのかを判断する必要がある。そのほかの診察結果とあわせて随証的に治療を行う。

II. 選穴理論

1. 病態について

　現代医学的には発症からの経過と現在の症状、所見から急性腰痛による軟部組織由来の腰痛と考え

るが、腰痛が長期化し、慢性疼痛に移行していること、尿の色調に変化があること、既往歴を聴取していないことから、いわゆる腰痛症以外の疾患による疼痛であることも考慮し、経過途中のいわゆるイエローフラッグ、レッドフラッグに注意して治療を進めたい。

　東洋医学的には本症例は経過と診察所見から日常的に気鬱があり、発症当初はいわゆる経絡治療でいうところの肝虚証であり、その後、肝虚が長く続くことにより、五行の相克関係と日常的な飲食の不摂生から脾虚証に移行したものと考える。また、脈証が数脈であることと脾虚の状態であれば後天の気が不足、つまり営気の不足の状態となり、筋、肌肉の滋養が十分でないことが考えられ、本症例における腰痛の遷延につながっていると推察する。さらに脈診、胃経を伸展する胸腰部の伸展動作において疼痛が再現するという所見から、胃経の実熱も伴っていることも推測される。気血の判定では濇脈であることから、気の病から血の病に移行してきている。

(1) 証：脾虚胃実。

(2) 治療穴

　『難経』六十九難に基づき太白、胃経の絡穴の豊隆、脾兪、章門、状態によっては胃兪、中脘。筋会として陽陵泉、局所および腰背部の所見に応じて異常箇所に標治法を行う。行う部位は経穴にこだわらず、強い異常を呈している部位に随時全体のドーゼを考慮しながら、全身の気の巡りを促すよう施術部位を選定する。

Ⅲ. 選んだツボへの施術法

1. 鍼・艾の種類

(1) 井上式長柄鍼、銀製、寸3－1番。

(2) ステンレス鍼、寸3－1番。

(3) 上質な艾。

2. 刺鍼の実際

(1) 背臥位

　まず背臥位にて証を最終決定する前に関元、中脘、天枢に銀鍼を90度に皮膚にあて補的に接触鍼を行う。この際時間は一呼吸から二呼吸、目的は患者の気を落ち着かせ、本来の脈証が現れるようにするためである。天枢については女性は右、左の順に、男性は左、右の順に施術する。その後、脈を取り最終的に証を決定する。

　本症例は脾虚胃実証として決定したとして、まず太白に接触鍼にて本治法を行う。東方会では濇脈は血の病であり鍼法は刺入鍼ということになっているが、年齢と男性であること、症状にそれほど血の症状である形態の変化が強く出ていないことから、当初は接触鍼法から治療に入ることとする。

　経絡の流注方向に沿って、軽く経絡を撫でる。教科書的な太白の付近を丹念に精査し、刺鍼部位を決定する。一般に東方会で取穴する太白は教科書的な太白よりもやや足裏側に位置する。男性は左から施術する（女性は右から）。鍼を流注方向に30度の角度で皮膚に接触、押し手でしっかり保持し、刺手で軽く鍼先の方向に圧を加え、気の至る感じを触知したら、刺手を離して鍼柄を弾爪する。気の

至る感じが強くなったところで（おおむね5、6呼吸ぐらいの間）弾爪を止め、鍼を皮膚より離し、気が漏れないように鍼孔を閉じる。

脈を今一度観察し、右側も施術する。脈診所見が改善していれば次に移る。

脈証から胃の実があれば、豊隆に瀉法を行う。取穴した部位に経絡の流注に逆らって鍼を60度の角度で皮膚に接触し、押手で固定する。気至る感じ、気の集まる感じを得たら鍼を皮膚上で上下に雀啄するように数回上下圧を加える。このとき刺入しないように気をつける。すぐに鍼を穴所より去り鍼孔は閉じない。

次に左章門に皮膚に対して90度に鍼を立て、押手でしっかり固定、気の至る感じを得たら呼吸に合わせて押し手とともに上下に圧を加える。時間は5、6呼吸間行う。鍼を除くときには鍼孔をしっかり閉じる。右側の章門も同様に行う。

左陽稜泉を取穴して鍼を皮膚に接触し押手をつくる。鍼尖は腰部に向け刺手にて気が至る強さに鍼先を皮膚に押し当て、3〜5呼吸間保持する。このときに押し手が動揺しないように十分に留意する。臨床では気の至りが十分であればそれを度として、去鍼する。右も同様に行う。

脈証を確認してよければ腹臥位になる。

(2) 腹臥位

背部兪穴の虚実を観察し、まず脾兪に90度に鍼を立て、押手でしっかり固定、気の至る感じを得たら呼吸に合わせて押し手とともに上下に圧を加える。時間は5、6呼吸間行う。鍼を除くときには鍼孔をしっかり閉じる。右側の脾兪も同様に行う。

そのほか、背部兪穴に虚状が強ければ同様に90度に鍼を立て、押手でしっかり固定、気が至ればしばらく保持する。随証的な兪穴とそのほかの兪穴の施術の違いは、呼吸によって大きく上下に圧を加えるか否かである。この動作によって気の至りは臓腑まで届くか経穴部位のみになるかの違いがある。

腰背部に硬結を認める場合は、虚状を補ったあとに、硬結部に対して施鍼部位を決定したあとに押し手をつくり、鍼を45度の角度に接触、刺手にて気の至る強さに鍼尖を押しあて、しばらく（2〜3呼吸間）保持し、気の至りが十分になったところで去鍼し、鍼孔を閉じる。これらの一連の背部への取穴と施術は脈証その他を観察しながらドーゼに留意する。

これらの治療で硬結、腰部の症状の改善が少ないようであれば、疼痛部位と周囲の硬結などの状態を見て刺入鍼を試みる。

下肢の切経により硬結や圧痛が見出されている場合は、鍼を患部に向けて皮膚に接触、押し手をつくり、気の至る感じがするまで保持する。鍼孔は閉じる。補助として虚状が改善していなければ脾兪穴に母指頭大の知熱灸を1壮行う。

次に姿勢を座位として、治療を続ける。

(3) 座位

頚部、背上部に硬結を見出した場合は経穴にこだわらずに穴所を定め、押し手をつくり45度に鍼を接触、2、3呼吸間保持する。気が至ったところ、その際に押手の下の硬結が緩むことを感じることが多い。鍼を除いたあとに鍼孔を閉じ、補法の手技を行う。そのほか背部において気鬱を呈している場合は、60度の角度で鍼尖をリズミカルにタップするように鍼をあて、散鍼する。この際の目安

は皮膚の状態がスムースになる、乾いている状態が湿り気を帯びる、湿っている状態が乾いてくるなどの皮膚表面の状態の変化をみる。

　そのほか、腠理が開いている場合は押し手で鍼を45度に皮膚に接触、軽く回旋し鍼孔を閉じる手技を連続的に行う場合もある。

　これら座位での一連の手技は、主訴のある腰部ではないが、全身の気の流れを全うさせるために必要な手技である。

　以上の施術を終えたあと、背臥位になり今一度、検脈して整っていれば治療終了とする。

　刺鍼による気の動きのイメージは図を参照。

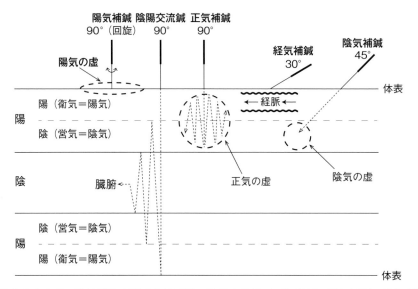

図1 東方会方式　接触鍼法之図［経気補鍼・陰陽交流鍼・正気補鍼・陽気補鍼・陰気補鍼］

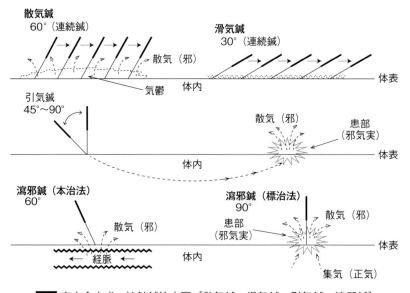

図2 東方会方式　接触鍼法之図［散気鍼・滑気鍼・引気鍼・瀉邪鍼］

▌Ⅳ.道具

❶ 井上式長柄鍼、銀製、寸3−1番。

❷ 線香と灰皿

❸ 知熱灸

❹ クリーム

❺ ライター

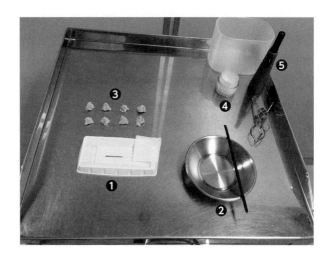

No. 10 | 長野式臨床研究会
ながのしきりんしょうけんきゅうかい

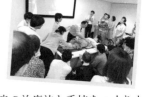

❶ 代表者
長野康司

❷ 発足年
1996年

❸ 目的
長野潔が40年の臨床から辛酸苦労し、西洋医学と東洋医学を融合させた独自の治療法と手技をつくり上げた。これらを後世に末永く残すために、1996年、大阪にて当会を発足させた。1998年、セミナーを大阪で本格的に開始し、1999年に東京支部、2003年に愛知県で東海支部を設立。以後、国内外に支部を設立。また国内のみならず、アメリカ、ドイツ、ブラジルをはじめ、海外でも臨床的即効性、再現性の特徴ゆえに、広く受け入れられている。今後は海外にもセミナーの場所を広げ、世界に日本鍼灸のすばらしさ、長野式治療の効果を伝えていきたいと考えている。
長野式治療は今日では、臨床に携わっている多くの鍼灸師の間に浸透している。長野式臨床研究会は、長野潔の遺した臨床家のための独創的な治療法を正当に継承し、先代の治療家としての真摯な態度と精神も、お伝えしていく決意である。

❹ 会員数
約2,500名

❺ 主な勉強会、セミナーの開催頻度と開催場所
【大阪マスタークラス】奇数月第4日曜（大阪府・新大阪丸ビル新館）
【東京マスタークラス】偶数月第4日曜（東京都・四谷3丁目ワイム会議室）
【大阪基礎セミナー】偶数月第4日曜（大阪府・新大阪丸ビル新館）
【東京基礎セミナー】奇数月第4日曜（東京都・四谷3丁目ワイム会議室）
基礎セミナーは各支部にて開催。入門セミナー、1DAYセミナーもあり。

❻ 代表的な会費等
マスタークラス：16,500円〜、基礎セミナー：7,000円〜（各支部による）、入門セミナー：5,500円〜（各支部による）

❼ 主な支部
大阪、東京、名古屋、北海道、東北、静岡、岡山、四国、福岡、ブラジル

❽ 会の特徴
当会で学ぶ長野式の特徴は人間の身体に本来備わる自然治癒力の働きを妨げる要因を免疫系、血管系、神経・内分泌系、筋肉系、気系の5つに分け、これを取り除くことで治癒へ導くこと。また症状や病気がどのようにして起こったのか、その背景にある患者を取り巻くさまざまな環境を考慮し、患者の症状だけを診るのではなく、患者そのものを診る「丸ごと治療」。これが、臨床家であった長野潔が鍼灸の古典理論や現代医学の解剖生理学を根拠として創り上げた「長野式治療」である。

❾ 連絡先
長野式臨床研究会　長野康司
〒870-0022　大分県大分市大手町3-2-2
TEL/FAX：097-535-1525
E-Mail：n516@oct-net.ne.jp　HP：http://naganoshiki.ciao.jp/web/

長野式臨床研究会の「ツボの選び方」

ある非特異的腰痛に対する長野式治療

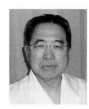

長野康司 (ながの・こうじ)

1956年、大分市生まれ。1980年、東京鍼灸柔整専門学校（現・東京医療専門学校）卒業。同年、先代長野潔の後を継ぐ。1998年より「医道の日本」誌に症例発表開始。同年、長野式臨床研究会を立ち上げる。2015年、医道の日本社から『よくわかる長野式治療』を上梓。現在、日本をはじめ、ドイツ、韓国など海外においてもセミナーや講演を開催。大分市にて鍼灸院を経営。長野式臨床研究会代表。

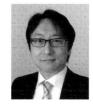

大野倫史 (おおの・みちふみ)

1969年、岐阜県生まれ。1992年、愛知学院大学商学部卒業後、医薬品・医療器メーカーに勤務。1998年、北海道鍼灸専門学校卒業。2000年1月に長野式臨床研究会に入門。同年10月に愛知県稲沢市にて国府宮鍼灸院を開業、現在に至る。2003年に長野式臨床研究会認定講師となり、現在は当会の副代表および東京、北海道セミナーを担当している。

I.診立て

本症例における患者の現病症や経緯から考えると、以前「運動中にぎっくり腰を発症。動けなくなり緊急でクリニックを受診。3日間医師の往診を受ける」などとあり、かなり重度のぎっくり腰だったかと思われる。

筋断裂（肉離れ）までにはなっていないようだが、腰部諸筋の捻挫か、靱帯・椎間関節の損傷を生じていた可能性はある。その後、「6カ月前に極度のストレスを感じたあと、急性腰痛を発症」している。

これは心因性の腰痛だろうし、「デスクワークで長く座位を続けると腰部に違和感が生じる」というのは、いわゆる姿勢性腰痛で、画像検査しても異常の出ない非特異的腰痛になる。そして「胸腰部伸展動作で腰部に若干泌みるような痛みがある」のは椎間関節性腰痛の疑いがあり、これも非特異型に入り、まさに鍼灸治療の適応といえる。

他の所見を診ると、望診では「胸腹部や背部が白い」とある。通常よりも白いという所見は、五臓の色体表からいえば、肺に該当してくる。問診では「常に過食気味で、甘みを好む」は脾の病証といえる。また、「尿が少し赤味を帯びている」は疲れが蓄積しているとも診られる。

切診の脈状は、沈、虚、数、濇。濇は渋脈ともいい、気血が不足したときに現れる。全体として虚証の脈状である。脈差では右関上が最弱、つまり脾虚。これは問診の「常に過食気味で、甘みを好む」

と一見矛盾しているようだが、病態は脾の変動を示唆しているといえる。

　本症例には腹診の詳細は提示されていないが、「腹部や腰背部の皮膚に触れると、やや冷たい感じがする」とあり、やや虚証の傾向のようだ。これと脈状は大方、一致していると思える。となると、順証といえる。脈状で「左関上が最強」とあるが、沈、虚、数、濇の中での最強だから肝実とはいえない。

　この患者は営業ではなくて、デスクワークの仕事に就いているわけで、少々、運動不足になっているのだろう。心因性腰痛、姿勢性腰痛、そして椎間関節性腰痛のバックグラウンドとして疑われる「常に過食気味で甘みを好む」という点から、酸性化体質が考えられる。身体の免疫力、抵抗力が弱くなっている状態でもある。この体質に加えて、デスクワークの長時間の座位による腰の筋肉や椎間関節周辺の血流の渋滞、そして神経が圧迫されて痛みが出やすい状態になっていたと考えられる。

Ⅱ. 依拠する所見、処置、選穴理論

　長野式では、症状好転を阻害している要因を探り、その要因に対応する各処置を行う。この症例の診立てでいえることは、まず、患者の免疫・抵抗力を強化していくことが重要である。そのためには、免疫系への対応として①扁桃処置（照海、手三里、天牖、大椎）、それから脾虚であることから膵臓の働きを調整する②膵臓処置（照海、兪府、脾兪、脊中、陰陵泉、章門、腎兪、肝兪）を行う。

　また、長野式の瘀血の反応点である中注・大巨の反応は、この症例の所見からはうかがい知れないが、酸性化体質の疑いがあり、腰痛をたびたび起こしているわけで、瘀血の可能性が高いと思われる。そのため、③瘀血処置（中封、尺沢）を行う。それと各組織への血流促進による活性化になる④血管運動神経活性化処置（横Ｖ字椎間刺鍼）も加える。

　最後に腰部をはじめ、頚肩・下肢の筋性疼痛や神経痛にも即効性のある⑤帯脈処置も施していく。

1. 扁桃処置

　身体が酸性化してくると、免疫力や抵抗力が弱くなって病気が起こりやすくなる。まず、この免疫系を活性化するために扁桃処置を行う。基本は7点（左右にあるツボは2点と数える）で、照海（復溜でも可）、手三里（曲池でも可）、天牖、大椎を取穴する。

　なぜこの7点になるかというと、長野式の配穴は手、足という形で上下のバランスをとって取穴することが多い。この扁桃の場合、照海あるいは復溜は副腎に信号を送り、特に皮質からコルチゾールを放出させて、これが免疫の増大につながっていると考えられる。手三里あるいは曲池は、大腸経で肺経と表裏関係にあり、肺経の免疫系とつながっている。天牖は頚部リンパ節に相当し、口蓋扁桃の異常が出やすい部位となる。大椎は咽喉頭部の血流を促進する狙いがある。

2. 膵臓処置

　本症例においての膵臓処置では、照海、兪府、脾兪、脊中、陰陵泉、章門、腎兪、肝兪を取穴する。照海、兪府は膵臓処置のほか、長野式では副腎処置や自律神経調整処置といった処置でもしばしば用いる。膵液や内分泌調整として両穴をセットで使うことがある。

それから脾経にかかわるツボ、脾兪、脊中、章門、陰陵泉は頻用する。また、胆汁と膵液の分泌は自律神経系によって調整される。この胆汁は肝臓でつくられるわけだから肝兪も重要である。そして副腎皮質から出ているコルチゾールは、糖質代謝を調整する作用もある。よって腎兪も使う。

3. 瘀血処置

瘀血処置では中封、尺沢を取穴する。この患者から瘀血を呈す所見は示されていない。しかし、前述したように酸性化体質は男女関係なく、比較的、瘀血が発現しやすいといえる。そのためあえてこの処置を入れた。

まずは中封。これは五行穴のなかで「経」穴に相当する。『難経』でいわれているように「経は流れのことでこの中に脈気が流れ注ぐ」ことが考えられる。肝経を使うのは、肝は血の体内での配分を調整する働きをしており、必要な場所に必要なだけ血液を送り出し、また蓄えておくのにかかわる経絡だからである。

尺沢は肺経であり、瘀血には扁桃が関与していることが多いので組み合わせて使う。このツボは「合」穴に該当する。これは合流するということであり、調整するという意味も含まれているのだろう。

4. 血管運動神経活性化処置

この処置は別名、横V字椎間刺鍼とも呼んでいる。本来、この処置の狙いは血管運動神経の中枢である脳と脊髄を介して、全身的に血液循環を促進し、血液量を増大させることによって運動器系や臓器・器官の循環および代謝を活性化させることにある。そのため、横突起前面の交感神経幹を目標に刺鍼していく。

しかし、この症例の症状は腰痛のため、もう一つの目標点である脊髄後根神経節を狙う。特に棘突起間の狭小部位が該当してくる。なぜここかというと、疼痛にかかわる脊髄視床路に働きかけるためである。部位ではL3～L5の間が多い。なお、脊柱起立筋や多裂筋の硬化がある場合は、この硬化を和らげる結合組織活性化処置も必要になってくる。

5. 帯脈処置

長野式における帯脈は特別な意味を持っている。通常の帯脈は少陽胆経に属するが、この処置では、奇経としての帯脈の意味合いがある。『奇経八脈考』には「奇経の帯脈は章門の穴より起こり、帯脈穴を巡って身を周ること帯のめぐるが如く、諸経を管束するをもって帯脈」とある。この一穴はここだけに留まらず、帯のごとく全身に対応するのは、臨床上、実に納得できる。

また、解剖学の側面から見ていくと、ヒトの身体を横から見ると、体幹伸筋と体幹屈筋に分けられる。前者は脊柱起立筋、大腿四頭筋、大殿筋などで、後者は腹筋、大腿二頭筋などが含まれる。これら筋群のほぼ中央に位置するのが、帯脈である。つまり、体幹伸筋と体幹屈筋の調整ポイント、切換点でもある（図1）。

さらに細かく見ると、内腹斜筋、外腹斜筋、腹横筋、広背筋にかかわり、鎖骨下動脈、外腸骨動脈とつながっている下腹壁動脈、そして胸大動脈、腹大動脈から起こり、内腹斜筋・腹横筋の間を通って腹壁に分布している肋下動脈が近くにある。神経では肋間神経や腸骨鼡径神経が分布している。つまり、この部位は頚部から胸、腹、腰、背、下肢と広範囲にかかわっている。

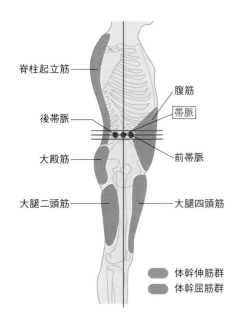

図1 帯脈
〈出展：長野康司. よくわかる長野式治療. 医道の日本社, 2015.〉

図中ラベル：
脊柱起立筋 / 腹筋 / 帯脈 / 後帯脈 / 大殿筋 / 前帯脈 / 大腿二頭筋 / 大腿四頭筋
体幹伸筋群 / 体幹屈筋群

Ⅲ. ツボへの施術方法

　臨床では、鍼は1寸3-2番、1寸6-4番あるいは5番（灸頭鍼用）、1寸-1番か0番をよく使う。基本的には雀啄することが多いが、慢性化したものや治りにくいものは留鍼することがある。刺入方向や角度は、経絡の流れる方向に沿って、45度程度の斜刺あるいは直刺が多い。水平に刺入することもある。

1. 扁桃処置

　これは斜刺か直刺になる。照海は過敏な部位で、よく柔捻して5〜10mmくらい刺入する。手三里（曲池）も5〜10mmだが、尺沢を使う場合はやや深めに入れてもよい。基本的には陰経は深めで、陽経は浅刺である。天牖は口蓋扁桃や頚部リンパ節の反応点・治療点であるため、10〜15mmまで刺入してもかまわない。咽喉頭部の血流を促す大椎は10〜15mmくらい刺入する。

　刺入については四角四面ではなく、臨機応変に対応する。また、慢性化したものは施灸が大事である。この施灸は直接灸（直灸）に近いほど効果が大きい。

2. 膵臓処置

　兪府は水平に内方に向けて、10mmくらい刺入。陰陵泉は陰経のため10〜20mm刺入し、章門は10mmくらい、背兪穴や脊中は陽経のため5〜10mmくらいとなる。

3. 瘀血処置

　中封は直刺で10mmくらい、尺沢も同様である。瘀血は慢性症や、体質的な症状、繰り返す症状に発現していることが多く、また、この病症があるために治りにくいともいえる。よって、中封、尺沢は交互に長めの雀啄を行うか、しばらく留鍼してもよい。

4.血管運動神経活性化処置

　この処置では、狭小している棘突起の傍らに、内上方に向けて45度程度の角度で10～20㎜刺入する。前述したように、脊髄後根神経節を目標にして、左右から刺鍼するため、ちょうど上から見るとV字型になる（図2）。そのことから別名が横V字椎間刺鍼となっている

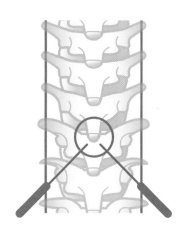

図2 血管運動神経活性化処置（横V字椎間刺鍼）
〈出展：長野康司. よくわかる長野式治療. 医道の日本社, 2015.〉

5.帯脈処置

　帯脈の取穴が重要となるため、背臥位で探ってもよいが、座位で取ることが多い。図1に示した基本の帯脈を取穴するが、この部位が軟弱で柔らかいものは、いくら刺鍼雀啄しても効かない。そこで、帯脈より2、3横指後方（後帯脈と呼んでいる）が張っていたり、硬い抵抗感が出ている場合は、そこを取穴すると効果がある。

　また、場合によっては帯脈の後方ではなく前方に張り、抵抗感を覚えることがある。この部位は前帯脈となる。繰り返しになるが、帯脈でも柔らかい部位は効かない。硬い、抵抗感のある部位に刺鍼雀啄して、初めて効果が出てくる。

　この処置では1寸6-4番を使い、20～30㎜くらい、体幹の中心に向かって刺入する。皮下脂肪、内腹斜筋、外腹斜筋、腹横筋に当たる。症状によって痛みが頑固で取りにくいときは、長めに2～3分くらい雀啄してもかまわない。

Ⅳ. 道具

❶ ディスポ鍼を各サイズごとに並べたシャーレ。使用鍼のサイズは1寸−1番、1寸3−2番、1寸6−4番、1寸6−5番（灸頭鍼用）。あらかじめ各サイズの鍼を十分に用意しておく

❷ 鍼管を置くシャーレ

❸ 綿球ツボ

❹ 皮内鍼（5㎜）とディスポ鍼の予備

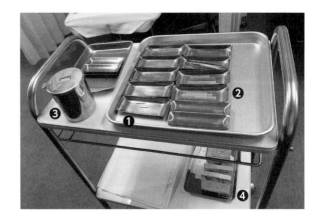

Ⅴ. まとめ

　本稿では、腰痛を主訴とした症例に対する長野式治療の一端を解説した。長野式治療は即効性、再現性、多様性に満ちている。各処置法が分かりやすく体系づけられているため、初心者にとっても取り入れやすく、はっきりした治療結果の出る治療法なのである。

【参考文献】
1）長野康司. よくわかる長野式治療. 医道の日本社, 2015.

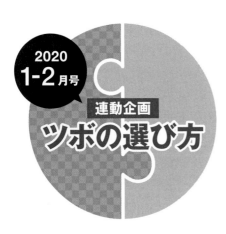

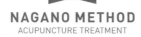
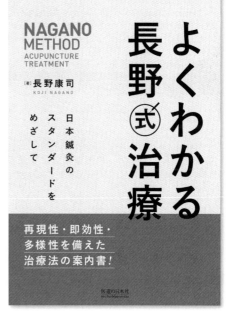
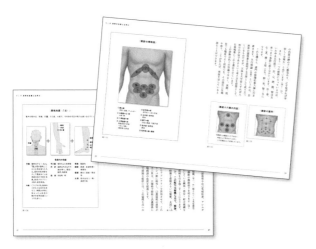

No. 11

なが の しき けんきゅうかい アンド ダブルキー ネット
長野式研究会＆w-key net

❶ 主催者、代表者名
村上裕彦

❷ 会の発足年
1994年

❸ 発足の目的、背景
長野潔先生の著書の校正時に、その臨床のすばらしさに触れ、「医道の日本」誌1994年9月号に「長野式見聞記：人生を変えた『帯脉』」として投稿したところ、多くの読者より反響があり講座を開いてほしいとの要望があった。長野潔先生の治療法を「長野式治療法」と名付け、研究会を立ち上げ講座を開いてもよいかとお願いしたところ、ご快諾いただき会の名称を「長野式研究会」として発足した。長野先生のセミナーを主催し、また、松本岐子先生のセミナーを2010年まで主催したことにより、会の名称を《長野式研究会＆ w-key net》と改称し、長野潔先生の夢であった「鍼灸の地位向上」を目的として現在に至っている。

❹ 会員数
約300名

❺ 主な勉強会、セミナーの開催頻度と開催場所
大宮会場（埼玉県・大宮ソニックシティ）
【基礎講座】月1回全8回、【スキルアップ基礎実技講座】月1回全4回
【松本岐子先生の著書を学ぶ：再－ダイジェスト講座】ほぼ毎月1回
※ほかに、レベル・内容に応じて、*プレ実技講座、*実技講座、*臨床応用講座、臨時実技講座、復習基礎講座等（*印は、京都・新大阪会場も開講）。
京都・新大阪会場（京都府・京都テルサ）
【基礎講座】月1回全6回、新総合講座：1～3カ月に1回

❻ 代表的な会費等
入会金・年会費等ともに無料。各講座参加時のみ参加費が必要。
【大宮会場】基礎講座：8,000円、実技に関する講座：9,000円、松本岐子先生の著書を学ぶ：再－ダイジェスト講座：3,000円、など
【京都・新大阪会場】基礎講座：10,000円、実技に関する講座：12,000円、新総合講座：9,000円、など

❼ 主な支部
wkey 長野式研究会：沖縄支部

❽ 会の特徴
「長野式治療法」や、故・長野潔先生の臨床を見たりお話をうかがったことなどを各講座でお伝えする。世に知られていなかった長野潔先生を見出し、「長野式治療法」のすばらしさを訴え続けている松本岐子先生の治療法「キー子スタイル」もお話ししていく。松本先生の著書『Kiiko Matsumoto's Clinical Strategies』の和訳講座を通して、さらに、松本先生が長野先生より教えられた非常に多くの治療法を学ぶ。また、各処置法を通して、重要な治療全体の考え方やとらえ方を学ぶ。技術の必要性を重視し、基礎講座終了後に臨床に即した講座（プレ実技講座、実技講座、スキルアップ基礎実技講座、臨時実技講座、復習基礎講座）を増やし、2人1組になって実際の臨床治療を会得していただく。

❾ 連絡先
長野式研究会 & w-key net　村上裕彦
〒330-0842　埼玉県さいたま市大宮区浅間町2-166　鍼灸治療院　尚古堂（しょうこどう）内
TEL/FAX：048-649-6361
E-Mail：naganost@msc.biglobe.ne.jp　HP：http://www.w-key.jp

長野式研究会 & w-key netの「ツボの選び方」

長野式治療法とキー子スタイルで考える

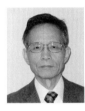

村上裕彦 （むらかみ・ひろひこ）

1949年生まれ。1980年、日本鍼灸理療専門学校卒業。「鍼灸治療院 尚古堂」を開設。1993年、故・長野潔先生に師事し、先生の著書『鍼灸臨床わが三十年の軌跡』『鍼灸臨床新治療法の探究』（医道の日本社）の校正に携わる。1994年、「長野式研究会」を主宰（2005年に「長野式研究会 & w-key net」と改称）。2002年より東京衛生学園専門学校東洋医療総合学科非常勤講師。2008年～2018年、神奈川県立精神医療センター東洋医学研究室室長。2014年～2018年、東京衛生学園専門学校臨床教育専攻科非常勤講師。2018年より東京医療専門学校鍼灸マッサージ教員養成科非常勤講師。2018年より神奈川衛生学園専門学校東洋医療総合学科非常勤講師。長野式研究会 & w-key net代表。

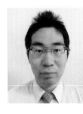

石井 弦 （いしい・げん）

1986年生まれ。2008年、東京衛生学園専門学校東洋医療総合学科卒業後、ゆずるクリニック鍼灸スタッフ。2011年より長野式研究会 & w-key netスタッフ。2011年、神奈川県立精神医療センター東洋医学研究室研究員。2013年、東京都小平市で「はりとお灸 日月堂」を開院。太鼎堂勉強会長野式Kiiko style講師。2014年より東京衛生学園専門学校東洋医療総合学科非常勤講師助手。2018年より神奈川衛生学園専門学校東洋医療総合学科非常勤講師助手。長野式研究会 & w-key net副代表。

Ⅰ. 診断の前に

《長野式研究会 & w-key net》では、治療の理論的根拠や治療の方法の一部を長野潔先生の「長野式治療法」で主に考え行い、実際の臨床では松本岐子先生の「キー子スタイル」を多く取り入れ治療を行っている。

長野潔先生は、主たる診断基準が脈診であり、それに先生の長期にわたる臨床経験がある。また、「キー子スタイル」は、主たる診断は腹診と背候診であり、その診断は松本先生の独特の考えによるものがある。

長野潔先生に教えを受けた者として当然脈診は行う。しかし、先生の傍らで学びはしたものの脈診の深淵さには私の実力では到底理解、会得できるものではなく、長野潔先生の脈診を腹診や背候診に翻訳された松本先生の「キー子スタイル」のほうが導入しやすく、治療全体の7～8割を占めている（松本先生の治療も私にとっては難しく、見よう見まねで使用している）。今回の症例は、脈診所見はいくつか書かれているが、腹診・背候診の所見は、全くといっていいほど書かれていない。

また、「キー子スタイル」で、所見を取る指標となったり、診断・治療方針を決める重要な情報源

となるものに既往歴や家族歴などがある。そのために、私が今回の症例に対して治療をするにあたり、腹診・背候診所見、必要な問診などが大幅に不足しているため、非常に表面的にならざるを得ないことをご容赦いただきたい。

Ⅱ.ぎっくり腰を考える

長野潔先生の著書『鍼灸臨床 新治療法の探究』(医道の日本社) のp.154に「ギックリ腰を起すときの身体的状況」という項がある。それには以下の原因が記載されている。

①眼を酷使した後の眼精疲労時。
②肝機能の低下している時、あるいは慢性肝炎、痔疾患、十二指腸潰瘍等のある時。
③慢性膵炎、あるいは糖尿病に罹患している時。
④瘀血症、即ち内臓循環障害のある時。
⑤風邪をひいている時。
⑥睡眠不足の時。
⑦暴飲暴食をした時。
⑧入浴をし過ぎた時。

また、私の経験から、それに加えて強いストレスがあるとき、あるいは続いたときにもぎっくり腰になることがある。

問診票を中心に、上記のような項目については、特にさらに深く問診していく。

ぎっくり腰が発症……といっても、事故でもない限り今発症したのではなく、ぎっくり腰を起こす大本の原因(バックグラウンド)が過去にあり、時には単独ではなく複数の要因が絡み合い影響し合い、発症せざるを得ない状況となり、何らかのきっかけが引き金となりぎっくり腰を発症する……という経過をたどる。

よって、上述した長野潔先生の「ギックリ腰を起すときの身体的状況」を探り、推測するために問診票の既往歴や家族歴、ときには趣味、嗜好などの情報が必要となってくる。

例えば、「①眼を酷使した後の眼精疲労時」であったら、長野潔先生だったら脉診で「'尺中の細'があるので眼が原因となってぎっくり腰を発症したのでしょう……」と診断し、治療をして'尺中の細'を消失させてぎっくり腰の痛みを改善されるということがあるのかもしれないが、私は可能性のある身体的状況を問診し、それに関する所見を取り治療する……という方法を行う。

また、昔の傷や打撲、手術などが腰痛の原因になることは少なからずあり、虫垂炎の手術が原因の腰痛はよく診られる。顎の矯正や身体を捻るようなスポーツや仕事、スノーボードのような背部を打撲することの多い趣味なども腰痛につながることが多い。

繰り返すが、このようなことは、問診票に書かれた既往歴や職業・趣味などが症状の原因の推測に不可欠となる。

Ⅲ.ぎっくり腰の治療について

【経過】のなかに「運動中にぎっくり腰を発症」とあるが、まず発症部位の問題がある。腰椎や仙骨の‘髄’・‘骨’に関する督脈周囲とそれ以外の筋肉部では、最初のアプローチが異なってくる。また、腰椎部でも、圧痛のある部位でも治療穴が変わってくる。

腰椎全体に圧痛があるときには、腰兪（別名髄孔）、陽輔（長野式では陽輔も髄会）などを、部分的にはL5は少海、L4は陰陵泉などを選択する。筋肉部でも、筋肉と考えれば糖代謝異常となり、腰方形筋という筋肉の一部であったら腎虚という判断をすることになる。

また、大腸兪領域では扁桃（免疫）に関係があり、扁桃処置が必要となってくる。

このように、発症部位によって原因が変わり、本治法とも標治法ともなる治療を行うことになる。

Ⅳ.クロスチェック

クロスチェックとは、刺鍼前に「キー子スタイル」で行う治療に対しての評価方法である。所見に対して、その所見を改善していく治療点を考え、治療点を押圧することにより所見が改善、あるいは、消失したときには、その押圧点に刺鍼していく。

治療点の押圧は、通常の経穴の位置だけではなく、そこを中心としてコイン大ほどのエリアでピンポイントで探す。押圧方向も、最も効果のある方向を確認し、その方向に刺鍼する。

Ⅴ.与えられた条件から考えられる治療

繰り返し述べてきたが、与えられた患者の所見がこちらで必要とする所見とは離れていたり、ほしい所見が不足しているので曖昧模糊としているが、そのなかで考えられる治療の手がかりを考えてみたい。

本患者の場合、「右関上が最弱」ということは脾虚が考えられ、「甘味を好む」「毎食後、一時的に猛烈に眠くなる」ことから、やはり脾が関係することが推測される。

五行では、脾は肌肉と関係があるが、長野潔先生は「‘肌肉’とは微妙な表現だが筋肉に関係があると考えるとよい…」と言われた。よって、この患者の腰痛部位は、督脈あるいはその華佗穴ではなく、その外方の筋肉部ではないかと推測される。もし、この推測が正しければ、腰痛発症の筋肉部の圧痛所見を探す。

筋肉部位に圧痛が診られれば、背臥位のまま患者の腰部に術者の手を差し入れ、圧痛部位に手を触れておく。もう一方の手で右関門を押圧し、押圧したまま腰部の圧痛部位を押圧する。通常、糖代謝異常には右関門にも圧痛や硬結が診られる。そしてこのチェック方法が「クロスチェック」である。

右関門はオッディ括約筋穴とも呼ばれ（肝臓→総肝管→胆嚢→総胆管→十二指腸乳頭に開口、あるいは、膵臓→膵管→十二指腸乳頭に開口）、ちょうど十二指腸乳頭に当たる部位に位置する（十二指腸乳頭にあるのがオッディ括約筋）。よって、右関門の圧痛や硬結は、肝臓・胆嚢・膵臓に関係があり、

特に多くは膵臓の反応点である。このクロスチェックにより、筋肉部の圧痛が改善されれば、脾虚であり、特に糖代謝不全からくるぎっくり腰と考えられる。

上述した長野先生の「ギックリ腰を起すときの身体的状況」に「③慢性膵炎、あるいは糖尿病に罹患している時」というのがあるが、糖尿病に罹患していなくても、その前段階の糖代謝不全も同様であり、この患者にも該当するのではと考えられる（糖代謝不全の場合、通常は右関門に圧痛・硬結が診られる）。

この右関門が腰痛の直接の治療点になるが、右関門の圧痛・硬結のある場合には、それを改善あるいは消失させたあと、直接刺鍼する（右関門は、圧痛・硬結があるときは、刺鍼痛があることが多い）。

右関門の圧痛を改善させる経穴は上太白である（長野式の太白は、通常の太白より1cmほど近位にあるので上太白と呼ばれる）。

太白は、脾経（土経）の土穴であり、長野先生は自経の自穴（この場合、土経の土穴）は強い補穴といわれることから、'脾虚'に使用される代表的な経穴である。

右関門の所見改善には、右側の上太白を使用するが、右関門の所見の改善が少ないとき、あるいは、腰痛部位が左側にあるときには、左側の上太白を加えてもよい。また、脾経あるいは脾に関する所見の改善には陰陵泉を加えることもあり、この場合も、上太白だけでは効果が少ないときには、陰陵泉を加えることもある。

「肩凝りの自覚はなく」とあるが、本人の自覚がなくても押圧して圧痛があれば、それも判断の根拠になる。長野式では'心因性骨盤鬱血'の場合には肩井に圧痛が生じ、陰陵泉を使用する。'心因性'とあるように、長野先生は肩井の圧痛の多くはストレスに関係があるといわれた。上述したように、ぎっくり腰の原因の一つにストレスがあり、問診段階で確認しておくべき事項である。

また、L4の圧痛は陰陵泉で改善するが、筋肉部の腰痛でも脊柱に圧痛があれば、脾の変動に関する傍証になる。

糖代謝不全では、通常、背部ではT11に圧痛が発現することが多く、確認しておきたい所見である。

「主訴以外の所見」の問診では、「夢を毎晩のように見るが」と書かれている。特に気になるということがなければ問題ないが、長野潔先生は夢に関しては'肝'の変動といわれ、右期門に皮内鍼を保定された。

上述したように、右関門の圧痛は、膵臓だけではなく肝臓にも関係があり、時には、上太白などで右関門の圧痛を改善させると、右期門の圧痛も改善されることが少なくない。

脉状に'数'があるのは交感神経過緊張の状態であり、長野潔先生は脊柱起立筋の緊張をもたらす、といわれる。脊柱起立筋の起始部付近に緊張が表れ、特に両大腸愈と上仙を結ぶ三角形の部分を'大上三角'と呼ばれ、仙腸関節部の屈伸（奇穴）の硬い筋肉部分を何カ所か深刺し雀啄をされ、'大上三角'の硬結を柔らかくし脊柱起立筋の緊張を緩和し、腰痛を改善されていた。

45歳という年齢は、女性にとっては更年期が始まる頃であり、免疫が低下する時期でもある。

この患者のぎっくり腰を発症した原因は、バックグラウンドとして長期による甘い物の摂取や、その他の条件による糖代謝異常があり、'脾'の弱体化が続き、脾に関係のある筋肉に負担がかかり、ぎっくり腰に至ったとも考えられる。

また、今まで筋肉に負担がかかっていたにもかかわらず発症まで至らなかったが、年齢的にも免疫

力が低下し、それが引き金となってぎっくり腰として発症してきたとも推測できる。

VI.本症例で使用されるであろう処置、手技

1.背臥位

（1）糖代謝不全処置

①上太白＝ヤンイー：ステンレス鍼5分－1番鍼

　　流注に沿い45度の角度で約5mm刺鍼

②陰陵泉＝NEO：1寸－2番鍼

　　流注に沿い30度の角度で約2cm刺鍼

③右関門＝セイリン：JSPタイプ寸3－01番鍼

　　直刺で約3.5cm刺鍼

　　（注）右関門は臍より上の上腹部で唯一深刺できる経穴。

※すべての経穴に糸状灸を各7壮施灸。

（2）扁桃（免疫）処置

①左天牖＝NEO：1寸－2番鍼

　　直刺で約1cm刺鍼

②左手三里＝NEO：1寸－2番鍼

　　流注に沿い45度の角度で約1cm刺鍼

　　※手三里に糸状灸を7壮施灸。

　　以上を15分間置鍼。

　　途中、すべての鍼を5分ごとに数秒雀啄。

2.腹臥位

（1）脊柱起立筋緊張緩和処置

①屈伸領域

　　＝ヤンイー：ステンレス鍼寸3－3番鍼。

　硬結に向け30〜70度の角度で約3〜4cmの深さで'大上三角'部が柔らかくなるまで両側に数カ所刺入し、丁寧に雀啄を行う。

Ⅵ．道具

❶ 使用済み綿花入れ

❷ 1番鍼…5分、1寸

❸ 0.1番鍼…1寸、寸3

❹ 2番鍼…1寸（セイリン）、寸3（セイリン・ヤンイー）

❺ 3番鍼…寸3（セイリン・ヤンイー）

❻ トレー（左から）

　灸頭鍼（1寸、寸6－4番）、灸頭鍼（寸3－4番）、5分－01番、その他の鍼、1寸－2番鍼（一番使用頻度の高い鍼）、ピンセット

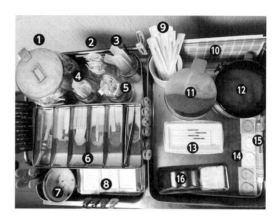

❼ 使用した温暖灸頭網入れ

❽ 皮内鍼（左から）5㎜、4㎜、3㎜

❾ 寸6－3番、寸6－5番

❿ 皮内鍼用テープ

⓫ 脱脂綿

⓬ アルコール綿

⓭ ディスポトレー（1寸－2番）…通常の患者用の鍼

⓮ パイオネックス…0.3、0.6、0.9、Zero

⓯ マーカー

⓰ アルコール綿と⓭以外の鍼

　※⓭と⓰でその時の患者用の鍼

その他に、

◆ワゴンの一番左…洗濯ばさみ

　※患者に掛けているバスタオルを挟むためのもの

◆ワゴンのケースの中央の大きなクリップ

　※見えないところに打った鍼の近くに挟み、刺鍼した鍼の抜き忘れ防止のためのもの

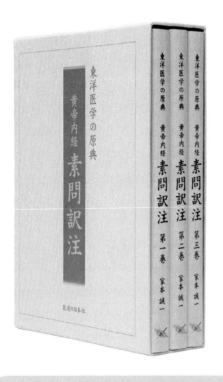

No. 12 日本鍼灸研究会
に ほん しん きゅう けん きゅう かい

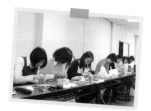

❶ 主催者、代表者名
篠原孝市

❷ 会の発足年
1988年。1997年からは、關西鍼の會（日本鍼灸研究会関西部局）、東京鍼の会（日本鍼灸研究会関東部局）として、それぞれ研究活動を行っている。

❸ 発足の目的、背景
〈1〉井上系経絡治療の継承。〈2〉東アジアの伝統的な医書の研究とその臨床応用。

❹ 会員数
30名

❺ 主な勉強会、セミナーの開催頻度と開催場所
關西鍼の會
　【月例会】毎月第2日曜日の午後（大阪府・大阪市内）
　【基礎講座】毎年4月〜10月の第1日曜日（京都府京都市内）
　【補講　※会員と受講生対象】毎年11月〜翌年3月の第1日曜日
東京鍼の会
　【月例会】毎月第4日曜日の午後（東京都・区内）
　【基礎講座】毎年4月〜10月の第3日曜日（東京都・区内）
　【補講　※会員と受講生対象】11月〜翌年3月の第1日曜日

❻ 代表的な会費等
月額5,000円。基礎講座については別途定める。

❼ 主な支部
なし

❽ 会の特徴
本会は、経絡治療、ならびに井上恵理、本間祥白、井上雅文によって創成された井上系経絡治療の内容を正しく理解し、継承することを第一の目的としている。井上系経絡治療の特徴は、なによりもまず病証学、脈状診（人迎気口診）、選経と選穴の理論であり、散鍼、知熱灸、皮膚鍼、磁気鍼などの手技手法である。しかし、伝統的な医学の裏付けがなければ、本当の意味での継承も発展もあり得ない。よって、日本、中国、韓国の伝統的な医書、鍼灸書、脈書を幅広く研究し、経絡治療の病証、脈法、穴法、選経選穴などに活かすことを目指している。

❾ 連絡先
日本鍼灸研究会　關西鍼の會
　E-Mail：nihonsinkyukenkyukai@yahoo.co.jp
　HP：http://nihonshinkyu.com/
日本鍼灸研究会　東京鍼の会
　E-Mail：tokyoharinokai@yahoo.co.jp
　HP：https://sites.google.com/view/tokyoharinokai/

日本鍼灸研究会の「ツボの選び方」

井上系経絡治療、気燥痰燥、肺経虚証

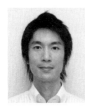

吉岡広記（よしおか・ひろき）

2001年、明治国際医療大学卒業。2001年、吉岡鍼灸院を開院。日本鍼灸研究会講師。

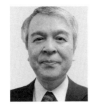

篠原孝市（しのはら・こういち）

1976年、東京高等鍼灸学校（現・東京医療専門学校）卒業。1978年、篠原鍼灸院を開院、現在に至る。1988年以来、日本鍼灸研究会（關西鍼の會、東京鍼の会）を主宰、代表を務める。

I. 立場

　筆者の所属する日本鍼灸研究会は、井上系経絡治療の立場を取る。井上系では、井上雅文が1970年代後半に六部定位脈診に加えて人迎気口診を導入して以来、陰陽虚実証を確定することで経絡の虚実証の内部を構造化し、病因病証（内外傷）を判別している。さらに望聞診（他覚所見）・問診（自覚症状）を通じて導き出される病証と、脈状から得られる脈証との順逆関係から、病の時間的推移や軽重、予後を推定し、病態に合わせた幅広い選経選穴をする。

II. 課題症例の問診診察・証立て

1. 初対面

　初対面の瞬間から望診と聞診による診察が始まる。来院した時点で、まず虚証（虚脈）と考えてよい。これを前提に外見（顔色や肌の色、肥痩、化粧や服装、その色合いなど）と言動（動きや声の大小高低など）から、陰虚（痩人。気口浮。虚労〔気口＜人迎〕と労倦〔気口＞人迎〕）または陽虚（肥人。気口沈。気虚〔気口＜人迎〕と血虚〔気口＞人迎〕）のいずれかに分ける。「45歳、男性、中肉中背」から陽虚、さらに「愛想がよく、明るくよく喋る」さまと「声は大きくて高い」ことから気虚

と見なされる。

2.問診

(1) 主訴

　本症例の経過のみでは、「Ｘ－20年」と「Ｘ年」に発症した腰痛の間に関連性を見出せない。「Ｘ－20年、運動中にぎっくり腰を発症」して以降、「Ｘ年、6カ月前に」「急性腰痛を発症」するまでの経過を詳しく問う必要がある。また、以下の (6) 聞診補足に述べるように、「Ｘ－20年」の腰痛はついでの話の可能性もあるため、本稿では「Ｘ年」に焦点をしぼる。

　主訴の「デスクワークで長く座位を続けると腰部に違和感が生じ」「胸腰部伸展動作で腰部に若干沁みるような痛みがある」のは、湿熱（人迎沈虚数滑が順）のためと考えられる。後に問診で得られる「常に過食気味」「尿が少し赤みを帯びている」「手足ともに、ややほてる感じがある」からも疑いない。さらに日頃から湿熱があることも分かる。この時点で、現在と日頃は気燥痰燥（人迎気口ともに沈虚数）と推定できるが、滑濇までは分からない。

　この腰痛の発端となった「急性腰痛」は、「6カ月前に極度のストレスを感じたあと」のことであるため、急激に気虚が進んだことで特に下焦部での寒湿（水湿）の強い滞り（冷）が生じたことによると見られる。したがって、脈状は数から遅へと変わり、気虚寒湿になったと考えられ、痛みは「鋭く」、普段にはない便秘や小便回数のさらなる減少、手足の冷え、自汗なども加わった可能性がある。症状の確認は必須である。ただ、「3回の鍼灸治療により改善した」ことから、極度の気虚は一過性で済んだことがうかがえる。とはいえ、その後も気虚を助長する「デスクワークで長く座位を続けると腰部に違和感が生じる」ことから、日頃の気虚の程度にまで回復していない（ために永湿の滞りもなお普段より悪い状態にある）ことは明らかである。気虚を進ませた「極度のストレス」は一時的であっても、ストレス自体は軽度に継続していると見るべきかもしれない。ストレスについてはもちろん、仕事の内容や忙しさの確認もいる。

(2) 睡眠

　「夢は毎晩のように見る」「8時間以上寝ないと昼間きつい」のは肺（肺経）の病証、「午前中はなんとなく身体がだるく、午後から夜にかけて本調子となる」のは気虚である。「睡眠中に目が覚めることはない」のは、腰の夜間痛がなく、気虚の程度がそう重くないことを示す。

(3) 飲食

　「毎食後、一時的に猛烈に眠くなる」のは気虚。「常に過食気味」は湿熱のために起こる胃実（脾虚）であろう。その延長に「甘味を好む」脾（脾経）の病証があり、甘味がさらに湿熱を助長していると見られる。

(4) 大小便

　「便秘することはなく、日によって、毎食後に排便に行くことがある」のは、肺または脾の病証である。「排尿の回数は他人よりもやや少なく」なるのは気虚や肺の病証であるが、「尿が少し赤みを帯びている」ことから湿熱によるものと考えられる。

(5) その他

「肩こりの自覚はなく、頭痛も背中の痛みもない」のは肺の病証（皮膚感覚の鈍化。逆に強く自覚することも多い）。「手足ともに、ややほてる感じがある」のは湿熱。

(6) 聞診補足

「よくしゃべる」のは初対面からであろうが、問診時も何かと尾ひれが付くものと想像される。

「X−20年のぎっくり腰」の話は、「X年の急性腰痛」の一環として、きっとさまざまなエピソードを交えながらおもしろく語られたことであろう。一方で、「しばらくしゃべっているうちに小声になる」のは、おそらく問診の終盤にかけてのことで、これらも気虚と想定する重要な要素である。

(7) 脈状推定

患者の脈状は、脈診の前に症状解析により得られた病証から推定する。以上の情報から、ⓐ日頃、ⓑ急性腰痛時、ⓒ現在の脈状推移を推定してみたい。

推定①

日頃から湿熱があることから気燥痰燥が常態と見なされ、問診から順（気口沈虚数濇＜人迎沈虚数滑）と推定できる。

推定②

「急性腰痛」は、「極度のストレス」により日頃の数から遅へと急劇に変化したことで発症した。その改善の早さから見て、気口の滑濇（気虚の程度）は日頃のままである可能性が高く、急性腰痛時は気虚寒湿のやや逆（気口濇＜人迎滑）または逆（気口濇＜人迎濇）のいずれかであった。

推定③

「急性腰痛」の解消は、遅から数に戻ったことを意味するが、日頃との差は現在の腰痛にある。急性腰痛時の水湿の異常停滞が残るための症状と見られることから、人迎の滑濇に違いが表れるはずであり、湿熱の逆証を示す濇がふさわしい。仮に気口の滑濇が変化すれば、病態がより重く、症状も常時の痛みや継続的な座位による悪化などが予想されるため、この間の気口は日頃のままでなくてはならない。したがって、現在は気燥痰燥のやや逆（気口濇＜人迎濇）、急性腰痛時は気虚寒湿の逆となる。

推定④

六部定位脈診は、問診から肺経虚証と考えられる。

・六部定位脈診：ⓐⓑⓒ肺経虚証（左関上最強。右寸口＜左寸口）

・人迎気口診：ⓐ気燥痰燥の順（K̄＜J̄数）、ⓑ気虚寒湿の逆（K̃＜J̃遅）、ⓒ気燥痰燥のやや順（K̃＜J̃数）。

＊Kは気口、Jは人迎を表す。不等号は相対的虚実、KとJの上の線は沈脈、−は滑脈、〜は濇脈を示す。

3.切診

(1) 脈診

「2.−(7) 脈状推定」の通り。脈診は、脈状を感じ取る作業ではなく、あらかじめ病証から構想した脈状と患者の脈状との一致不一致を確認する作業である。

（2）望診補足

　筆者は、問診を対面にて行うため（急性腰痛やめまいなどで座っていられない場合を除く）、患者は着衣のままである。脈診にうつる際に、靴下を脱ぎ背臥位で寝てもらう。患者に上着を脱いでもらうのは手足の要穴への本治法が終わり、座位での肩背部の散鍼にうつるときである。そのため、「顔は日に焼けて黒いが、胸腹部や背部は白い」ことを知るのは、問診後になる。腹は脈診時に行う腹部の散鍼の際に、肩は座位での散鍼時に、腰に至っては腹臥位での散鍼の段になってからである。もっとも、肌の色の確認は、上着の間からのぞく胸、脈診前に目にする素足、袖をまくれば見える尺膚などからも容易にできるのだが。

（3）切経・触診

　圧痛は、「前腕部の大腸経」は主証である肺経との表裏関係、「下腿部の胆経」は相剋関係（肺経を克す肝経の表）と理解できる。ただし、日頃の診察では行わない。「腹部や腰背部の皮膚に触れると、やや冷たい感じがする」のは陽虚（気虚）。腹部や腰背部の状態は、散鍼や知熱灸の際に確認する。なお、腰の痛みは常にあるわけではなく、圧痛もないことから、局所への施術はする必要がなく、またすることもできない。

4. 予後

　脈状推定と実際の脈状が一致していることから、予後はよいと判断される。腰の症状は、日頃の気燥痰燥の順に戻る（人迎が濇から滑へ）ことで消えると予想される。ただし、原因となったストレスや仕事の状況により予後は変わる。

▐ Ⅲ. 選経選穴と選穴理論

1. 鍼
（1）選経選穴

　肺経・大腸経の兪穴・絡穴。

（2）理論

　主となる陰経は六部定位脈診の証により決定し、陽経は人迎気口診の証と病証（望聞問診）により選択する。陽経の選び方は、陰虚（広義）の基本的状態である虚遅（虚冷）を基準として、内傷は対経（肺・胆・小腸）、外傷は自経（肺・大腸）とする。虚数（虚燥）である本症例は、冷から燥へと病が転化しているため、同じ内傷であっても外傷型に変えて対応することになる。選穴は、『難経』六十八難の五行穴を主な根拠に行う（沈虚－湿・陽虚－兪、虚数－久病・燥－絡）。なお、症状と脈状にねじれがないことから、症状（から想定される脈状）に合わせた選経選穴の変更の必要はない。詳細は、井上雅文『脈状診の研究』（医道の日本社オンデマンド）に見ることができる。

2. 灸

(1) 選穴

中脘・天枢・膈兪・肝兪・脾兪。

(2) 理論

六部定位脈診の証に従い選ぶ。井上恵理策定。根拠は未詳。

Ⅳ. 選んだツボへの施術方法

1. 鍼

撚鍼による接触鍼。虚証につき補法を施す。置鍼はせず、すべて単刺（一穴に2～3秒ほど）。『鍼灸OSAKA』131号91～95頁（vol.34 No.3 2018年）の「プロフェッションへの道レクチャー鍼灸テクニックⅢ　接触鍼　①井上系経絡治療」（竹内尚）に詳説される。

2. 灸

知熱灸。一穴につき1壮。熱さを感じたら取る。

Ⅴ. 道具

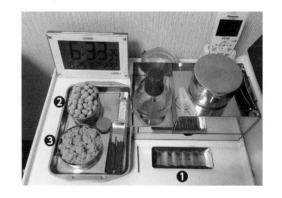

❶ 井上式長柄鍼：1寸3分、かすみ。井上恵理により1960～62年に考案された。ほぼこの鍼で治療を行う。時にバネ式鍉鍼（井上恵理・本間祥白考案。本治法に用いる。頭部の員鍼は皮膚鍼や小児鍼に使う）、磁気鍼（動作時痛に）、皮内鍼（磁気鍼に同じ）を用いる場合がある（写真は割愛する）。

❷ 知熱灸：点灸用艾の2級品を使用。底辺と高さが1.2～1.4cm程度の円錐形。本治法のほか、硬結や圧痛、打撲などにも用いる。

❸ 点灸用艾：最上級品を使用。特効穴や局所に用いる。

本稿は吉岡広記が執筆し、篠原孝市が監修した。

No. 13 日本伝統医学研修センター
（にほんでんとういがくけんしゅう）

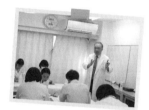

❶ 主催者、代表者名
相澤 良

❷ 会の発足年
2000年

❸ 発足の目的、背景
「臨床家を育成する」——これは当研修センターの目的である。そしてこれは経絡治療学会前会長・故岡部素明先生がライフワークとしていたテーマである。2000年、岡部素明先生は志半ばで研修施設の実現を見ることなく急逝された。当研修センターはその遺志を継いでTJM相澤院長・相澤良先生の指導の下、経絡治療の臨床研修の施設として設立された。

❹ 会員数
350名程度

❺ 主な勉強会、セミナーの開催頻度と開催場所
【臨床研修】毎年4月開講。募集期間は前年11月～翌5月まで。週2回の講義、月～土（木曜定休）の講義以外の時間は臨床研修を実施。（東京都・日本伝統医学研修センター）
【経絡治療基礎講座】毎年4月開講。8月、12月以外の第4日曜日。（東京都・日本伝統医学研修センター）

❻ 代表的な会費等
正研修生：毎月25,000円、準研修生：毎月15,000円
経絡治療基礎講座：通年50,000円

❼ 主な支部
特になし。

❽ 会の特徴
臨床研修：講義により、岡部素道、岡部素明両先生の考えに基づいた経絡治療の体系的な知識、およびCommon Diseaseなど疾患・症状別の治療法を学習する。また臨床研修では実際の患者さんを対象に、所長・スタッフの指導の下、的確な診断・病態把握・治療法の組み立て・施術・評価など、臨床に必要な技術を身につけることができる。
経絡治療基礎講座：1回4時間で年10回、合計40時間で習得が難しいといわれる脈診をはじめ、証立てに必要な基礎理論と本治法技術をゆっくりじっくり学ぶことで、「臨床で使えるレベル」の経絡治療を手に入れる講座。

❾ 連絡先
日本伝統医学研修センター
〒151-0053　東京都渋谷区代々木2-27-16　ハイシティ代々木506 日本伝統医学研修センター
TEL：03-3320-6188
E-Mail：tjmtc@key.ocn.ne.jp
HP：http://tjmtc.web.fc2.com/

日本伝統医学研修センターの「ツボの選び方」

特殊証の腰痛、経絡治療により選穴

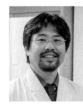

周防一平 （すほう・いっぺい）

2003年、東京大学文学部卒業。2011年、呉竹鍼灸柔整専門学校鍼灸科卒業。2013年、東京医療専門学校教員養成科卒業。現在、北里大学東洋医学総合研究所医史学研究部嘱託研究員、呉竹医療専門学校・東京医療専門学校教員養成科講師（経絡治療担当）、日本伝統医学研修センター副所長。

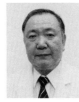

相澤 良 （あいざわ・りょう）

1971年、中央大学法学部卒業。1979年、日本鍼灸理療専門学校本科卒業。北里研究所附属東洋医学総合研究所にて鍼灸研修のあと、岡部素道先生の内弟子となる。素道先生の没後、岡部素明先生に師事。現在、医療鍼灸協会会長、東京医療専門学校教員養成科講師（経絡治療担当）、TJM相澤治療院院長、日本伝統医学研修センター所長。

Ⅰ.はじめに

　経絡治療には、いわゆる基本四証・寒熱八証といわれているもののほかに、より病態に適切な治療を行うための特殊な証がいくつか存在する。本稿では特殊証による腰痛治療を紹介する。

Ⅱ.診察・証立て

1.追加する診察

　日本伝統鍼灸では触診所見を重視する。本症例は、急性腰痛の既往、神経症状がないこと、疼痛の発生様式から、筋肉に起因する腰痛である可能性が高い。そこで、触診にて腰殿部の所見を確認し、筋の状態を把握していく。

2.証立て

　証：自律神経治療

　主訴の分類：腎型腰痛

Ⅲ. 選穴理論

1.病態分析
主訴の慢性腰痛は、前述のように筋肉の硬さによるものであると考えられる。以下にその原因についての考察を述べる。

(1) 急性腰痛の既往
急性腰痛の多くは筋・筋膜性腰痛であり、本症例もその可能性が高い。筋・筋膜性腰痛では損傷部位が瘢痕治癒することが知られている。瘢痕部位は柔軟性が損なわれており、周囲の筋に負荷がかかることとなる。よって、腰部の筋に疲労が蓄積しやすい状態となっている可能性が高い。

(2) 身体の使い方
長時間の座位は、姿勢保持のため抗重力筋が半緊張状態が続き、疲労蓄積の原因となる。「デスクワークで長く座位を続けると腰部に違和感が生じる」とのことから、腰痛の原因抗重力筋であると推測される。

経絡治療では伝統的に腰痛は「肝型腰痛」「腎型腰痛」に分類される。これは五主の解釈から生まれた分類法である。「肝は筋を主る」「腎は骨髄を主る」という条文は、それぞれ「筋」「骨髄」というのは器官ではなく、身体の深さを表現しているとし、運動時に用いられる浅層筋の問題は「筋」の、姿勢保持に用いられる深層筋の問題は「骨髄」の病態と考え、それぞれ「肝型腰痛」「腎型腰痛」とされた。「肝型腰痛」は、運動時痛、円形硬結・圧痛所見を特徴とする。一方「腎型腰痛」は、長時間の同一姿勢保持による痛み、線状もしくは面状硬結・圧痛所見を特徴としている。両者を鑑別するのは治療法が異なるからである。詳細については後述する。

(3) 患者状態
睡眠状態（夢）、過食傾向、便通状態から交感神経系亢進傾向の自律神経失調が疑われる。交感神経系が亢進した状態が続くことで身体も緊張状態が持続し、筋肉も緊張しがちとなり、筋疲労がうまく抜けない状態となっていると考えられる。

以上により、治療方針は自律神経系の安定と腰部局所の筋緊張・硬結の緩和とする。

2.選穴
(1) 本治穴
曲泉（肝経水穴）、太衝（肝経土穴）、尺沢（肺経水穴）、太淵（肺経土穴）

(2) 全身調整穴
中脘、天枢、関元、懸釐、天柱、風池、完骨、肩井、天宗、委中、飛揚、崑崙

(3) 標治穴
現在の疼痛部位および瘢痕治癒箇所の硬結・圧痛点（腰部局所の硬結所見）

3. 選穴理由

(1) 本治穴

自律神経症状は七情の乱れが原因で現れると考える。具体的には、交感神経系が亢進するものを怒の、副交感神経系が亢進するものを憂の病態とする。

それぞれに診られる脈象、用いられる本治穴の組み合わせるは以下の表のようになる。

表 脈象と用いられる本治穴の組み合わせ

	七情	五臓	脈象	本治穴
交感神経系亢進	怒	肝	緊脈	水穴
副交感神経系亢進	憂	肺	軟脈	土穴

本症例では、交感神経系の亢進症状に加え、沈・虚という脈が現れていることから、副交感神経系が亢進している様子もうかがわれるため、自律神経失調と判断し、両者のバランスを整えるため、肝経・肺経の水穴・土穴を選択した。

(2) 全身調整穴

証によらない本治穴、本治法補助穴ともいう。先天・後天の元気の増強、気血の巡りを改善により本治の効果を高める目的で用いられる。岡部素道先生により考案された。

中脘・天枢は後天の元気の、関元は先天の元気の増強を目的としている。その他の経穴は気血の滞りが生じやすい部位が選ばれている。

(3) 標治穴

腎型腰痛は肝型腰痛に比べ、やや深い部分に線状・面状の圧痛・硬結所見が現れるという特徴がある。運動器軟部組織の病態は、経筋の「痛を以て輸と為す」(『黄帝内経霊枢』経筋第十三) という考えに従い、線状・面状の所見のなかでも、特に圧痛の強い部分を治療点として選択していく。

瘢痕化している部位は周囲に比して強い硬結がみられるので、その部分を治療点とする。

Ⅳ. 選んだツボへの施術方法

1. 鍼の種類

すべてステンレス鍼1寸3分、1番。

2. 置鍼時間

初診時は10分。治療2回目以降、刺激量に問題がなければ最長15分まで延長。逆に治療後だるさなどが出るようであれば、最短5分まで短縮する。

3. 刺鍼手技など

本症例ではすべて鍼にて施術する。

（1）本治穴

本症例の本治はすべて、補的弾入・置鍼という補法の手技で施術する。

要穴は経絡本流から皮毛に対して漏斗状に開口していると考え陥下所見で取穴。漏斗の底は非常に浅い部分に存在し、その底に鍼先が届けばよいので、刺鍼深度は切皮弾入程度とする。また、岡部素道先生の「浅刺置鍼の場合、迎隨の補瀉は用いない」という考えに従い、基本は直刺。ただし、太衝は皮毛に対して斜めに漏斗が開口しているため、前30〜45度の斜刺とする。

（2）全身調整穴

中脘・天枢・関元は要穴として扱うので、本治穴と同様の処置。

それ以外の経穴は、気血の滞りは硬結所見として顕現するので、硬結に対し置鍼。硬結の表面に当たる程度の深さ、最も圧痛・硬結を強く感知する角度で刺鍼する。

（3）標治穴

本症例では局所所見に対して前処置を施したあと、刺鍼した状態でその部位を動かす運動鍼と呼ばれる鍼法を行う。運動鍼には、自動運動によるものと他動運動によるものの2種類がある。腰痛の場合、前者は「肝型腰痛」の適応、後者は「腎型腰痛」の適応となる。今回は「腎型腰痛」として他動運動による運動鍼を紹介する。

まず前述の治療点として選択した硬結所見に対し、硬結の表面に当たる程度の深さ、最も圧痛・硬結を強く感知する角度で置鍼。置鍼後、施術前にはみられなかった部位に新たに硬結所見が出現することもままある。そこで、置鍼で取り切れなかった・新たに出現した硬結に対して同様に単刺を追加する。硬さの強い部分には雀啄を加えることもある。ここまでは「肝型腰痛」「腎型腰痛」共通の前処置となる。

腰部への他動運動による運動鍼は側臥位にて行う。右側臥位ならば左側の腰部硬結所見に、左側臥位ならば右側に刺鍼し（刺鍼方法は先ほどの硬結所見に対するものと同様）、刺鍼した側と同側の股関節を屈曲・伸展させることにより、腰部の筋肉をストレッチしていく。

① 股関節屈曲（図1）

施術者は患者の前側から、患者の膝（屈曲位）を胸に向かって押していくことにより、腰部を伸展しながら股関節を屈曲させる。このとき術者は体重移動により膝を押すと負担が少ない。

② 股関節伸展（図2）

施術者は患者の後側から、患者の大腿・下腿を保持し後ろに引くことにより、股関節を伸展させる。この際も体重移動によって行うと施術者の負担は少ない。船頭が櫓を漕ぐ動きをイメージするとよい。

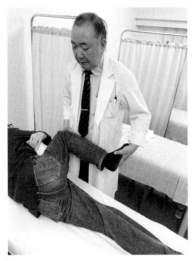

図1 股関節屈曲

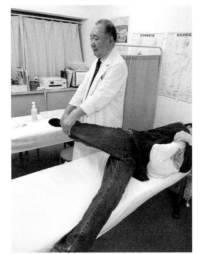

図2 股関節伸展

　このとき鍼先が硬結まで届いていれば、運動に合わせ、筋繊維の走行に沿った向きで鍼が動く。もし鍼が動いていなければ刺鍼深度が浅すぎるということになる。逆に深度が深く、鍼が硬結を貫いているような場合には、運動時に鍼自体が痛むので、鍼を浅くする必要がある。

Ⅴ. 道具

❶ 消毒用エタノール
❷ 綿花
❸ 毫鍼（ステンレス製寸3−1番、40本）

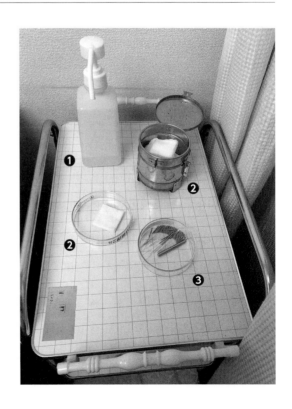

No. 14 | 鍼・温灸&経絡按摩・関節運動法講習会

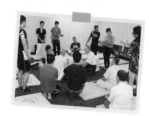

❶ 主催者、代表者名
田中 勝

❷ 会の発足年
1993年

❸ 発足の目的、背景
次の施術の方法を施術者に覚えてもらいたく発足に至った。
・鍼は極細鍼を用いて痛くなくひびかせて温灸を行うと最も改善の効果があること。
・按摩は経絡を重視して診断と治療を行い、手技は揉捏と指圧を行うこと。
・関節運動法は仙腸関節機能異常の改善を重視して脊椎椎間関節を調節すると、腰痛をはじめ、さまざまな症状を改善する効果が大きい。

❹ 会員数
午前：鍼温灸　約5人
午後：経絡按摩・関節運動法　約15人

❺ 主な勉強会、セミナーの開催頻度と開催場所
年間11回、毎回第2日曜日　※8月休講
毎年、4月から翌年3月まで1年間開催（東京都・連合会館501号室）

❻ 代表的な会費等
午前：鍼温灸講習会：年間入会金39,300円、1回聴講参加2,500円
午後：経絡按摩・関節運動法講習会：年間入会87,400円、1回聴講参加：5,000円

❼ 主な支部
なし

❽ 会の特徴
鍼・灸は細い鍼と温灸で「痛くなく刺して気持ちよくひびかせる」をモットーに症状を改善する方法を行っている。
刺鍼して回旋・雀啄を行うと刺鍼部に気持ちよいひびきが起こり、その感覚が経絡を通じて離れた部位に伝わって症状が改善される。経絡按摩は理論として経絡経穴を重視しており、按摩の技術は揉捏と指圧を行っている。最も硬結・圧痛のあるツボに母指持続圧を行って、ひびきを発生させることを重視している。関節運動法は関節運動学的アプローチ（AKA）に経絡を応用した内容で、実技ではAKAの基本を踏まえながら独自に開発した多くの手技がある。すべての手技において経絡にひびきを発生させて、症状を改善することを重視して行っている。
講習会場は机と椅子をたたんで壁に寄せてマットレスを敷き、その上で2人1組になって実技練習を重点的に実施している。会長と指導員4人が会員に手を取って指導し、視覚障害者も参加している。

❾ 連絡先
〒107-0062　東京都港区南青山2-25-10　エスト南青山2階
経絡按摩・関節運動法講習会　田中 勝
TEL：03-3475-4631
E-Mail：hibiki@s2.dion.ne.jp　HP：http://tan-aka.server-shared.com

鍼・温灸＆経絡按摩・関節運動法講習会の「ツボの選び方」

腎陰虚証の腰痛治療のツボ

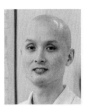

杉本憲一 （すぎもと・けんいち）

2001年3月、長生学園卒業。2001年3月、按摩・マッサージ・指圧師免許取得。2003年、杉本治療院開業。

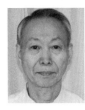

田中 勝 （たなか・まさる）

1987年、東洋鍼灸専門学校卒業。1986年、按摩・マッサージ・指圧師免許取得。1987年、鍼師免許、灸師免許取得。1989年、田中鍼灸指圧治療院開業。経絡按摩・関節運動法講習会会長。

▌ I.どのように診察をするか、どのような証を立てるか

1.経過など

・「患者 男性 中肉中背」

・「運動中にぎっくり腰。動けなくなってクリニックを受診し、3日間、医師の往診を受ける」

　ギックリ腰の最も硬結・圧痛のあるツボは、筆者の経験から関元兪が多い。また腰痛は「腰は腎の府」ということで、ほとんどの例で腎の弱りが根本的な原因になっている。したがって、腎兪あるいは志室の取穴が必要である。また腰痛は関節の部位に起こるので、関節のズレもあると推測される。

　第5腰椎／仙骨椎間関節あるいは仙腸関節に関節機能異常が起っている。この場合、関元兪や膀胱兪に圧痛の現れる場合が多い。

・「極度のストレスのあと、急性腰痛」

　ストレスは肝と副腎に負担をかけると推測される。治療穴は肝兪、魂門、三焦兪、肓門などである。

・「3回の鍼灸治療で改善」

　鍼灸の治療内容が不明である。どのツボをどのような施術内容で行ったかが説明されていれば考察の助けになるのだが。

・「デスクワークで座り続けると違和感を発症する」

　同じ姿勢で違和感が生じるのは、筋が収縮したまま関節が固まっているためである。

・「背腰部伸展動作で腰部に沁みる痛みが発生」

腎膀胱、脾胃、肝胆の臓腑が弱くなっていると、背腰部の筋は硬くなって収縮と弛緩ができにくい状態になる。伸展で力を入れると沁みる痛みが発生する。

2. 主訴以外の所見

・「声はしゃべっているうちに小声になる」

声が小さくなるのは肺の弱りであるが、根本は腎の弱りから起こっていると推測される。

・「夢を毎晩のように見る。8時間以上寝ないと昼間、きつい」

夢を見る、8時間以上眠るというのは、心の弱りと推測される。

・「午前中だるい。午後本調子になる」

睡眠だけでは疲労が回復しないので、午前中も体力を回復しようとしてだるさが起こる。

・「食後、猛烈に眠くなる」

脾胃が弱っているので、食べると消化するために胃に血液と神経が集中して眠くなる。食事の量を半分にするとよい。

・「過食。甘いもの好き。便秘なし。食後に排便する」

過食で甘いものが好きは脾胃の弱りで、食後に排便する、排尿回数が少ないなどは「腎は二便を主る」ということで腎の弱りと推測される。

・「排尿回数が少ない。尿はやや赤いは腎虚である」

・「手足がほてる」

足の裏や手がほてるのは腎陰虚、心陰虚から虚熱が発生したため推測される。

・「脈状は沈、虚、数」

脈状から腎と心の弱りと推測される。

・「前腕部大腸経、下腿部肝経に圧痛」

この患者さんのいろいろな症状から、前腕部大腸経と下腿部肝経以外に、腰痛が主訴なので腎経、膀胱経、脾胃の不調から胃経、脾経などにも硬結・圧痛が現れていたのではないかと推測される。

・「腹部や背腰部はやや冷たい」

身体の冷えの診察は重要である。この部位以外に陰虚内熱となって手足がほてる人は、身体の表面にはっきりと冷えが現れていることが多い。腎経では踵からアキレス腱、腓腹筋部、心経では小海の上部の上腕後側部に冷えが現れている。この部位を温めると、ほてりの症状をある程度、改善することができる。

3. 証

証は腎陰虚証である。

Ⅱ. 選穴理論

1. 病の機序や原因

腰部は「腎は腰の府」で腎気が巡っている。また「腎は骨を主る」ということで関節部の痛みと関係が深い。

2. 証の内容

腰痛と尿量が少ない、足の裏がほてる、ということで腎陰虚。

3. 本症例の治療穴

関元兪、腎兪あるいは内腎兪（腎兪の内側で棘突起との中間に位置する硬結・圧痛）、志室、下陰谷、飛揚。

4. 選経や選穴

腰痛は経絡を通じて、縦の関係が深い。

関元兪や膀胱兪の腰の痛みに対して腎兪、下肢では飛揚。次髎など八髎の仙骨部の痛みに対して内腎兪、下陰谷、飛揚。胞肓、秩辺などの殿部の痛みに対して志室、下肢では飛揚などである。

5. 中心となるツボと補助穴

腰痛として最も硬結・圧痛のあるツボと、腰痛に関係して内臓の弱りが現れている内腎兪、腎兪、志室。補助穴としては、頭頂部・督脈の百会の後方ずらし圧。

6. 鍼穴と灸穴

鍼穴は指圧して最も硬結・圧痛のあるツボに行う。灸は置鍼したツボに温灸を行って、さらに温熱的にひびかせる施術である。

Ⅲ. 選んだツボへの施術方法

1. 鍼

刺鍼して回旋・雀啄し、ひびきを得て置鍼する。

・鍼の種類：1寸6分・0番鍼のステンレス製ディスポ鍼。

・刺鍼角度：皮膚に対して直刺。

・刺鍼深度：3〜4cm。

・雀啄などの手技の有無

細い鍼で痛みを感じさせないで刺入し、一定の深さに達したら右に回旋して雀啄、左に回旋して雀啄をして気持ちよいひびきを発生させる。ひびき方が少ない場合は一方向にばかり回旋して雀啄すると、鍼のからみ方が強くなって必ずひびきが起こる。

・置鍼時間：10分から15分

2.灸

置鍼したツボに温灸をあてて温める。
・艾の種類：温灸艾。
・艾柱の大きさ：当会はオリジナルの温灸を使用している。温灸棒の太さは内径、約20mmである。
・壮数：温灸をあてている時間は、腹の中が温かくなるまで行う。約5分から10分間。さらにいったん、温灸を置いて鍼を回旋・雀啄してひびきを発生させ、また温灸を行う。

3.按摩マッサージ指圧の術法

当講習会では診断按摩や施術のときに、ツボに対して母指の指先を立てて持続圧を行っている（図1）。母指を立てると指腹よりもツボの硬結・圧痛を捕らえやすく、持続圧をしてひびきが起こりやすい。気をつけることは爪を立てて患者さんに不快な痛みを与えないようにすること。施術を受けている患者さんに、「先生、そこです！」と納得するツボに持続圧することが最も効果的である。

腰痛は側臥位で行う。最初、指圧して最も硬結・圧痛のあるツボに施術する。少し痛みが軽減したら次にいろいろと姿勢を変えて痛みを出して、そのツボに指圧・揉捏を行う。

すなわち上側の下肢を股関節屈曲あるいは伸展すると、最初と同じ部位か、違う部位に痛みが出る。

同様に腰部捻転、さらに足の蹴る動作に抵抗すると痛みが出るので、これらのツボに指圧・揉捏を行うと腰痛が改善される。

ベッドに座ってもらい、上体を左右に捻転するとどちら側かで痛みが出るので、捻転したまま痛みのツボに指圧を行う。最後に、床に立って前屈と後屈して痛みが出た場合、下肢膀胱経の飛揚や築賓に指圧を行う。

・施術時間：60分

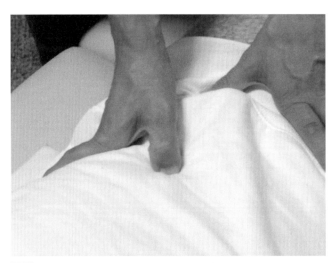

図1 ツボに対して母指の指先を立てての持続圧

Ⅳ.道具

❶ 時計　❷ メモ紙　❸ 艾

❹ ピンセット　❺ 線香　❻ ボールペン

❼ 体温計　❽ エタノール　❾ 綿花

❿ 美容鍼　⓫ 鍼　1寸00番

⓬ 鍼　1寸3分00番　⓭ 鍼　1寸6分0番

⓮ 円皮鍼　⓯ 血圧計　⓰ 廃棄の鍼入れ

⓱ 温灸の灰入れ　⓲ 温灸

⓳ 温灸の押し棒　⓴ ライター

㉑ 温灸立て

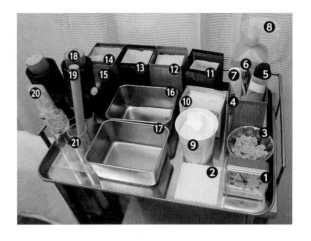

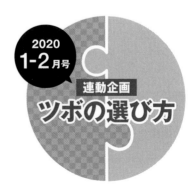

No. 15 一般社団法人 北辰会 (ほくしんかい)

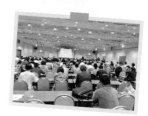

❶ 主催者、代表者名
藤本新風

❷ 会の発足年
1979年（2009年に法人化）

❸ 発足の目的、背景
鍼灸・漢方の家系、藤本家十四代・藤本蓮風先生をはじめとする有志らと関西地域で北辰会を創立。以後、真の医学としての東洋医学を"学"と"術"の両面から追求し、東洋医学による"体"と"心"と"魂"の救済を目的とし、各人の鍼灸臨床、定例会開催をもって活動してきた。1996年、関東支部を設立（初代支部長に中村順一氏）。2009年、一般社団法人に認可され代表理事に藤本蓮風先生が就任。2012年、Dr.コースを導入、以降多くの医師が参加。2017年、藤本新風氏（十五代）が2代目代表理事に就任し、藤本蓮風先生は会長となる。2019年、Eラーニングを導入し遠方の会員でも基礎講義が視聴できるようになる。

❹ 会員数
約300名（20代～30代：40%、40代～50代：40%、60代～70代：20%）

❺ 主な勉強会、セミナーの開催頻度と開催場所
【定例会】本部（大阪・たかつガーデン他）年9回、関東支部（東京・ワイム貸会議室高田馬場他）年9回
【大研修会】年2回。夏季研修会（大阪府・森ノ宮医療学園専門学校）、冬季研修会（宿泊型研修会　静岡県熱海市）
【Eラーニング】10回（6月～3月）

❻ 代表的な会費
年会費（本会員65,000円、准会員48,000円）

❼ 主な支部
関東支部

❽ 会の特徴
『内経』の根本思想である氣一元の思想・大極陰陽論を踏まえ、現代中医学の粋である弁証論治の立場を取り、なおかつ江戸期に隆盛を極めた日本鍼灸古流派にも学んで臨床実践している。「実践から理論へ」という藤本蓮風会長の意志を引き継ぎ、より臨床のための育成指導に重きを置き、スタンダードコースでは基礎実技を中心に、エキスパートコースでは応用実技やカンファレンスと症例解説を行っている。また、代表講演・実技、シリーズ傷寒雑病論、運気論（内経気象学）といったシリーズ講義も好評を博している。本部（大阪）ではDr.コースも開催し、医師が参加しやすい環境を整えている。2019年からは自宅でも繰り返し基礎講義が受講できるEラーニングを導入。詳細は当会ホームページをご覧いただきたい。

❾ 連絡先
（一社）北辰会　事務所
〒543-0001　大阪府大阪市天王寺区上本町5-2-11 上六新興産ビル202
TEL：06-6711-0218　FAX：06-6711-0588
E-Mail：books@hokushinkai.info　HP：https://hokushinkai.info/

北辰会の「ツボの選び方」
正邪弁証、空間診など、左章門一穴

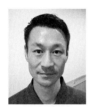

足立尚哉（あだち・なおや）

2008年、関西医療学園専門学校卒業、同年より扇町漢方クリニックにて鍼灸治療を担当。2014年、大阪市北区にて日本鍼灸 桂翔院を開院。（一社）北辰会理事、正講師、総務部長。

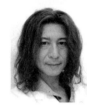

藤本新風（ふじもと・しんぷう）

1994年、大阪鍼灸専門学校（現・森ノ宮医療学園専門学校）卒業。同年、大阪府和泉市にて藤本玄珠堂開院。2005年、扇町漢方クリニック設立にかかわり、役員・学術責任者を担当。2018年、大阪市北区にて鍼灸玄珠堂ブリーゼ院（分院）を開院。（一社）北辰会代表理事。

┃ I. どのように診察をするか、どのような証を立てるか

　ずばり選穴は「左章門」一穴！　このように北辰会では弁証と病因病理をもとにした少数鍼（基本一穴）治療を実践し、効果を上げている。より少ないツボに絞り込むために必要な情報を弁証問診や体表観察といった「多面的観察」によって収集することを重視している。

1. 問診

　少なくとも以下の点を追加で確認する。

(1) X-20年時のぎっくり腰後の経過。その後もたびたび腰痛を感じるのであれば、腰部における気滞血瘀の慢性化を考慮しておく必要がある。

(2) 6カ月前の急性腰痛発症時の状況を詳しく確認する。具体的には、「極度のストレスを感じた」あと、何をしているときに腰痛が出現したのか。運動負荷の関与はなかったかどうかが重要であり、痛みの部位、痛みの程度・性質についても問診する。

　北辰会では、運動器疾患を次の①〜④に分類している。

　①経絡・経筋病、②臓腑病から経絡へ伝播したもの、③臓腑病そのものによって病むもの、④瘀証。

　本症例の場合、外感の関与がないことを前提とし、「極度のストレス」から肝鬱・気滞を起こしたことが読み取れるため、③の肝鬱気滞そのものなのか、②のいずれかの経絡に伝播したものなのかを

弁別する必要がある。②の場合、いずれの経絡に伝播したものであるのかを知る必要があり、現在の「腰部の違和感」の位置を経絡・経筋を意識して確認することも必要となる。一般的にはその臓の経、あるいは表裏関係にある腑の経に伝播することが多い。さらに、②の状況であれば、くしゃみなどのごく軽い負荷をかけるだけで容易に①の経絡・経筋病も併発し、一歩も歩けないような激痛をも引き起こし得ることも付記しておく。

(3) 主訴に関するその他の「増悪・緩解因子」を詳しく確認する。

(4) 「3回の鍼灸治療」の内容を確認する。特に補瀉、術後の体感（腰以外の感覚など）。患部に強くひびかせる鍼は瀉法とみなす。

(5) 「長時間のデスクワーク」でのPC作業の時間と、眼の疲れ・乾燥感などの程度を確認。その他、転筋や皮膚・粘膜の乾燥感など、肝気実に相対して肝血虚があるのかどうか、あるのであればどの程度なのかを確認。

(6) 夜間痛の有無を確認する（瘀血の関与の有無や程度を意識）。

(7) 正気虚と邪気実の割合を見極めるための「正邪弁証」（八綱における虚実弁証を敷衍させ、より緻密に正邪の趨勢、標本主従を明らかにできる北辰会独自の弁証方法）に必要な、肉体負荷試験情報を確認する。例えば、どの程度の運動を疲労感なく行えるか（軽い散歩程度で疲労感を覚えるようであれば一定以上の正気の弱りがあると診る）、入浴により疲れることはないか（42℃の湯船に疲労感なく約10分浸かることができれば、まずまず正気がしっかりしていると診る）など。治療においては補瀉に直接かかわるため、非常に重要な情報となる。

(8) 加えて、出生時から現在に至る既往歴・現病歴を詳細に問診する。「病を見る前に人を見よ。人を見る前にその周辺を見よ」の言葉通り、患者を一人の人間として丸ごと理解することが大事であり、本来は必須事項としている。

2.体表観察

(1) 望診として、顔面気色診、眼診、舌診、爪甲診を追加確認。特に舌診は、本症例においては熱の強さ、湿邪の趨勢、肝胆の左右差などを見極めるために必要、かつ重要な診察事項である。

(2) 聞診として、当該患者の体臭（口臭〈＝脾胃の内熱を示す〉を含む）を追加確認。

(3) 切診として、腹診（臓腑の変調および空間的気の偏在を診る）、胃の気の脈診（胃の気、正気と邪気の割合、枯脈の位置により空間的気の偏在を診る）、原穴診（変調を起こしている臓腑経絡を診る）、背候診（臓腑の変調を診る）、さらに本症例のような運動器疾患の場合は特に井穴診も重要視し、経気の不利・不通を起こしている臓腑経絡を見極める。

　例えば、至陰の圧痛・京骨の左右差が大きければ足太陽膀胱経、足竅陰の圧痛・丘墟の左右差が大きければ足少陽胆経の経絡に異常があると判断できる。

　また、切診における当会独自の診断方法である「空間診」を重ねることで、身体の上下左右前後のいずれに気血が偏在するかを知ることで、より効果的な選穴を導き出すことができる。

　現在得られている情報からは（情報不足のため、あくまで推測の域を出ないが）、②の臓腑から経絡に伝播した病として扱い、肝鬱気滞〜足少陽胆経の経気不利証とし、空間左〜左下後への気の偏在、脾胃湿熱、軽度の気虚といった病理にも配慮する。

　※証および病理の根拠は次項にて述べる。

Ⅱ. 選穴理論

推測される病因病理と弁証を示す。

1. 病因病理

　仕事による精神的ストレスを中心とした、七情不和からの肝鬱気滞が病因病理の中心であると思われる。

　6カ月前の急性腰痛がわずか3回の鍼灸治療で大きく改善したことから、気滞を中心とした邪実メインの病理であり、かつ肝鬱気滞から足少陽胆経に伝播した「胆経腰痛」であったと推測する（表証がなく、また直接経絡経筋を損傷していないことを前提とする）。しかし、現在まで主訴としての自覚を引きずっていることから、腰部（中焦～下焦）における気滞が一定程度残存していることを示唆しているといえよう。

　ほかの問診および体表観察情報から、肝鬱からの気滞に加え、中下焦における湿熱（あるいは内湿）も関与している可能性が考えられ、年齢的なことや脈の虚、大きい声がしばらくすると小さくなる、なども考え合わせると、いくらかの気虚が見受けられ、主訴の慢性化に関与している可能性も否めない。胸腰部の伸展時に痛みを誘発するのは一般的に足太陽膀胱経の異常とされるが、若干程度の痛みであれば臨床的には足少陽胆経の異常であっても十分痛みを誘発し得る。本症例では「極度のストレスを感じたあと」という条件から「七情不和⇒肝鬱気滞」という意図以外詳しい情報がないため、トータルとして、肝鬱気滞から足少陽経に及んだものと診て進めてゆくこととする。

　ただし、総じて問診および体表観察所見としての証明因子が不足しているため、不完全であることをお断りしておく。

2. 弁証

（1）八綱弁証：裏・実・熱

　裏：表証なし、臓腑から経絡に伝播した病。

　実：肝鬱気滞、（脾胃湿熱）。※臓腑弁証にて証明。

　虚：軽度の気虚の可能性あり。※気血弁証・正邪弁証にて証明。

　熱：小便赤みあり、手足のほてりあり。※腹部、腰背部の皮膚表面の冷えはごく部分的な経気の虚か気滞による可能性が高いため捨象する。

（2）臓腑経絡弁証：肝鬱気滞、脾胃湿熱、足少陽胆経の経気不利

①肝鬱気滞：精神的ストレスによって主訴が増悪した可能性が高い（6カ月前の急性腰痛）。

　多夢傾向　⇒現在の主訴についても七情不和の影響要確認。

②脾胃湿熱：毎食後一時的に猛烈に眠くなる（一時的な清陽不昇による場合と肝気実の緩みによる可能性がある）、日によって毎食後に排便に行くことがある（大便の性状要確認、加えて毎回残便感がある場合は湿熱の可能性が高い）、常に過食気味で、甘味を好む（あくまでも病因になり得る事項であり病理の証明にはならないが）、尿の短赤、手足のほてり（一般的には陰虚内熱の所見とされるが、実熱でも起こり得る）。

※湿と熱のウエイトを明らかにする必要があるが、上記所見を脾胃湿熱によるものとする。

※ただし、湿熱が腰痛にどの程度関与しているのかは不明。

③足少陽胆経の経気不利：脈診において関上の左右差が顕著（体側を流注するため、左右差を表しやすい）、下腿部の胆経に圧痛あり。

(3) 気血津液弁証：気滞、気虚

①気滞：肝鬱気滞として証明済み

②気虚：しばらくしゃべっているうちに小声になる、脈状が虚、8時間以上寝ないと昼間きつい、午前中はなんとなく身体がだるく、午後から夜にかけて本調子となる。

※ひどい気虚であれば一日の活動自体が負担となるが、午後から本調子になるため、軽微な気虚である。

(4) 空間弁証：左〜左下後

脈診で左関上が最強、主訴部位が空間的に後下に位置する、肩こり・頭痛の自覚がないことから上焦における気滞よりも中〜下焦における気滞が中心と推察する。

⇒体表観察における「空間診」が必要となる。

(5) 正邪弁証：正気虚＜邪気実（本：肝鬱気滞、標：足少陽経の経気不利）

①午前中に身体の怠さがあっても、午後から夜にかけて本調子となる。

②食後に眠気があるものの、しっかり食べることができる（過食できる）ことから、脾気においてそれほどの虚はないと判断する。

※正気の虚の程度を測る負荷試験的な問診（入浴や運動による肉体的負荷）、脈診における重按・押し切れを確認する必要あり。

③七情不和による肝鬱気滞が腰痛発症に大きく関与している以外は、ほかの病理（脾胃湿熱、気虚）があったにせよ、それらが腰痛に関与しているのかどうかは不明瞭。

∴肝鬱気滞〜足少陽胆経の経気不利＞脾胃湿熱＞気虚

(6) 治則治法：疏肝理気、足少陽経の通経止痛（空間的気の偏在、湿熱、気虚も考慮）

(7) 治療穴：「左章門」

Ⅲ. 選穴理由

1. 章門は足厥陰肝経に所属しており、少陽部位に位置するため、疏肝理気をしつつ少陽胆経を疎通させる（空間の左右差を調整できることと同義）。
2. 脾の募穴・臓会という点から、脾胃湿熱に対し清熱利湿の配慮もできる。
3. 主訴が腰部であることから、奇経八脈の帯脈を通じさせることもできる。

※気滞、湿痰、邪熱（瘀血も）といったあらゆる邪気を大きく動かすことができることを北辰会では多くの症例を通じて確認している。

4. 腹部の穴処は一般的に「虚中の実」という形で現れ、ある程度正気虚が関与する場合にも正気を傷るリスクを避けながら瀉法を行いやすい。「験ハアレドモ他流ノゴトク草臥ノ来ルコト無シ」『鍼道秘訣集』参照。

Ⅳ. 選んだツボへの施術方法

鍼の種類：寸6－5番　(株)いっしん社製

刺鍼角度および深度：上から下（頭側から下肢方向）に向けて穴処の反応に合わせて瀉法に重きを置いて横刺。〔藤本蓮風『経穴解説』（メディカルユーコン）p.395〕

刺鍼は撓入鍼法の「挟持進鍼法」あるいは「双手進鍼法」にて行う。刺鍼後の手技はなし。

置鍼時間：20〜30分間、抜鍼時鍼孔を閉じない。

Ⅴ. 道具

1. 毫鍼

「撓入鍼」「寸6－5番鍼」※(株)いっしん社製などを使用する。鍼先は柳葉形に近く、衛気と営気の両方に作用させやすい特長がある。

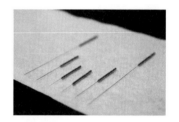

2. 打鍼

黒檀や桜などの木製の槌、金や真鍮の鍉鍼、銀やステンレスの打鍼を用いる。腹壁および腹部に現れる緊張を中心としての邪に対して衛気レベルにおいてアプローチし、刺入せずして効果がある。

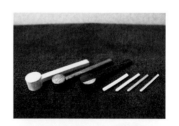

3. 古代鍼

金、銀、ステンレスなどの刺入しない鍼。経穴に軽く触れる、あるいは翳すのみで衛気を動かし、深部の営気をも大きく動かすことができる。

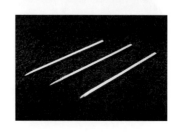

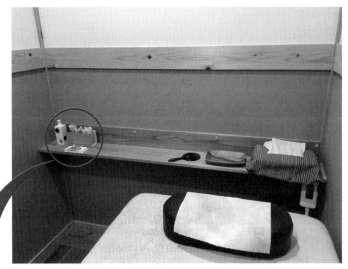

ワゴンはなく、ベッドの頭のほうに棚を設けている

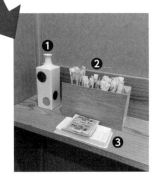

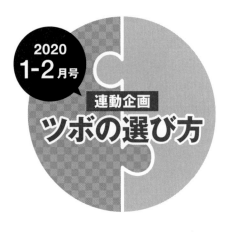

❶ 廃鍼入れ

❷ 毫鍼（通常は毫鍼のみ置いている）

❸ ディスポ鍼皿と消毒綿

2020
1-2 月号

連動企画
ツボの選び方

ご存じですか？

医道の日本社Webサイトで月刊「医道の日本」最新号の情報が見られます！

http://www.idononippon.com/magazine/

毎月末頃に
情報を更新！

- 業界ニュースの一部を掲載！
- 定期購読（クレジットカード自動継続プラン）のお申し込み
- 電子版アプリのダウンロード ＊1
- 毎月、記事に関連した動画を公開！ ＊2
- 目次検索 ＊3
  記事タイトル、著者名などから掲載号を探せます。
- バックナンバー ＊4
  過去の号の表紙と目次、関連動画＊2を掲載

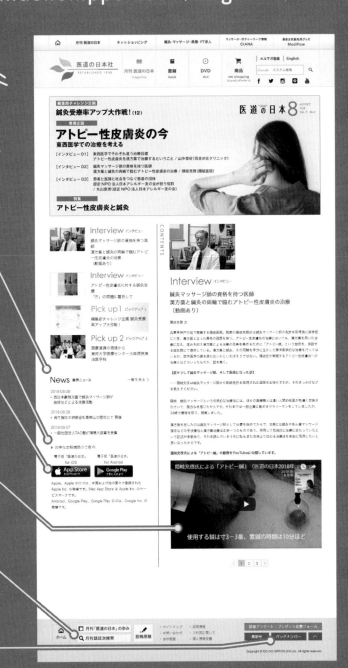

＊1_アプリ内で年間購読または任意のバックナンバー購入の手続きが必要です。　＊2_2017年2月号以降。動画の公開が当月号の発売日以降となる場合がございます。　＊3_1993年1月号以降の目次に記載されている内容が対象。　＊4_2007年1月号以降。

No. 16 | 脉診流 氣鍼医術研究会

（みゃくしんりゅう きしんいじゅつけんきゅうかい）

❶ 主催者、代表者名
葛野玄庵

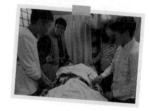

❷ 会の発足年
2005年

❸ 発足の目的、背景
早朝に行っていた「朝がゆ会」から2005年「神戸はり医術研究会」を発足。代表・葛野玄庵が提唱する従来の経絡治療の発展形としての「脉診流 氣鍼医術」の研究を行う。2009年に研究成果をまとめ、『脉診流氣鍼医術』『脉診流子午鍼法』を上梓。2010年、少数精鋭の鍼灸師を養成するべく「神戸はり医塾」を開講。さらなる発展のために「神戸はり医術研究会」解散、2016年に「脉診流 氣鍼医術研究会」発足。以降、「患者の病苦を除去する治療実力の涵養に寄与し、鍼灸医術の普及啓蒙する」ことを目的として毎月1回「脉診流 氣鍼医術研究会 普通部」、および年に数回の講習会を主催。また不定期ではあるが、海外鍼灸師への講習や米国での講演（本年は12月ニューメキシコ州での予定）など国外への活動も増えつつある。

❹ 会員数
41名

❺ 主な勉強会、セミナーの開催頻度と開催場所
【脉診流 氣鍼医術研究会】毎月、普通部を開催（兵庫県三宮・漢医堂）
【講習会（子午鍼法・子午奇経連動など）】年2～3回開催

❻ 代表的な会費等
脉診流 氣鍼医術研究会
普通部：入会金50,000円、年会費60,000円
講習会：会費5,000円（一般）、2,500円（学生）

❼ 主な支部
なし

❽ 会の特徴
「脉診流 氣鍼医術」とは、一鍼一穴ごとに検脈し「脉締」「良脉」を得ることがすべての診断・治療の基準とし、「証の決定」「選経・選穴」「手技」の的確性も判定し、補瀉術の正鵠をなし、生命力を強化する伝統鍼灸医術である。主な特徴は、従来行われなかった「心虚証」「心実証」「腎実証」などの臨床実践である。先述の「脉締」「良脉」という基準を設けたことによりドーゼ判断が可能となり、客観性も得られる。鍼法は接触を中心とした浅刺で脉状に応じて使い分ける。現在進行形の経絡治療家の方はもちろん、初学者や一度経絡治療に挫折した方でも学びやすくなっている。

❾ 連絡先
脉診流 氣鍼医術研究会　中村泰山
〒650-0004　神戸市中央区中山手通1-8-19　三浦ビル5階　漢医堂内

脉診流 氣鍼医術研究会の「ツボの選び方」

靈樞經新義解により原穴を選ぶ

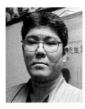

中村泰山（なかむら・たいざん）

2004年、国立岡山大学農学部総合農業科学科卒業。同年、同大学医学部大学院医歯薬総合科学科入学。2010年、兵庫鍼灸専門学校卒業。在学中から葛野玄庵師に師事、漢医堂の研修に入り社本院・三ノ宮分院副院長を務める傍ら2012年に往療専門「一心庵」開業。2014年、往療専門を改め、神戸垂水と三宮に「はりきゅう処　泰山」を開業、現在に至る。脉診流氣鍼医術研究会副代表。

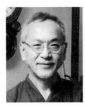

葛野玄庵（くずの・げんあん）

東洋鍼灸専門学校卒業。在学中から福島弘道師（東洋はり医学会初代会長）に師事。1980年、はり・灸・漢薬「漢医堂」開業。2007年、神戸はり医術研究会設立、経絡原理主義「氣鍼医術」提唱。2009年、『脉診流「氣鍼医術」―鍼術指南極意―』執筆・初版刊行。2010年、『脉診流「子午鍼法」臨床指南』初版執筆・刊行。『脉診流「氣鍼医術」―鍼術指南極意―』増補第3版刊行。2016年、神戸はり医術研究会を発展的解散して「脉診流 氣鍼医術研究会」発足、現在に至る。脉診流氣鍼医術研究会代表。

▌I. はじめに ―脉診流 氣鍼医術の特徴―

・脉診流 氣鍼医術は、福島弘道先生の「相克調整」と「片方刺し」を継承・発展させた経絡治療である。

・従来「六部定位脉診」に頼っていた証の決定を「子午鍼法」「奇経鍼法」「腹氣鍼診断」といった診断術を駆使し、より正確かつ誰にでも行えるよう改良を重ねたものである。

　これらの3つの鍼法とその連動により、難行六十九難による本治法の証をより明確に決定できる。

・診察や治療は、すべて脉状が「脉締」を得ることで決定する。

　「脉締」とは脉診流 氣鍼医術独自の言葉で、これにより変調経絡の判定や施術穴・施術深度・施術ドーゼを決定する。

▌II. 診断と証立て

　望・聞・問診から得られる情報は、従来の経絡治療とさほど変わりないのでここでは割愛する。

　脉診流 氣鍼医術の診察では、脉状と「子午鍼法」「奇経鍼法」「腹氣鍼鍼法」による診立てとその連

動に整合性が得られることに重きを置く。

今回の症例に関して、診立てはあくまでも机上の症例であるため、可能性としての診立てを列記していく。

1. 脉状による診察

脉状は、沈・虚・数・濇とある。沈数は裏熱、虚は氣血の虚損、濇は腎の精汁尽きて身を潤すの血渇き少なくなる脉で呼吸器の異常を孕むことがある。このことより、患者の生命力は非常に弱り何か重篤な疾患を持つ可能性も考慮しなければならない[1]-[3]。

2. 子午鍼法による診断[3]-[5]

補瀉：補法　用鍼：ステンレス鍼か金鍼。

方法：症状の経絡を実症状と仮定し、巨刺法と子午拮抗経絡に準じて施術（例外＝同側子午）。

　　　偏在・左右差がある場合、症状のある・強い方を実症状と仮定して施術をする。

特徴：診断…経絡の左右虚実を判定。

　　　治療…「痛み」「怠さ」「重み」「引き攣れ」「突っ張り」「痺れ」といった病症に適応。

　　　　　虚した経絡への施術により症状を改善させる。

（1）前腕部大腸経の圧痛

大腸経の症状（左右差や偏在かは不明)⇒左腎経への施術で改善　脉締は6割方得られる。

子午診断より、 左の腎経は虚していて**右の大腸経が実症状と判断できる** 。

（2）腰部の違和感、胸腰部伸展時の痛み

督脉の症状（督脉の八総穴が小腸経後渓)⇒右肝経への施術で改善（小腸経の子午拮抗経絡と考える）脉締は8割方得られる。

子午診断より、 右の肝経は虚していて**左の小腸経が実症状と判断できる** 。

膀胱経の症状（左右差や偏在かは不明)⇒右肺経への施術でやや改善　脉締は4～5割方得られる。

子午診断より、 右の肺経は虚していて**左の膀胱経が実症状と判断できる** 。

（3）下腿部胆経の圧痛

胆経の症状（左右差や偏在かは不明)⇒心経への施術で改善　脉締を得られる（脉締10割）。

子午診断より、 左の心経は最も虚していて**右の胆経が最も実した症状と判断できる** 。

3. 奇経鍼法による診断[3][5]

補瀉：瀉法　用鍼：独自の"平鍼"。

方法：手足、上下二穴の主穴・従穴を通じ合わせて施術。

特徴：診断…複数経絡の左右虚実を客観的に判定、子午鍼法との連動により証の客観的診断ができる。

　　　治療…実する複数の経絡への施術により症状を改善させる。

(1) 奇経診断

子午鍼法による診断と脉締の度合いから最も実する経絡は左胆経となり、続いて左小腸経、右大腸経、左膀胱経の順に実していると判断できる。

これにより最も実している左胆経を奇経鍼法の診断時の主穴とし、子午診断の結果に準じた奇経鍼法の組み合わせを行う。

この場合、左臨泣（主穴）－右合谷（従穴）が適合する。このとき必ず脉締を得るが、脉締がなければ左臨泣をベースとしたほかの奇経を確認、もしくは子午診断をやり直す必要がある。

(2) 証立て

奇経診断より"左臨泣－右合谷"の組み合わせで脉締を得て、子午診断との整合性を得られれば、証立てに移る。

このときも子午鍼法理論を用いて考える。

主穴の左臨泣に対して子午鍼法理論から証の本証を導き出し、従穴の右合谷も同様に子午鍼法理論から証の副証を導き出す。

```
        左臨泣    －    右合谷
              ↓
   右心虚（本証）  －  左腎虚（副証）
        ＝心虚腎虚右から交差
```

4. 腹氣鍼診断[3]

腰痛の場合、氣鍼医術ではほとんど坐位の状態で終始治療する。坐位がつらい場合は患者が最も楽な姿勢で施術するのが好ましい。

腹氣鍼診断は背臥位での腹部診断6穴へ鍼を接触させ、脉締を得ることで虚損する経絡を判定し、証立てを行うものである。そのため、今回の症例では省く。

┃ Ⅲ. 選穴理論[3)6)7)]

診察から導き出した証〈心虚腎虚証右から〉は、心経・肝経・腎経・肺経の虚損が右から左へと複雑に絡んだ状態である。心経の虚損により、毎晩のように夢を見る（多夢）・尿の赤みを帯びる（小腸の熱）・手足ともにややほてる（五心煩熱）・下腿胆経の圧痛が、肺・腎経の虚損により、問診のようにしゃべっているうちに声が小さくなり、排尿回数は他人より少なくなり前腕部の圧痛が生じ、極度のストレスによって生じた急性腰痛は肝・腎経の虚損によるものではなかろうかと推察できる。

選穴としては、『靈樞經新義解』に「経気の注するところで他の要穴に比し多量の経気を保有し其れに適切な刺激を加うることによって経気の循環を円滑良好にすると共に生体の治癒良能を増大して病体を恢復に導くための基本の穴である」とあり、原穴を使用する。

　よって難行六十九難に基づいた本治法における施術穴は、右神門・右太衝・左太渓・右太淵を選択し施術する。また、標治法として"諸陽之海"である督脈上の経穴に氣鍼（当会の接触浅刺鍼法）を行う。

Ⅳ.選んだツボへの施術方法[3)6)7)]

　用鍼は、金鍼7〜10番かステンレス鍼02番〜1番、患者に合うものを脉締をもって選び用いる。

　刺鍼は、経に沿ってやや斜刺（45〜80度）。深度は脉状にて穴所空中から接触、浅刺を判別し、脉締を得るところで留め補法の作法をもって抜鍼する。

　督脈への施術は、子午鍼法から督脈は実となっているので深度は脉締をもって決め、補中の瀉法の手技にて運鍼する。旋撚雀啄などはしない。

Ⅴ.道具

1.診療に用いる鍉鍼

　上から ❶ 金鍉鍼　❷ 金30番鍼　❸ 金7番鍼　❹ 腹寿鍼
（腹氣鍼診断用チタン鍉鍼）

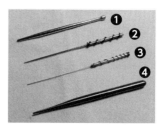

2.奇経診断の平鍼（2種）

　❺ 磁気式

　❻ 異種金属式

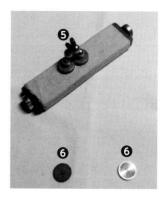

3.診療道具

　❶〜❹ 鍉鍼類　❺❻ 平鍼　❼ 灸道具

【参考文献】
1) 山延年著, 岡部素道校閲. 脉法手引草. 医道の日本社, 2007.
2) 張介賓. 類経図翼 類経附翼 全4巻5冊揃 復刻版. 経絡治療学会, 1978.
3) 葛野玄庵. 脉診流 氣鍼医術-鍼術極意指南—. JIX 出版部, 2009.
4) 葛野玄庵. 脉診流 子午鍼法. JIX 出版部, 2009.
5) 福島弘道. 経絡治療要綱. 東洋はり医学会, 1984.
6) 福島弘道. 経絡治療学原論上下巻. 東洋はり医学会, 1989, 1994.
7) 柴崎保三. 靈樞經新義解 九鍼十二原篇. 東京高等鍼灸学校研究部, 1971.

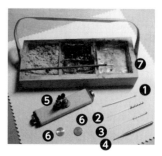

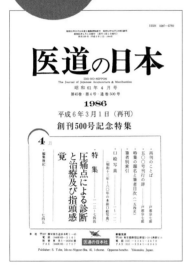
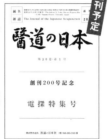
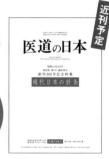
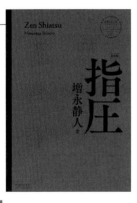
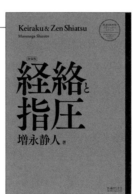
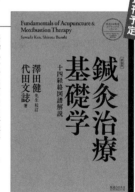

No. 17　特定非営利活動法人 命門会

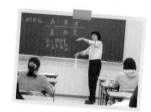

❶ 主催者、代表者名
片倉武雄

❷ 会の発足年
1989年、任意団体として発足。2004年、NPO法人を設立。

❸ 発足の目的、背景
中医学を共通言語として過去の業績を分析して現在に適用する。

❹ 会員数
20名

❺ 主な勉強会、セミナーの開催頻度と開催場所
【月例会】毎月開催（東京都・新橋らくらく堂針灸院）
【年総会】毎年開催（港区周辺の公共施設にて開催）

❻ 代表的な会費等
年会費12,000円

❼ 主な支部
横浜支部

❽ 会の特徴
針灸と湯液を同時に学ぶ。古典・漢文力を養成する。
【使用する主な書籍】
現在学んでいる古典：『百症賦』、『鍼灸重宝記』、『金匱要略』、『本草備要』
基礎：『内経知要』（命門会）、『基礎中医学』（燎原）、『針灸学』（人民衛生出版社）、『症状鑑別診断学』（人民衛生出版社）、『方剤学』（神戸中医研　医歯薬出版）、『中薬学』（神戸中医研　医歯薬出版）
工具書類：『中日辞典』（小学館）、『漢辞海』（三省堂）、『広漢和辞典』（大修館）、『漢方用語大辞典』（燎原）、『中医大辞典』（国際有限公司）、『漢方薬薬性表』（命門会）
漢文関係：『漢文法基礎』（講談社学術文庫）、『漢語と日本語』（秀英出版）、『漢文基本語辞典』（大修館）、『漢文解釈辞典』（大修館）
課題図書：『古典に学ぶ鍼灸入門』（医道の日本社）、池田政一氏の『素問ハンドブック』『霊枢ハンドブック』『難経ハンドブック』『傷寒論ハンドブック』『金匱要略ハンドブック』（医道の日本社）、ほか中国関係や周辺科学の書籍を多数講読

❾ 連絡先
特定非営利活動法人 命門会　片倉武雄
〒105-0004　東京都港区新橋6-14-4　和田ビル2階
TEL/FAX：03-6435-8410
E-Mail：meimonkai.katakura@gmail.com
HP：http://meimonkai.com/

命門会の「ツボの選び方」

医道の日本社の提示症例に対する検討

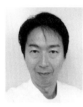

大島才史（おおしま・さいし）
2005年、呉竹鍼灸柔整専門学校卒業。1989年、長楽治療院を開業。らくらく堂、長楽鍼灸院代表。命門会副会長。

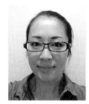

濱本寛子（はまもと・ひろこ）
2013年、東洋医療専門学校卒業。廣田漢方堂薬局鍼灸院の鍼灸責任者。命門会会員。

Ⅰ.経過

　極度のストレスにより発症したのは、肝気鬱結によるが、それが腰部に発症したのは、腎虚が内存していると思われる。

　長時間の座位による違和感は、腎虚・気虚による。

　スポーツによる発症は、患部の気虚・血虚と過剰な負荷によるものと、衛気虚による風寒の外襲が考えられる。

Ⅱ.四診

1.望診

　愛想がよく、明るくしゃべるのは、周囲に気を使っているから、裏返せば肝鬱が生じやすい。

　からだがもともとは色白なのは、脾肺の気虚の傾向がある。

2.聞診

　声が高くて大きいのは、緊張感による肝鬱と思われる、小声になるのは気虚が内存する。

3.問診

夢を覚えているということは、眠りが浅いためで、心もしくは肝の病症がある。

十分に休息（睡眠）を取らなければならないということは、虚証である。

食後嗜眠は、脾虚。

過食気味は、胃実。

甘味を好むは、脾虚。

排便の回数が多いのは、中気不足で腸の固摂作用が低下しているため。

文面には書かれていないが、便溏が予想される。

排尿回数が少ないのは、排便が多いため津液が十分に吸収されないことによるもの、そのため津液不足による虚熱が生じている。

手足がほてるのは陰虚症状。

4.切診

脈状

沈は、裏証。虚は、虚証。数は、熱証。濇は、血滞。よって裏虚熱（陰虚）と血滞がある。

六部定位

左関上は肝、右関上は脾、肝実脾虚。

左寸口は心、右寸口は肺であるが、肝実が影響して心実となり脾虚が影響して肺虚となっている。

腰部が冷たいのは、腎虚と患部に軽度の血瘀が存在して、気血の巡りが阻滞されているためである。

胆経の圧痛は、膝関節痛や腰痛によくみられる症状である。

大腸経の圧痛は、職業にもよるが、上肢をよく使う者ならよくある。また肺の表の経絡なので表証があることもある。

Ⅲ. 弁証

総合的に見て、素体に腎虚（やや陰虚気味）と脾気虚があり、肝気郁結により腰痛が悪化している。心の病症なども考えられるが、本症の腰痛には直接因果関係がないものと思われる。

また、脾肺の気虚による衛分不足も考えられるが、当面は腎虚・脾気虚・肝気郁結を改善する方法を取る。患部の血瘀は、主だった病理が消失すれば改善すると思われる。

Ⅳ. 配穴と手法

兪募配穴を主として、原穴・合穴を配合。

脾虚には、脾兪・中脘・三里。

腎虚には、関元・腎兪・太渓。

肝気郁結には、太衝・肝兪・膻中。

腰痛の要穴として四総穴の委中。

胆経経証には、風市および阿是穴。

以上から、選穴する。

各穴とも、15分から20分直刺で置針。

刺鍼の深さであるが、症例の患者は衛気虚があり、刺入しやすいと思われる。あまり深く入れると生気を損なう恐れがある。

1cm程度を限度とするが、あくまでも目安で施術者の判断に委ねる。

背部兪穴および中脘・関元には電子温灸器にて置針とともに加温する。

さらに関元は、3分から5分、軽い雀啄を施す。

食事は、食後嗜眠を避けるため、腹八分目と甘味を避けることを指導。運動はうっすらと汗をかく程度にすることを指示。

Ⅴ. 選穴の根拠となる文献

東医学研究会編. 柴崎瑛子, 神谷節子. 要穴と配穴（1）. 東医学研究 1983. 28.

以下、原文抜粋（原文が「ですます調」のため、そのまま記載する）。

1. 兪穴と募穴

背部にある兪穴と胸腹部にある募穴は、一般に、臓腑病証の診断と治療に使用されています。

切診によって、兪穴と募穴を診察し、その反応によって、臓腑病証の存在を確認することができます。これは、比較的容易な診察法なので、初心者にも充分活用が可能です。症候弁証や脈診などに確信のもてない場合、確認の意味でも役に立ちます。

兪穴と募穴は、臓腑病証の治療に用いられます。肺病には肺兪・中府、脾病には、脾兪・章門などです。

ところが、『霊枢・背兪』に、「五臓の腧、背に出ずる者」とあり、六腑の兪穴をあげず、「気盛んなれば則ちこれこれを瀉し、虚すれば則ちこれを補う」とあります。また『素問・長刺節』にも、「藏に迫るは背に刺す。背兪なり」とあります。

以上から、兪穴は五臓病証の治療に有効であるという考え方もあります。

これに対して、募穴は、六腑病に有効であると考えられています。つまり、兪穴と募穴はともに臓腑病証に用いられるが、兪穴は臓病に、募穴は腑病により有効なのです。もちろん、実際の臨床にあたっては、その穴の反応を重視し、必ずしもこれに拘泥してはなりません。

『難経・五十七難』に、「五臓の募は皆陰に在りて、兪は陽に在るは、何の謂ぞや。然なり。陰病は陽に行き、陽病は陰に行く。故に募をして陰に在らしめ、兪をして陰に在らしむ」とあります。

これに基いて、

募穴−陽病（外感病・実証）

兪穴−陰病（内傷病・虚証）

に、それぞれ用いると考えられます。

ところが、李東垣は『脾胃論』に、「天外風寒の邪　中に乗じて外より入り、人の背上の腑兪臓兪に在り。・・・・六淫客邪有余の病は、皆瀉は背の腑腧に在り」、「若し元気いよいよ足らずば、治は腹上の諸腑の募穴に在り」と述べています。

これによれば、

募穴−内傷病・虚証

兪穴−外感病・実証

に用いられるということになります。

前者は日本に多い見解です。後者は、中国に多く主張されています。

また、兪穴は臓腑支配下の諸器官の疾病にも用いられます。例えば、眼・筋などは肝の支配下にあります。そこで、眼病や痙攣などに肝兪が用いられます。

これに対して、募穴は経証の治療に用いられます。天枢が大腸経の、中極が膀胱経の痛痺に有効なのがそれです。

以上、まとめると、

1、兪穴と募穴は、臓腑病証の診断に用いられます。

2、兪穴と募穴は、臓腑病証の治療に有効です。特に、兪穴は五臓病に、募穴は六腑病に利用されます。

3、兪穴—内傷病・虚証

　　募穴—外感病・実証

とする説と、これとは反対に、

　　兪穴—外感病・実証

　　募穴—内傷病・虚証

とする説があり、対立しています。

4、兪穴と募穴は、臓腑病証以外にも、

　　兪穴—臓腑支配下の諸器官

　　募穴—経証

にそれぞれ有効です。

2. 兪募配穴法

『素問・奇病』に、「胆虚し、気上逆して口これがために苦し。これを治するに胆の募兪を以ってす」とあり、『霊枢・五邪』にも、「邪　肺に在れば、則ち病皮膚痛み、寒熱し、上気喘し、汗出で、咳して肩背を動かす。これを膺中の外兪、背三節の五臓の傍に取る」とあります。

前者は、胆虚に対して日月と胆兪を、後者は、邪が肺にあるものに中府と肺兪を取っています。

各臓腑の病証に対して、その兪穴と募穴を配穴します。これが、兪募配穴法です。前後配穴法の一種です。

前後配穴法とは、『霊枢・官針』の「偶刺」から発展したものです。「偶刺とは、手を以って心若しくは背に直て、痛む所に直て、一は前を刺し、一は後を刺し、以って心療を治す。」

兪募配穴法は、臓腑病に用いられます。例えば、悪心嘔吐、食欲不振の胃病には、胃兪と中脘を配穴します。

兪穴と募穴の近隣穴を、これに代えて用いると、さらに応用は拡がります。例えば、中脘に代えて、梁門や上脘を用い、胃兪と梁門、胃兪と上脘を代えるなどです。

脾胃の虚寒などは、二つの臓腑の疾病ですから、脾兪・胃兪・章門・中脘という配穴が考えられます。ところが、前に述べたように、兪穴は臓病に、募穴は腑病により有効です。そこで、穴数を極力少なくするという立場（これは重要なことです）から、脾兪と中脘の二穴の配穴にすることが可能です。腎膀胱病に、腎兪と中極などは実際にもよく用いられる配穴です。

兪募配穴法は、また臓腑支配下の諸器官の疾病にも用いられます。

以上、兪募配穴法をまとめると、

1、兪募配穴法は、臓腑病証の治療に用いられます。

2、臓腑支配下の諸器官の疾病にも用いられます。

3、兪穴あるいは募穴に代えて、近隣の穴を用い応用することもできます。

4、一臓一腑の病証では、臓病に兪穴を、腑病に募穴を取り、四穴から二穴に省力化することが可能です。

3. 原穴

『難経・六十六難』に、「五臓六腑の病有る者は、皆其の原を取るなり」とあります。これによって、原穴は臓腑病を治療する重要な穴とされています。

ところが、『霊枢・九針十二原』では、「五臓に疾有れば、当にこれを十二原に取るべし」とし、五臓の原穴（膏と肓もあげる）しかあげていません。

そこで、この『霊枢』にあげるところによって、原穴を五臓病に主として用いるという立場もあります。

また、『霊枢・九針十二原』には、「五臓に疾有るや、応に十二原に出すべし。しかも原に各々出ずる所有り。明らかに其の原を知り、其の応を賭て、五臓の害を知る」とあります。

これに基いて、原穴は臓腑病の診断穴としても用いられます。切診あるいは電気的方法などによって、各臓腑の病証を診断します。

その他、原穴は臓腑病証の治療だけでなく、経証の治療にも用いられます。例えば、太淵は臂の内廉痛に、合谷

が歯痛に有効です。

　以上、原穴をまとめると、

1、臓腑病の診断穴として用いられます。

2、臓腑病の治療に用います。特に臓病の治療に重要です。

3、経病の治療にも用いられます。

▌Ⅵ.道具

❶ 指サック

❷ 消毒綿

❸ ハンドラップ

❹ 消毒液

❺ サラサ寸3−1番鍼

❻ NEOディスポ鍼

❼ セイリン社製鍼

❽ 電子温灸器

❾ オームパルサー

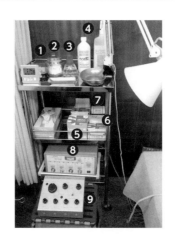

▌Ⅶ.選穴の根拠となる文献

　本会は、上述の配穴理論とともに穴性（経穴の効能）を重要視している。穴性は多くの中医針灸書に記載されているが、そのなかも標準的な穴性が記述されている。張吉主編『針灸学』（人民衛生出版社）の穴性を、参考資料として列記する。

脾虚

　脾兪：健脾利湿、和胃益気。中脘：健脾和胃、通降腑気。三里：和胃降逆、健脾化痰、補益正気

腎虚。

　腎兪：益腎助陽、納気利水。関元：培補元気、調経止滞、導赤通淋。太渓：補益肝腎、培土生金、温陽散寒。

肝気郁結

　肝兪：疏肝利胆、安神明目。膻中：理気止痛、生津増液。太衝：平肝熄風、鎮静安神、和胃健脾。

胆経上の経証に対して

　風市：疏通経絡、散寒除湿。

腰痛の要穴として

　委中：疏通経絡、清熱解毒、消腫止痛、調理胃腸。

　このほか、著者の臨床経験が色濃く反映されたものとして、李世珍『常用兪穴臨床発揮』（人民衛生出版社）がある。ぜひ参照されたい。

No. 18 | 和ら会（やわかい）

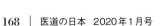

❶ 主催者、代表者名
戸ヶ﨑正男

❷ 会の発足年
2007年

❸ 発足の目的、背景
学校教育のなかで教えきれない臨床の基礎・知識・技能を、臨床実践・学校教育・臨床研究に活かし、多くの人々に伝統医学の効果を広く知らしめることのできる鍼灸師の育成を目指して設立。
2015年より伝統医学の継承発展のために、真和塾を開塾し臨床家、教育者、研究者の育成を目指す。日本の医療改革に積極的な医学関係団体、医療関係者、識者、政治家などと積極的に関係を強化し、伝統医学の医療化を推進することも目的とする。

❹ 会員数
55名

❺ 主な勉強会　セミナーの開催頻度と開催場所
【例会（真和塾）】毎月第4日曜日9:30〜18:00（主に東京都・東京医療福祉専門学校）

❻ 代表的な会費等
和ら会年会費：6,000円（各年間コースは年会費を含む）
経絡按摩コース：65,000円、学生55,000円
切経探穴コース：81,000円
臨床直伝コース：49,000円
臨床直伝コース単回（会員）：9,000円（＋初回のみ和ら会年会費6,000円）
臨床直伝コース単回（非会員）：12,000円（＋初回のみ入塾費3,000円）

❼ 主な支部
現在のところなし

❽ 会の特徴
和ら会は、伝統医学を見つめ直し、鍼灸技術をさらに向上させ、鍼灸を社会化させるべく活動している。教育部門の真和塾では、臨床の土台になる「手」をつくることを最重要課題ととらえ、経絡按摩・切経探穴・臨床直伝の3ステップで臨床応用できる能力を身につけるプログラムで運営している。
〈1〉身体の使い方（体構え）や体表の変化を感じられる手をつくるレベルから、〈2〉体表の形態特性を四型分類に整理して必要な施術順序や方法を選択できるレベルに！　同時に姿勢や体質傾向といった治療に必要な情報を捉える直感力を育てる！〈3〉最終的にはこれらを整理し、施術順序・方法を導き出し、治療効果を上げる総合力が身につく。

❾ 連絡先
和ら会　小貫鍼灸院（小貫英人）
〒350-0023　埼玉県川越市並木209-1　ユーネスト105
TEL：049-265-4190
E-Mail：yawarakai.shinwajuku@gmail.com　HP：http://har-mog.jp/yawarakai/

和ら会の「ツボの選び方」

主に触診に基づき、四型分類で取穴

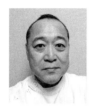

川腰つよし（かわこし・つよし）

1965年生まれ、富山県出身。富山大学卒業。2005年、東洋鍼灸専門学校卒業。「つよし.治療院」（東京都武蔵野市）代表。日本伝統鍼灸学会広報部。和ら会学術部長。

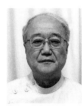

戸ヶ﨑正男（とがさき・まさお）

1976年、東京理科大学薬学部卒業。薬学部在学中、東洋医学を長沢元夫氏から学ぶ。1979年、東洋鍼灸専門学校卒業。鍼灸学校在学中から10数年にわたり、鍼灸と漢方を石野信安氏から実地指導を受ける。1982年、蓬治療所開所。1988年、東洋鍼灸専門学校講師。2014年、東京衛生学園専門学校臨床教育専攻科講師。2015年、日本伝統鍼灸学会副会長・学術部長。和ら会代表。

［編注：本稿はツボの分類にローマ数字（Ⅰ～Ⅳ）を使用しているため、見出しにこの数字を用いないこととする］

1.症例検討

　症例を検討する前に、当会の診察、診断、治療に関する概要を述べる。

　診察では、伝統医学の診察（四診）法を主として、現代医学の診察法を従として行う。診察は医療面接と身体診察からなるが、特に初診時、医療面接には時間をかけ、また、身体診察では、脈診も重視するが、**腹（胸腹）診、候背診、四肢の切経探穴などの全身の触診を重視**し、時間をかけて行う。

　診断では、経絡治療システムをベースに、伝統医学の原典である『黄帝内経』で重視した診断上の考え方（死生吉凶、病因、病人の気質体質、病気の性質）を導入して創始した方法を用いる。

　①病の重症度および予後をとらえる、②病因を日常生活のなかから具体的に見出す、③病人の気質、体質を捉える病気の性質をとらえる、④証を立て治療方針を決める、⑤生活指導を行う

　以上が当会の診断である。

　治療では、自然治癒力をいかに引き出すか、最少の刺激で最大の効果を上げることを基本とする立場から、治療以前に、「心の安定をはかり身体の安静を保つ」「病の原因（特に日常生活上）を取り除く」「様子をみる」ことを前提に、全体治療と部分治療を行う。

　全体治療は、心身の不調和[*1)]、生命力低下、病の本を治療することであり、主として任脈と督脈で灸治療を行う（図1）。

　病の本の治療は、過去の怪我、事故、手術の後遺症、大病後の不完全治癒部の治療[*2)]である。

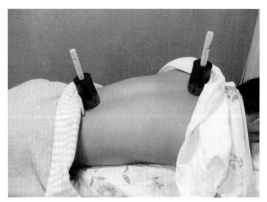

図1 全体治療の様子（督脈上身柱・命門への棒灸）

　部分治療は、主訴およびこれと関連する部位、心身の不調和に関連する部位に対する鍼、灸による治療である。ちなみにこれは経絡治療の本治法と標治法から発展させた方法である。

　この考えをもとに症例を検証するが、まず、この症例では、脈診以外の身体診察情報が少ないこと、既往歴の情報も少ないこと、症状の時系列での記載がないことなどにより、正確な診断がつき難いというのが印象である。

　当会の診断方法である「①病の重症度および予後をとらえる」ことに関しては総合的に判断するが、特に病気の軽重と病人の気質体質が重要となる。「④証を立て治療方針を決める」を診ると、表証か裏証でもあまり深刻ではないので、軽症と判断できる。また、気質、体質では動的体質は少し不良であるが、気質、静的体質は良好であるから生命力には問題ない。したがって、重症度は軽症であり、予後良好であると予測する。

　「②病因を日常生活の中から具体的に見出す」ことでは、極度のストレスが精神的なものであれば内因であり、仕事の内容が書いていないが、座業が長い事務系であれば、労倦で不内外因ということになる。

　「③病人の気質、体質をとらえること」では、愛想がよく明るくよくしゃべるということから気質良好。体質に関しては、先天的体質に近い静的体質[*3]と、後天的体質である動的体質[*4]に分けてとらえるのであるが、前者では、中肉中背、声が大きいことから実系と診る。後者では、睡眠状態が悪いこと、二便の状態が不調であることから新陳代謝がよくない状態であると考えられる。これに運動不足があれば間違いなく新陳代謝の不良である。この状態を陰性と称する。したがって、気質良好、体質はやや陰性実証と診る。

　「④病気の性質」では、まず大きく、非伝染性、慢性症、機能的疾患（理化学所見はないので明確ではないが）と考えられる。次に、病位は、体表所見の情報が少ないので何ともいえないが、表証であれば、経絡経筋病証で、脾経虚証に肺経虚証が加わるかどうか。また、膀胱経筋であり、裏証であれば、脾虚証で胃実証、腎陰虚証が考えられる。時系列での記載がないため病機表現ができない。したがって、前記のように並列表記になる。病情では虚熱ないしやや寒、病勢では虚実夾雑証である。

　「④証を立て治療方針を決める」こととは、上記の診断すべてが証であり、これにより治療方針を決定したり、生活の指導方針を立てるのである。

┃ 2.選穴理論

　病人の気質、体質が良好で病気が初期で単純であれば、患部およびその関連部位に直接治療をすれば簡単に治る。しかし、気質、体質が不良で病気が慢性化、複雑になると、同じように治療をしても治らないことが多い。種々の治療原則はこのような理由から創られたと考える。当会ではこの治療原則を大きく3種類[*5)]に分け、これに基づいて選穴を行う。

　選穴理論には阿是穴、特効穴、五行穴などの要穴（経穴）を対象とした考え方[*5)]があるが、当会で最も重視しているのは上記の孔穴に異常反応があるか否かである。ツボは心身が異常になると出現する体表の歪みだと考えているからである。この考えに基づいてツボを大きく4種類に分類した。これはツボを形態特性と反応特性で整理し立体化（図2）したもので、ツボの四型分類（図3）といい、Ⅰ型、Ⅱ型、Ⅲ型、Ⅳ型からなる。

　Ⅰ型は病気の初期に出現し、形態特性は表層、隆起・緊張、反応特性は軽圧で過敏痛となる。

　Ⅱ型は病気が治らないと形態特性は表層、陥下・中層以上に硬結、反応特性は中圧で過敏痛になる。

　Ⅲ型は病気が進行して慢性化すると出現し、形態特性は表層、陥下・弛緩・深層に硬結、反応特性は重圧で鈍痛、快痛となる。

　Ⅳ型はさらに進むと出現し、形態特性は表層、陥凹・陥下・深層まで弛緩、反応特性は重圧で無感覚、手のぬくもりが気持ちよいという感覚になる。

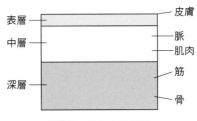

図2 ツボの立体構造

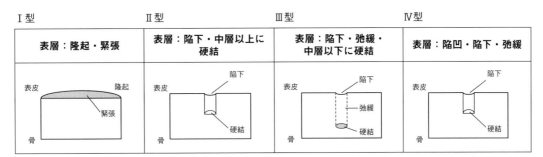

図3 ツボの四型分類

　なお、この症例から治療穴を選ぼうとすると可能性のあるツボが多すぎるので、紙数の関係から省略する。

┃3. 選んだツボへの施術方法

　これも上記の理由からツボの四型と刺鍼、施灸手技の関係を述べる。

(1) 四型分類と刺鍼手技

　多くの刺鍼手技は、雀啄術（上下動）、旋撚術（回転）、振顫（弾爪）術（振動）、単刺術、置鍼術等の組み合わせから成り、鍼の補瀉（法）は、鍼先の方向、刺鍼の深さ、刺手の動き方（手技の種類）、動きの速さ、動きの大きさ・強さ、手技にかかる時間などの刺鍼手技の構成要素によって規定される。〔注〕杉山真伝流における刺鍼手技では鍼管を用いる手技（叩打、押圧）が加わる。

①Ⅰ型（熱実～実）に対する刺鍼手技

　鍼は30〜40㎜の16〜20号鍼でステンレスまたは銀。撚鍼法または管鍼法（極く軽い弾入で1㎜前後）により直刺（方向）にて接触～数㎜の深さまで刺入、素早く、軽い（中等度以下の強さ）単刺術、散鍼術（動き）を短く（時間）行う。術者は鍼先の抵抗感が急になくなりスゥーッと入る感覚があり、被術者はツゥーンと響いた感覚がある。これがツボが正常化したときのサインである（図2－Ⅰ）。

②Ⅱ型（少寒実）に対する刺鍼手技

　鍼は40㎜の16〜20号鍼でステンレスまたは銀。直刺により管鍼法で軽い弾入を行い、抵抗物（硬結の上部）に当たったら、上下動の小さい雀啄術や回転角の小さい旋撚術を速く、軽快（中等度以下の強さ）に硬結の下部（深さ）まで行う。比較的短い時間でそこに達する。術者は鍼先から急に抵抗感がなくなりスゥーッと入る感覚があり、被術者はズゥーンと響いた感覚がある。抜鍼時、鍼にまとわりつくものがなくなればツボが正常化したサインである（図2－Ⅱ）。

③Ⅲ型（寒実）に対する刺鍼手技

　鍼は40㎜以上、20号鍼以上、ステンレスまたは銀。直刺により管鍼法（または撚鍼法）で通常の弾入を行い、抵抗物（硬結の上部）に当たったら、上下動の大きい雀啄術や回転角の大きい旋撚術をゆっくり重々しく（中等度以上の強さ）行い、状況によっては、屋漏術様手技、置鍼術をも用い、硬結の下部（深さ）まで行う。多くの場合、上記の操作を何ヶ所かに行う必要がある（斉刺、揚刺）。比較的長い時間かかる。術者は非常に硬かった抵抗物の一部がなくなってスゥーッと入る感じがある。被術者は鈍い（心地よい）ひびきから鋭いひびきに変わる感じがある。抜鍼時、鍼にまとわりつくものがなくなったらさらに引き上げて、弛緩部では反対に抵抗があるまで旋撚、弾爪を行う（図2－Ⅲ）。〔注〕硬結の硬さの程度によっては、1回の刺鍼では取れず数回（日を変えて）で正常化するもの、器質化している硬結では完全には正常化しないものもある。

④Ⅳ型（虚～虚寒）に対する刺鍼手技

　鍼は40㎜以上、18〜24号鍼、銀または金。直刺により管鍼法（撚鍼法）で通常の弾入を行い、押入法（旋撚術）で弛緩部の底部まで刺入する（深さ）。そこで大きい弾爪術や回転角の大きい旋撚術をゆっくり、柔らかく行ったり、置鍼術を行う。比較的長時間を要する。術者は引き締まった感じになる。

被術者も引き締まる感じや時に弛んだ感じになる。抜鍼をして行って引き締まった感じのない部位があったら、そこでまた同じ操作を繰り返す。弛緩の底から皮膚表面まで正気を誘導する（図2－Ⅳ）。

(2) 四型分類と施灸手技

①Ⅰ型類に対する施灸手技

発赤・発熱・隆起、隆起・緊張には糸状大の透熱灸、小さい知熱灸をその周縁に1cm間隔で1壮ずつ据える（例　打撲、捻挫の初期など）。

隆起・緊張、緊張には糸状大の透熱灸、小さい知熱灸を〜数壮据える（リウマチの関節部）。

②Ⅱ型類に対する施灸手技

緊張すぐ下の硬結、陥下すぐ下の硬結に対しては半米粒大の透熱灸や知熱灸を1〜3壮据える（手足などの皮膚から骨までが近い部位）。

四肢や体幹部の硬結では中層以上にあるといっても大分内部にあるため透熱灸ではいたずらに熱い思いをさせてしまったり、知熱灸では効果が出ないことが多い（ある時期からほとんど行わない）。

③Ⅲ型類に対する施灸手技

灸頭鍼や留置鍼の上に棒灸（温灸器）などの鍼と温灸の組み合わせで行う。

表層から緊張・硬結や硬結化している場合（頭部、側殿部、手足など）には、固めにひねった半米粒〜米粒大の透熱灸を硬結が緩むまで多壮据える。しかし、この場合、灸痕が後々まで残り痛々しいことが副作用として問題であった。Ⅲ型類に対しては刺鍼が効果的であることが分かってからは、Ⅲ型類の透熱灸はしなくなる。

④Ⅳ型類に対する施灸手技

陥下のみには半米粒〜米粒大の透熱灸や小さめの知熱灸を多壮据える。また、棒灸などの温灸をする。

狭く深い陥下・弛緩、陥凹・陥下・弛緩には、半米粒〜米粒大の透熱灸を多壮据える。

広く浅い陥下・弛緩、陥凹・陥下・弛緩には、棒灸（温灸器にセットした）をする。

広く深い陥下・弛緩、陥凹・陥下・弛緩には、灸頭鍼や留置鍼の上に棒灸（温灸器にセットした）などの鍼と温灸の組み合わせで行い、さらに半米粒〜米粒大の透熱灸を多壮据えることもる。

施灸に関してはこのⅣ型類に集中して用いている。

4. 道具

❶ 右奥には棒灸一式があり、治療の最初に行う全体治療において主に使う。

❷ 時計の手前には灸頭鍼用の艾、その手前に点灸用の艾と線香がある。

❸ 左奥の収納ケース（白）には、ライター、灸頭鍼の灰取り、ディスポ鍼（銀、ステンレス）のほか、ハサミ、予備の棒灸などが立ててある。

❹ その手前に消毒、❺ 灰皿（棒灸にはこの形が扱いやすい）、❻ 2つの丸形シャーレの中には各種鍼（銀、ステンレス、金、磁気鍼など）が入っていて、❼ 一番手前にシャーレがある。

　必要に応じて円鍼、鍉鍼、貝利鍼、三稜鍼、長鍼などを用いる。

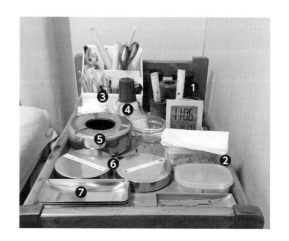

【参考資料】
＊1）心身の不調和は身体の不均衡、経脈の不調和、五蔵の不調和の総称である。

＊2）気質体質の改善、現病歴間の先後の先病の治療。

＊3）静的体質：体格や姿勢（四体癖；野口晴哉の体癖理論を参考にする）や身体各部位の均衡状態、組織の状態の良否によって形成される体質。先天的体質との関連が強く比較的変わりにくい体質である。これを虚（虚弱体質）、実（強壮体質）、中庸（中肉中背体質）の3タイプで表現する。

＊4）動的体質：睡眠状態、栄養状態、排泄機能の状態、運動、動作の状態などによって起こる新陳代謝機能の良否であり、過去の怪我、事故、手術後の不完全治癒部や大病後の後遺症による不良体質を合わせた体質のこと新陳代謝の良好な状態を陽、不良な状態を陰、中間の状態を含めた3タイプ。不良体質があるかないかで動的体質の良し悪しが最終的に決まる。

　体質改善はこの体質と静的体質の姿勢を調整することである。

＊5）第一原則：最も基本的な治療原則。患部および患部周囲の異常部位に対して行う治療法。「痛を以って兪と為す」という阿是穴療法である。

　第二原則：患部と関連した離れた異常部位に対して、適切な手段で的確な手技を行う治療法である。この方法の一つは本標の考え方から、本と関連するツボから治療することと気血の流れを調整することである。

　病気が長引くと異常部位は発症部位（先病）を起点にして身体の上下、左右、前後の方向に波及する。この場合、発症部位でなく波及部位（後病）に自覚症状を訴える（患部）ことがある。本標の関係で言えば、発症部位を治療することで、標である患部も治る（軽快）。その他、四総穴、五要穴等の特効穴療法は第二原則の治療法である。

　第三原則：陰陽論、五行論、経絡論、臓象論などの医学理論に基づいて、患部（患部に関連した部位）とは直接関係のない部位に対して治療をする方法である。太極治療、経絡治療、任督中心の治療。

　（注）すべての原則に共通なことは、最終的に刺鍼、施灸する場は異常反応を示すツボであること。

＼ 2020年1月号とあわせて読みたい！ ／
編集部おすすめバックナンバー

https://www.idononippon.com/magazine/backnumber/

2018年9月号

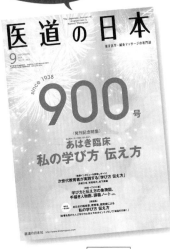

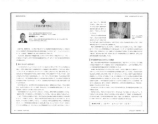

check!

▌あはき業界60人の「学び方伝え方」を、写真・イラストとともに紹介

「あなたが影響を受けた人は、誰ですか？」そう聞かれたら、あなたは誰を思い浮かべるだろうか。月刊「医道の日本」900号の特集は、この問いかけから始まる。その人の特徴、その人からどうやって学んだか、それをどうやって伝えるか。あはき臨床の根底にある「秘訣」に迫る。

【巻頭企画】900号発刊記念特集 あはき臨床 私の学び方 伝え方
巻頭インタビュー＆授業レポート 次世代教育者が実践する「学び方 伝え方」
01「真似るを学び、真似るで学ぶ」／髙橋大希
02「教えない教え方」／吉田和大
03「1回で聞き取る、盗み取る」／松下美穂
大阪大会イブニングセミナー「鍼灸臨床 私の学び方 伝え方」報告
写真・イラスト集 学び方と伝え方の象徴図、手描き人物画、講義ノート etc.

【寄稿集】あはきの臨床家、教育者、研究者による私の学び方 伝え方
「影響を受けた人」「学び方と伝え方のポイント」そして「凝縮の川柳！」

▌900号記念寄稿集「私の学び方 伝え方」と連動した26人の
ベテランあはき師の原稿を収録

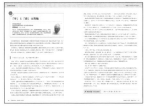

現在、臨床や教育や研究で用いている技術や学びはどこから来ているのか─。その原点を探ることは、自分が何を受け継ぎ、これからどんな治療を行い、何を伝えていくべきなのかを知ることでもある。創刊80周年号にあたる今号では、過去をふまえ、未来に伝えていくための「技の原点 学びの原点」をテーマにお送りする。

【巻頭企画】創刊80周年記念特集
この先の治療に活かす技の原点 学びの原点
経絡治療・巻頭鼎談1
「名人の技」をどう受け継ぎ、どう伝えていくか／岡田明三・橋本巌・阿江邦公
経絡治療・巻頭鼎談2
伝えたい「古典と臨床が結びつく快感」／池田政一・大上勝行・山口誓己
80年の軌跡 誌面で振り返る業界と医道の日本
【特集】
さらに深掘り！ あの人が「影響を受けた人」の原点にあるもの
対談「柔らかい手」と「止まる手」の原点を探る／尾﨑朋文・松下美穂
座談会 吉田流あん摩術を究める／芳野光子・殿村康一・大内晃一・鈴木稔子・吉田和大
鼎談 継承される積聚治療と人／小林詔司・原オサム・髙橋大希

2018年10月号

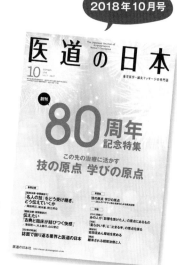

check!

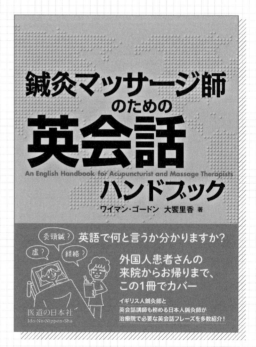
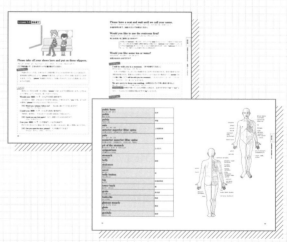

REPORT 01 （公益社団法人全日本鍼灸学会国際部　深澤洋滋氏・報）

2019年度世界鍼灸学会連合会（WFAS）世界大会開催（トルコ・アンタルヤ）

イスタンブールから飛行機で1時間余りの地中海に面したリゾート地、トルコのアンタルヤで今年度の世界鍼灸学会連合会（WFAS）執行理事会および学術大会が11月14日から17日の日程で行われた。WFAS学術大会はThe Acupuncture Society of Turkey主催のもと「International Consensus on Acupuncture and Complementary Medicine」と大会テーマを掲げ、通常よりも長い4日間、Kaya Palazzo Hotel Convention Centerで開催された。主催者の発表によると、世界40カ国から500人余りの参加者が集まり、40題のポスター発表、86人による招待講演、57演目のセッションが設けられ、合計196演題が発表された。さらに有料の37のワークショップも同時に開催された。日本からは「鍼灸におけるマイクロシステム」のセッションで佐野泰之氏の、「鍼」のセッションでは横山奨氏の講演が発表され、ポスターセッションでは9題の演題がエントリーされた。

WFAS会長であるLiu Baoyan氏による「新しい時代への鍼の発展における機会と挑戦」と題した招待講演では、医療資源としての鍼灸治療の有用性を世界規模で確立していくためには、鍼灸治療の有効性を示した質の高い研究結果が必要であることが強調された。さらに、Liu Baoyan氏が所属する中国の研究機関から米国医師会雑誌（JAMA）などに発表された近年の論文を紹介したうえで、WFASを中心とした各国の学会組織の緊密な連携により、鍼灸に関する確固たる研究体制を早急に醸成する必要性を訴えた。

また、学術大会初日の夕方に開催されたWFAS執行理事会では、WFAS執行理事であり全日本鍼灸学会国際部副部長の石崎直人氏からWFASの倫理規定にヘルシンキ宣言を盛り込む提案がなされた。理事らによる活発な審議の結果、事実上機能していないWFAS倫理委員会を再構築したうえで、ヘルシンキ宣言の批准を含め、臨床および研究に関する倫理規定を包括的に検討することが決定された。

会場となったKaya Palazzo Hotel Convention Centerの写真

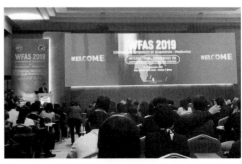

Dr. Murat Topoğlu と開会式の様子

第15回公益社団法人日本鍼灸師会全国大会 in静岡が開催

公益社団法人日本鍼灸師会は11月23日、24日の2日間にかけて、15回目となる全国大会を静岡県浜松市のホテルコンコルド浜松で開催した。

1日目は開会式のあとに、シンポジウム「鍼灸の可能性を探る―鍼灸の恩恵をすべての人に」を実施。小川卓良氏（日本鍼灸師会会長）、仲野弥和氏（同監事）、中村聡氏（同副会長）が鍼灸の可能性をテーマにそれぞれ発表を行った。そのなかで小川氏は、少子高齢化が進む日本においては医療費削減が急務であり、鍼灸が健康増進や病気予防などの点から医療費削減に貢献できることを社会に示す必要を指摘。鍼灸界が生き残るために、医療のパラダイムシフトが起きても動じない価値の創出が求められると強調した。

シンポジウムの後半では、3人のシンポジストに加えて、静岡県内にある鍼灸師養成施設から4人の教員も登壇。今大会会長を務めた大橋教生氏（静岡県鍼灸師会会長）の進行の下、教育を含む鍼灸界の課題について意見交換が行われた。

一般講座の演目は計4題が組まれた。そのうちの一つとして、粕谷大智氏（東京大学医学部付属病院リハビリテーション科鍼灸部門主任）は「脳血管障害後の後遺症に対する鍼灸」について発表を行った。粕谷氏の所属する東大病院では、円滑なリハビリテーション、鎮痛や拘縮予防などを目的に脳血管障害後遺症に対して鍼灸治療が取り入れられているという。実際の症例を紹介したあと、モデル患者を例に鍼灸治療を披露した。

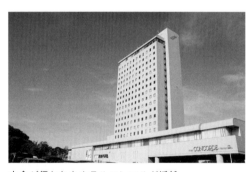

大会が行われたホテルコンコルド浜松

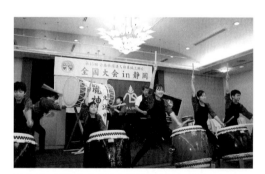

開会式は浜松市立北浜中学校和太鼓部が盛り上げた

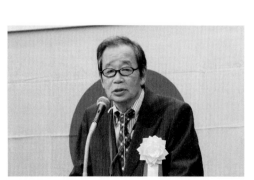

挨拶に立つ小川卓良氏。シンポジストも務めた

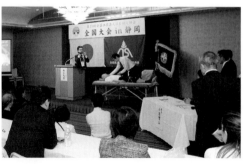

粕谷大智氏の実技は多くの参加者が注目した

伊藤和憲氏（明治国際医療大学鍼灸臨床学部長）は「痛みの最新情報」をテーマに発表。鍼灸治療における痛みの診察法、鍼灸がなぜ痛みに有効なのかといった鎮痛メカニズムなどを解説。さらに鎮痛機構を正常に作動させるための新しい概念という「神経科学的鍼アプローチ」を始め、最新情報も紹介した。

また、鈴木聡氏（鈴鹿医療科学大学保健衛生学部准教授）が「美容鍼」について、蛯子慶三氏（東京女子医科大学東洋医学研究所）が「難治性顔面神経麻痺の鍼治療」について、それぞれ一般講座を行った。

2日目は、陸上選手の春田純氏が「私の競技人生」について講演を行った。春田氏は、15歳のときに骨肉腫で左膝から下を切断。それまで続けていた陸上競技を一度は諦めたが、ある技師装具士と出会ったことが転機になった。義足ランナーとして本格的に陸上に挑戦し、周囲のサポートを受けながら2度のパラリンピック出場、100メートル11秒95の日本記録樹立などと活躍。走れる喜びを感じながら、現在もトレーニングを続けているという。

鍼灸実技講座では、中野正得氏（森ノ宮医療大学非常勤講師）が「実践！ 誰にでもできる脈診流経絡治療・実演」と題して実技を披露。自らがモデル患者役にもなり、学生を始めとした参加者に刺鍼や脈診などについてアドバイスを行った。

県民公開講座ではまず、平方眞氏（愛和病院副院長）が「終わっていく命とどう向き合うか―多死社会に必要な心構え」と題して講演。約30年にわたって緩和ケアに従事してきた医師の立場から、実際の看取りの症例に基づいて、患者や家族とのコミュニケーションに役立つ言葉と知識を紹介。患者の人生の最終盤を「良い」ものにして幸せを多くするためには、周りの人が気持ちに届くコミュニケーションを図ることが必要と指摘した。

続いて落語会が催され、地元浜松市出身の瀧川鯉昇氏（落語芸術協会理事）が出演。古典落語の「時そば」を披露した。

閉会式では、次回開催地の東京都を代表して、東京都鍼灸師会会長の髙田常雄氏が挨拶に立ち、多くの参加を呼びかけた。

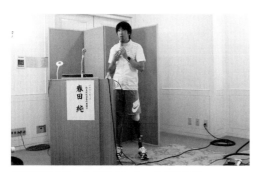
特別講演を行った義足ランナーの春田純氏

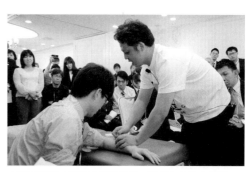
中野正得氏は脈診流経絡治療の講義と実技を展開

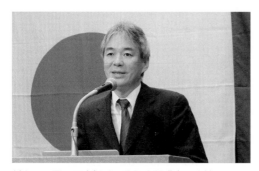
緩和ケア医の平方眞氏は県民公開講座に登壇

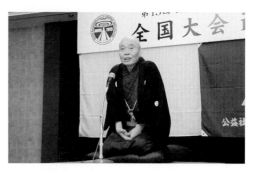
県民公開講座で落語を披露する瀧川鯉昇氏

第47回日本伝統鍼灸学会学術大会東京大会が開催

日本伝統鍼灸学会は11月23日、24日の2日間にわたり、第47回日本伝統鍼灸学会学術大会東京大会をタワーホール船堀（東京都江戸川区）にて開催。同大会のテーマは「日本伝統鍼灸の確立に向けて―日本の鍼灸の発想と継承―」であった。今大会では初めての試みとなる「映像実技講演」の企画があった。5人の治療家が壇上で実技を披露するのではなく、事前にそれぞれの治療院で臨床を行っている様子を撮影し、会場ではそれを上映しながら、本人もしくは代理の治療家が臨床の内容について紹介する方法を採用。そうすることで、参加者は各治療家が普段行っている臨床の様子を見ることができる、と意図されたプログラムだった。

1日目の会長講演「経絡を考える」で形井秀一氏（同学会会長）は、経絡の存在をどうとらえるかについて、古来よりさまざまな議論が行われてきたことを紹介。いまだ抽象的な存在である経絡を実証するため、形井氏は「自然に起こった現象をありのまま観察してデータ化して収集し、そのデータをもとに検討をする」といった方法を提示した。

実技講演では、南谷旺伯氏（旺針療所院長）が「場所がどこだろうと普段通りの臨床を行うことができる」ということで、映像ではな

く壇上で実技を披露。実際に南谷氏は、モデル患者を相手に問診から治療まで、一連の臨床を手際よく行って見せた。続いて、朽名宗観氏（いやしの道協会会長）と中田光亮氏（東洋はり医学会技術顧問）の映像実技講演が行われた。朽名氏は横田観風氏が創始した「万病一風的治療」の紹介とそれに基づいて自身が行った臨床風景を、中田氏は東洋はり医学会での鍼灸治療法を自身が実践した臨床風景をそれぞれ上映し、各人が解説した。

会頭講演「易と鍼灸」では小林詔司氏（今大会会頭）は、「鍼灸治療にはさまざまな流派、違った方法があるにもかかわらず、いずれも効果があるのはなぜか」という問題提起から始まり、「易と聞くと皆さんは占いを連想すると思うが、占いは目に見えないものをとらえている。鍼灸も目に見える身体に対して行いながら、目に見えない命を治療している」など、易と鍼灸の関連性について述べた。

1日目の最後のプログラムでは、篠原孝市氏（日本鍼灸研究会代表）と浦山久嗣氏（赤門鍼灸柔整専門学校臨床教育専攻科専任教員／経絡治療学会評議員・学術部員）による特別対談「脈診と経絡治療について」が行われた。篠原氏は経絡治療について、「成立は強引に押し進められた部分がある。そこには体系化し

経絡治療の黎明期を支えた大家、井上恵理氏から学んだという散鍼を披露する南谷旺伯氏

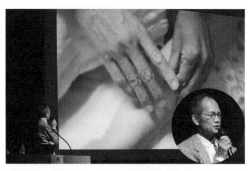

映像実技講演にて、朽名宗観氏が自身の臨床の様子を映像で見せながら解説した

た治療法が求められた時代背景があった」といった見解を述べた。なお、対談中たびたび意見が衝突していた両氏だが、「日本の鍼灸のための病証学が必要」という点については同意していた。

2日目の特別学生セミナーは「治療家の手の作り方・身体の作り方」と題し、寄金丈嗣氏（六然社主宰）、長野仁氏（森ノ宮医療大学大学院教授／鍼灸鴻仁院長）、形井秀一氏が登壇。小ホールで行われた同セミナーは学生限定であったものの、満席で立ち見の参加者がいるほどの盛況ぶりであった。

宮川浩也氏（日本内経医学会会長）による特別講演「谷野一栢と『難経』─見逃していた人物と業績」では、難経研究の礎を築いた谷野一栢の足跡を辿った。続く教育講演「中国伝統医療の宇宙論『黄帝内経』千年の定説を覆す」では、松田博公氏（鍼灸の思想を学ぶ会〈松塾〉主宰）が『素問』四気調神大論篇の第1節について、長らく定説となっていた「一般人向けの四季の養生論」という説を否定。「本当は王が四季に合わせて神気を養うための『時令（天帝の命令）』」であり、そうすること

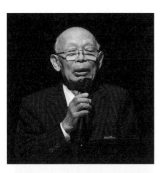

小林詔司氏は会頭講演で易と鍼灸の関連性について説いた

で不可解な内容であった第2節の意味も理解することができると述べた。さらに松田氏は「『黄帝内経』の読解方法も見直すべきだ」と提言した。

また、特別講演「和田啓十郎の医療観と鍼灸の新たな挑戦」では寺澤捷年氏（千葉中央メディカルセンター和漢診療科部長）が登壇。明治になって漢方医学が冷遇を受けるなか、『医界之鉄槌』を著して漢方医学の復興に貢献した和田啓十郎氏や、それに続く漢方医学の大家による功績、伝統医学に対する情熱などを紹介した。

2日目の映像実技講演では、丸山治氏（東方会会長）による接触鍼法を用いた腰痛治療、天満博氏（古典鍼灸研究会〈付脉学会〉）による井上式脉状診による風熱の治療、藤本蓮風氏（北辰会会長）の鍼術を映像で披露。解説はそれぞれ、津田昌樹氏（東方会）、中村至行氏（古典鍼灸研究会〈付脉学会〉）、油谷真空氏（北辰会）が務めた。

なお、2日目に開催された総会では一般口演における発表奨励賞の授賞式も行われ、横山奨氏（アイム鍼灸院、医療法人社団ひのき会証クリニック附属鍼灸臨床研究所）の「夜間痛のある腰痛に痞根への毫鍼の接触鍼による瀉法が奏功した一例」と名倉英里氏（四国医療専門学校鍼灸マッサージ学科）の「八日灸に関する文献調査」の2題が選ばれた。

次回の第48回学術大会は、沖縄県の沖縄コンベンションセンター（沖縄県宜野湾市）にて11月14日、15日に開催される予定。

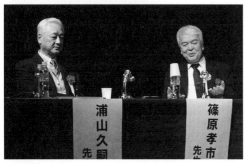

特別対談を行った浦山久嗣氏（写真左）と篠原孝市氏（写真右）

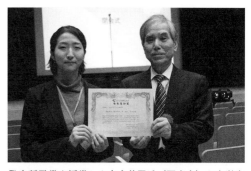

発表奨励賞を授賞した名倉英里氏（写真左）と本学会長の形井秀一氏（写真右）

第28回日本柔道整復接骨医学会学術大会開催

　般社団法人日本柔道整復接骨医学会は2019年11月23日、24日の2日間にわたり、東京有明医療大学にて学術大会を開催した。今回で28回目を迎える本大会は、「スポーツと伝統医療―東京2020オリンピック・パラリンピックに向けて―」と題し、参加者は2220人であった。

　1日目の福林徹氏（東京有明医療大学）による実践スポーツ医科学セミナーⅠ「スポーツ医学における外傷・障害のスポーツ復帰までの治療」では、福林氏が長年かかわってきたサッカーの外傷・障害を例にとりながら、具体的なアスレティックリハビリテーションの方法や考え方について解説した。続くトークセッションでは、工藤公康氏（福岡ソフトバンクホークス監督）と工藤氏の投手現役時代のアスレティックトレーナーを務めた白木仁氏（筑波大学）が登壇。福林氏の紹介を受け、白木氏が工藤氏の担当になり初めて行ったハムストリングス損傷のリハビリテーションについて工藤氏は、「痛みの自覚症状があるなかでトレーニングを行い、治していく方法しかないと白木先生に提案されたが、当初は疑問と不安を抱いていた。医学的な知識を持たずにトレーニングを行った結果がケガにつながったという思いから、提案を受けたトレーニングに励み、1カ月弱という短期間で痛みや瘢痕が消えた」と白木氏との出会いを語った。

　柔道整復師の技術伝承をテーマにしたシンポジウムでは、熟練の技術を持つ5人のシンポジストが医師、教員、開業柔道整復師の立場からそれぞれの見解を述べた。医師の立場から登壇した栗原友介氏（栗原整形外科）は、「整形外科診療所における柔道整復師による外傷保存療法の技術伝承について」に登壇。栗原氏は、超高齢社会に伴い骨粗鬆症性脊椎圧迫骨折が激増するなか、古くから脊椎外傷に用いられてきた体幹ギプスの技術継承がなされていない点を指摘。栗原氏は「骨粗鬆症性脊椎圧迫骨折の学術報告は相当数あるものの、体幹ギプスの文章化されたマニュアルはない。体幹ギプスの技術を体得し、施行することによって高い治療効果が期待できる」と述べ、栗原整形外科における体幹ギプスの方法を紹介した。開業柔道整復師の立場から登壇した高崎光雄氏の「柔道整復術の後世への伝承」では、後療法である柔整手技療法の論文を検討したうえで柔道整復学を構築することの重要性を述べた。高崎氏は、「柔整手技療法の統一見解を示し、後世に技術伝承を行うことで幅広い患者への対応が可能になる」と語った。続く田邊美彦氏（タナベ整骨院）による「その技、どう継承（伝える）える」では、柔道整復術の継承が書生制度のもと、師匠の助手を務めることで行われてきた背景に言及。田邊氏は、自らが開発した生体に近い柔整用

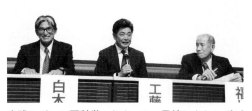

実践スポーツ医科学セミナーⅠに登壇したシンポジスト。左から白木仁氏、工藤公康氏、福林徹氏

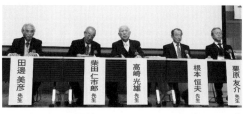

シンポジウムに登壇したシンポジスト。左から田邊美彦氏、柴田仁市郎氏、高崎光雄氏、根本恒夫氏、栗原友介氏

シミュレーターの活用法を紹介したうえで「実際に手で触れ、人体の内部構造を理解して初めて技が継承されたといえるのではないか」と症例数が減少するなかで疑似体験の重要性を述べた。

実践スポーツ医科学セミナーⅡ「スポーツ医学の最先端と現状—東京2020のレガシーとは—」では、大関信武氏（東京医科歯科大学）が登壇。大関氏は最先端のスポーツ外傷・障害の治療である再生医療、関節鏡を用いた最小侵襲治療などについて解説した。また、所属する東京医科歯科大学が東京2020の後方支援病院に採択されたことに触れ、東京2020選手村の概要を解説。大関氏は「ラグビーワールドカップ2019や東京2020開催によって国民のスポーツに対する関心が高まっている今、スポーツ医学がレガシーとして何を残せるかが問われている」と語り、スポーツ医学普及の観点から、大関氏が代表を務めるスポーツ医学検定を紹介した。

大会2日目の田渕健一氏（東京有明医療大学）による大会会長講演「第4趾の長趾伸筋（EDL3）の診断的価値」で田渕氏は、長趾伸筋の支配神経に着目。田渕氏は「第4、5趾の長趾伸筋と第3腓骨筋腱がL5（S1）に支配されている。第4趾長趾伸筋の筋力が弱い場合、第5趾長趾伸筋の腱が第3腓骨筋腱になる関係上、第3腓骨筋腱の筋力も弱く、足を外返しする力も弱くなるために捻挫をしやすくなる」と捻挫のメカニズムを解説した。さらに第4趾長趾伸筋の筋力低下が、骨盤を引き上げ、重心を安定させ、歩行に影響をもたらす腸脛靭帯の筋力低下を招く可能性が高いことに言及。第4趾長趾伸筋の筋力テストを行うことで、捻挫の診断や治療に役立てることができると述べた。

武見敬三氏（参議院議員）による特別講演「東京オリンピック・パラリンピックのレガシー：活力ある健康長寿社会の実現」では、超高齢社会を迎えた日本を取り巻く現状を分析し、それに対する政府の施策を解説した。

2042年にピークを迎える65歳以上の人口増加に対し、武見氏は「『健康寿命』の延伸が急務。健康長寿社会実現のため、病気・介護予防などの未病分野における柔道整復師の果たす役割は大きい」と語った。

大会2日目のインターナショナルセッションに登壇した錦戸雅俊氏（モンゴル国立医療科学大学）とグルバダム・ムンフズル氏（モンゴル国立医療科学大学）には、後日、東京有明医療大学にて取材を行った。錦戸氏は「応急処置やリハビリテーションなどの設備や専門知識を持つ人材が非常に乏しい。スポーツ医学のサポートを受けることができれば選手がより高いパフォーマンスを発揮できる」とモンゴルスポーツ現場の現状を語った。

日本で柔道整復師資格を取得したグルバダム氏は、モンゴル国立医療科学大学モンゴル伝統医療国際学校に創設された「伝統医療セラピスト（柔道整復）学科」の今後について「モンゴルでは今まで存在しなかった職業なので認知度を高めることが必要。柔道整復術を通して柔道、日本文化をモンゴル国民に発信できれば」と今後の抱負を語った。次回開催は2020年11月14日、15日、場所は帝京平成大学池袋キャンパスを予定。

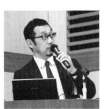

実践スポーツ医科学セミナーⅡに登壇した大関信武氏。「スポーツ医学検定は医療関係者だけでなく一般の方々も受験している。高校や専門学校の団体受験の例もある」と紹介

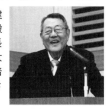

大会会長講演に登壇した田渕健一氏。「柔道選手のような大殿筋が発達した症例にも第4趾長趾伸筋の筋力テストは有効。大殿筋の筋力テストよりも約5倍の比率で筋力低下を発見できる」と解説

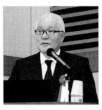

特別講演に登壇した武見敬三氏。「終戦期に出生した方々が75歳を迎える2019年からの3年間は医療費が増大しない。今こそ、超高齢社会対策を整備すべき」と語った

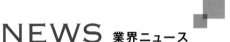

あマ指師養成施設の新設非認定取消裁判 原告の訴え、棄却！　新設は認められず

■報告

12月16日、東京地方裁判所にて、学校法人平成医療学園ら（以下、原告）が国（以下、被告）に対し、あん摩マッサージ指圧師（以下、あマ指師）養成施設の新設非認定処分の取り消しを求めている裁判について、原告の訴えを棄却する判決が下された（p.5参照）。

主文では「1．原告側の請求を棄却する。2．訴訟費用は原告の負担とする」とし、その理由については下記のように述べられた。

「視覚障害者であるあん摩マッサージ指圧師の職域を優先し、その生計の維持が著しく困難とならないようにすることを重要な公益と認め、その目的のために必要かつ合理的な措置としてあはき師法附則19条1項を定め、これを今なお維持している立法府の判断が、その政策的・技術的な裁量の範囲を逸脱するもので著しく不合理であるとはいえない。したがって、あはき師法附則19条1項は、視覚障害者以外の者の職業選択の自由を制約するものとして憲法22条1項に違反するということはできない」

裁判後には、被告の主張を支持する団体側の記者会見が行われた。竹下義樹氏（社会福祉法人日本視覚障害者団体連合会長）は次のようにコメントした。

「裁判で述べられた判決の理由は、この裁判が提起されてから、私たちが一貫して主張してきたこと。あはき法19条の制定の趣旨は維持されるべきだと示されたことに感激している。また、原告の平成医療学園が、視覚障害者の就業の実態について、あまりにも事実と異なる主張を繰り返してきたことに憤りを感じている。大阪地裁、仙台地裁においても、東京地裁と同様の判決が導かれることを私たちは強く願っている」

続く安田和正氏（公益社団法人日本あん摩マッサージ指圧師会会長）は「今回の判決を受けて、私たち、あん摩マッサージ指圧師は積極的に資質の向上を図り、国民の保健衛生により寄与していかなければならないという実感を強く持っている」と述べて、あはき業界が今後進むべき方向を示した。

また、仲澤進氏（公益社団法人全日本鍼灸マッサージ師会視覚障害委員長）は、自身も全盲であり、視覚障害者を施術スタッフとして雇用している立場から「視力を失ったとき、それほど幅広い職域が選択できるわけではない。苦労して3年かけて資格を取得した、そんな人たちを雇用し続けている。今日の結果が出て本当にうれしい。スタッフにもよい報告ができる」と喜びを露わにした。

一方、原告側の記者会見では、19条が制定されて50年が経っているにもかかわらず、内容の見直しがなされていない点を指摘。「あん摩マッサージ指圧を学びたいという多くの学生に対して、試験で不合格になるのならばまだしも、受験資格すら与えられていない現状がある。免許取得者と受験資格者は区別して考えるべきだ」

と主張した。

そのほか、「盲学校に在籍している視覚障害者の数を調べると、どんどん減ってきている」「今、資格障害者であはきの仕事をしている人のほとんどが高齢者で、若い人があはきの仕事をしているという現状がない」「今回の判決で何よりも残念だったのは、50年の歴史が無視されたこと。今度どうしていくべきかの言及もなされなかった」として、判決内容に異を唱え、控訴する旨が表明された。

裁判所の外では、被告の主張を支持する団体による集会が開催された。傍聴の抽選に外れて法廷に入れなかった支援者たちも含めて、大勢が横断幕の周りに集まって、これまでの健闘を称え合った。

集会には、仙台の裁判で被告の支援を行う、及川清隆氏（あはき法19条を守る東北協議会会長）らも駆けつけ、来るべき仙台地裁について「今日は東北から8人で来た。まだ3分の1しか勝利していない。2月の大阪地裁、そして、4月の仙台地裁で、皆さんと勝利したい」と意気込みを述べた。

会の最後は、被告の主張を支持する団体側の関係者で、自身も視覚障害者である弁護士の大胡田誠氏のコメントで締めくくられた。

「今日の裁判は、皆さんの涙と叫びが裁判所に届いた。そんな判決だったと思う。まだこれから大阪や仙台での裁判もあるし、もしかしたら上級の裁判もあるかもしれない。勝って兜の緒を締めよ。今日の喜びを糧に一歩大きく踏み出したいと思う」

今後、予定されている大阪地裁（2月25日）、仙台地裁（4月27日）での判決の行方にも注目が集まる。

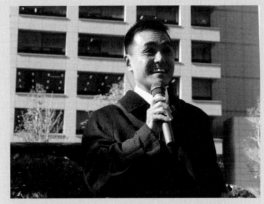

勝利を喜ぶ弁護士の大胡田誠氏。大胡田氏は長きにわたり、被告の主張を支持する団体をサポートしてきた

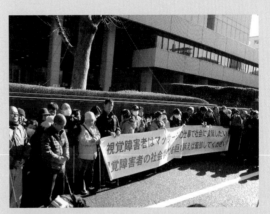

裁判後の集会では、被告側の支援者が東京地方裁判所前で横断幕を掲げた

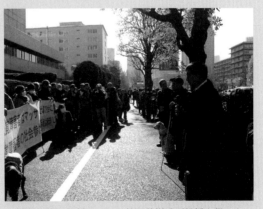

支援者の前で裁判について竹下義樹氏が総括を行った

第8回認定訪問マッサージ師講習会・認定機能訓練指導員講習会が開催

━━━━━━━━━━━━━━ ■ 報告

　2019年11月23日、24日、東京医療福祉専門学校で第8回認定訪問マッサージ師講習会・認定機能訓練指導員講習会が開催された。この講習会には定員100人を上回る応募があり、今回も締切日を待たずして募集が終了した。主催はマッサージ等将来研究会であり、前回までは（公社）全日本鍼灸マッサージ師会（以下、全鍼師会）、（公社）日本あん摩マッサージ指圧師会、（社福）日本視覚障害者団体連合、（公社）全国病院理学療法協会、（公社）東洋療法学校協会、日本理療科教員連盟、（一社）日本東洋医学系物理療法学会の合同講習だったが、今回から新たに（公社）日本鍼灸師会も後援に参加し、業界8団体が連携した初の講習会となった。

　本講習会は療養費を取り扱う訪問マッサージについて、基礎から最新情報までを学ぶ場として定着してきていたが、今回から新たに機能訓練指導員に関する講習が追加された。本講習と令和2年に開催される実技研修を修了し、課題に合格した受講者には、（公財）東洋療法研修試験財団から、「認定訪問マッサージ師」認定証が、東洋療法将来研究会から、「認定機能訓練指導員」認定証が、それぞれ発行される。

　講習会初日の開会式では、伊藤久夫氏（全鍼師会会長）から「本講習会は業団の垣根を越えて行う業界最大の講習であると同時に、研修内容についても重要な講習の一つである」との説明があった。初日1限目は尾野彰氏（〔公社〕埼玉県鍼灸マッサージ師会会長）による「初期評価・報告書・施術録の書き方」、2限目は筆者長嶺芳文（全鍼師会副会長）による「介護保険制度における機能訓練指導員の役割」、3限目は往田和章氏（全鍼師会副会長）による「療養費の扱いと同意書」についてのものがあった。

　2日目も同会場で行われ、1限目は訪問認定看護師の三橋由佳氏による「高齢者の医療と倫理」、2限目は大越教夫氏（筑波技術大学）による「高齢者の合併症とリスク管理」、3限目は初日に引き続き、長嶺芳文による「介護予防・体力測定法」、4限目は臨床心理士の稲富正治氏（川崎幸クリニック）による「高齢者の心理」の講義であった。

　本講習は実務経験豊富な講師陣による訪問マッサージで療養費を取り扱うために必要なスキルや専門性の高い内容についての分かりやすい講義であった。今回初企画となった認定機能訓練指導員講習に関しても、受講者から積極的に多くの質問があるなど、関心の高さも感じられた。
（〔公社〕全日本鍼灸マッサージ師会　長嶺芳文氏・報）

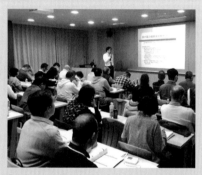

「療養費の扱いと同意書」に登壇した往田和章氏

一般社団法人福島県鍼灸師会
創立70周年記念事業県民公開講座が開催

━━━━━━━━━━━━━━ ■ 報告

　一般社団法人福島県鍼灸師会の創立70周年を記念した県民公開講座が2019年12月1日、郡山商工会議所（福島県郡山市）で開催された。

　講座のテーマを「ストレス社会における鍼灸の役割」と題し、日常診療でも頻繁に遭遇する心因性疾患に内容を絞り、2人の講師を招き講演を行った。会場には鍼灸師、学生だけでなく一般市民も参加。約80人が聴講に訪れた。また、他県（山形県、茨城県、宮城県）からも聴講者が訪れた。

　1題目は山田朋樹氏（樹診療所かまりや所長）

による「うつ病の基本と対応のこつ」。精神科医でありながら長年、救急外来で自殺未遂者のケアを担当してきた山田氏は、うつ病やそれに付随した身体症状、対処法などを一般市民にも理解できるよう丁寧に分かりやすく解説した。山田氏のこれまでの経験から「精神疾患も身体疾患であり、うつ病は死に至る病である」と力説。また、自身の体調管理の一環として鍼灸を受療し、その効果を実感していることから「外来や訪問患者に鍼灸を勧めている」といったエピソードも披露された。

2題目は福田文彦氏（明治国際医療大学）による「ストレス社会における鍼灸師の役割」。福島県はもとより東北圏内で福田氏の講演を聴講できることは滅多になく、貴重な機会であった。「心の問題ではあるが、まず身体を楽にすること」「身体感覚を通してのコミュニケーションを図り、信頼関係を築くこと」など、鍼灸臨床を行ううえで常に福田氏が大切にしている心構えが惜しみなく語られた。

会場がある郡山市も台風19号により被災した。本会会員は、講座開催の数日前まで避難所でボランティア治療を行い、並行して講座の準備を進めた。今後も県民に寄り添いながら、創立100周年を目指したい。

（〔一社〕福島県鍼灸師会総務部長　小沼慎介氏・報）

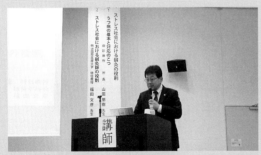

「ストレス社会における鍼灸師の役割」に登壇した福田文彦氏

■明治国際医療大学とベトナム伝統医学訪日団で学術交流協定が締結される

――――――――――――――――● 報告

2019年11月12日、国際医療技術財団と（全社）日本鍼灸師会によって招聘されたベトナム伝統医学医師訪日団が明治国際医療大学を訪れ、同大学とベトナム国立伝統医学大学、ベトナム国立伝統医学病院、ベトナム国立鍼灸病院、国際医療技術財団との間で学術交流協定が締結された。

調印式に先立ち、同大学のキャンパスツアー、実技のデモンストレーション、日越学術交流セミナーが行われ、その後の学術交流会においても活発な質疑や討論が交わされた。

ベトナムの伝統医師養成は、中医師（中国）や韓医師（韓国）と同様に6年制教育となっている。今回の学術交流協定の締結を機会に、ベトナムで蓄積されてきた伝統医学の臨床経験の成果を学び、日越共同の鍼灸臨床試験の実施を目標に掲げた学術交流を進めていく。

（明治国際医療大学国際交流推進センター長　川喜田健司氏・報）

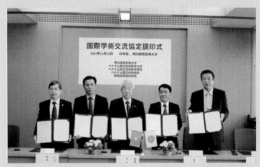

調印式の様子。左から、ヴー・ナム氏（ベトナム国立伝統医学病院院長）、チャン・ヴァン・タイン氏（ベトナム国立鍼灸病院院長）、矢野忠氏（明治国際医療大学学長）、ファム・クオック・ビン氏（ベトナム国立伝統医学大学副学長）、小西恵一郎氏（国際医療技術財団理事長）

日本指圧専門学校にて
ヨーロッパ指圧講習会開催

■ 報告

　日本指圧専門学校では2019年11月23日、24日の2日間にわたり、イタリア・スペイン・ポルトガル・ドイツ・メキシコの受講生を対象とした海外講習を、同校内にて開催した。

　講習は小林秋朝氏（同校非常勤講師）が担当。講習内容は横臥位、伏臥位、仰臥位での基本指圧と、「膝関節」「腰痛」をテーマにした全身に対する応用指圧講習であった。

　小林秋朝氏はヨーロッパにて講習を多数開催しており、現地での知名度と人気も相まって、受講生は熱心に受講していた。また、今回ヨーロッパ浪越指圧の代表を務める小野田茂氏の代わりに、子息の小野田一生氏（ヨーロッパ浪越指圧代表代理）が受講生を引率して来日した。

　修了式での受講生の笑顔を見て、講習の成果を感じることができた。

（日本指圧専門学校　浪越雄二氏・報）

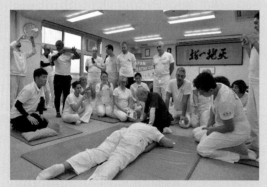

伏臥位での指圧を指導する小林秋朝氏

堀口三恵子氏が「アジア太平洋美容中医学フォーラム（F.A.C.E）」にて美容鍼講演

■ 報告

　2019年11月10日、11日の2日間に渡り、中国経絡美容医学会（CCMACC）主催の「アジア太平洋美容中医学フォーラムF.A.C.E」がGIS台北技術会議センターにて開催され、台北だけでなく高雄や台中、台南など台湾全土から110人もの中医師・医師が参加した。

　ゲストスピーカーとして堀口三恵子氏、韓国から韓医師の宋貞和氏、河智勲氏、台北の中医師である方志男氏が登壇し、1日目は4人のスピーカーが順に講演。堀口氏は「コウ鍼灸治療院の美容鍼灸理論」をテーマに、講演とデモンストレーションを行った。

　韓医師は鍼を皮膚に沿って引き上げるようにして頭部に数cm刺入し、抜鍼した際に「溶ける糸」を皮膚内に留める「埋鍼」というテクニックを使える。台湾では、この「埋鍼」を取り入れる治療院が増えつつあるという。

　2日目は、意欲的な参加者らが各スピーカーのもとに集まり、理論や実技を1日かけ学んだ。堀口氏は日本における美容鍼のリスク管理全般について解説したうえで、身体の歪みから顔の歪みが起こる機序をもとに、刺さない鍼「散鍼」を美容にどう活用するか、また台湾ではまだ浸透していないセイリン社製のパイオネックス（円皮鍼）を使った顔面への刺鍼などを披露。そのほか内出血に対する灸施術、筋膜のルートをもとに考えた操体法なども紹介した。現在、台湾では顔に100本ほど刺す美容鍼が定着しているが、堀口氏が操体法を組み合わせ、わずかな刺鍼で効果を上げる美容鍼テクニックを披露すると、中医師・医師らから驚きの声が上がった。

（コウ鍼灸治療院　篠倉梨沙氏・報）

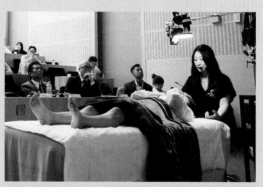

台湾全土から集まった参加者らに実技を披露する堀口三恵子氏

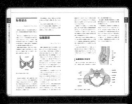
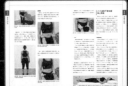
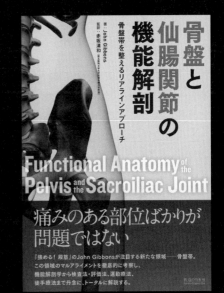

疾患別

実践「陰陽太極鍼」

吉川正子（東方鍼灸院院長）

第1回 「陰陽太極鍼」について

「陰陽太極鍼」とは東方鍼灸院院長・吉川正子氏が中医学の理論や日々の臨床で得た知見などをもとに開発した治療法である。本治療法には、陰陽の関係性を用いた取穴法「陰陽太極鍼法」をはじめ、脈診を用いなくてもできる診察法、鍼を刺さずに皮内鍼や「王不留行」という生薬を貼付する治療といった特長がある。この陰陽太極鍼をより多くの術者に知ってもらうため、今月号より本連載をスタートする。

1.「陰陽太極鍼」とは

　経脈には陰と陽があり、人体もまた陰陽に分けられる。上肢は陽で下肢は陰、右半身は陰で左半身は陽、そして陰経と陽経は表裏でというように、お互いに関連し合っている。古来より、この陰陽のバランスを整えることが鍼灸医学の本来の目的であり、陰陽のバランスがとれたと

き、病は治癒へ向かうと考えられている。

　この上下、左右、表裏の陰陽のバランスを一穴でとる治療点の取穴法を試してみたところ、広範な応用が可能であり、また極めて効果的であることが判明した。そこで筆者はこの取穴法を「陰陽太極鍼法」と名付けた（図1）。また、この取穴法のほか、5つの診察法、患者の感覚に注目した切経法、探穴法、刺鍼ではなく王不

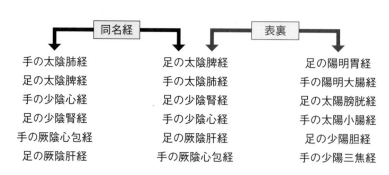

図1　同名経の表裏関係にある経脈

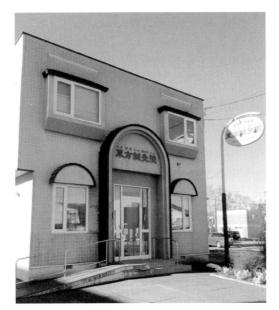

図2　東方鍼灸院の外観

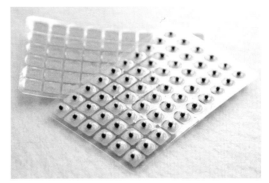

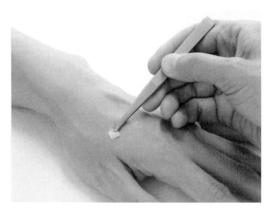

図3　王不留行と使用法

留行・皮内鍼を貼付する治療などを含めた、一連の治療全体を指して、「陰陽太極鍼」とした。

　筆者は臨床歴が40年を超え、その間に本治療法を開発、そして臨床現場で実践してきた。本連載では今後、本治療法を用いた症例を症状別にまとめ、紹介する予定である。

2.「陰陽太極鍼」の特長

　本治療法が従来の鍼灸施術法と大きく異なる点は、術者が自身の手掌感覚だけを頼りに治療を進めるのではなく、患者の声を参考にしながら、ともに治療を進めていく点にある。したがって術者は、常に患者の感覚を信じ、患者の声に素直に対応していく意識を持ち、臨床にあたる必要がある。その分、鍼灸の国家資格を取得して間もない初学者が実践しやすくなっているとも考える。もちろん、長年臨床に携わっている術者にも、治療の新しい選択肢としていただけるものと自負している。

　本治療法の特長としては主に次の点が挙げられる。

（1）定められた手順の習得、実践が容易

　陰陽太極鍼は、決められた手順を守ることで、一定の効果を出すことができるようになる。この手順については比較的短時間の訓練によって習得することが可能。したがって、初学者であっても日々の臨床で一定の成果を出しながら、必要な技術や感覚を磨いていくことができる。

（2）診察では「患者の主観」を重視

　陰陽太極鍼では5つの診察法（舌診、首周六合、腓腹筋、募穴、背部兪穴）を用いて、異常のある経脈や臓腑を特定する。この5つの診察

法によって異常のある経絡を絞り込むことができるため、習得に時間のかかる脈診はあえて標準的な診察法に加えていない。

また、診察時の特長は、舌診以外の4つで術者の主観ではなく、「患者の感覚を重視」する点にある。そうすることで術者は客観的に異常のある診察点を見つけることができ、また患者はそれらの診察点の圧痛が治療によって消滅することを通して、自分の不調が一つひとつ取り除かれていく様子を実感することができる。

(3) 軽くなでる切経法で取穴

診察で異常のある経絡を絞り込み、切経で反応が出ている経穴を探す。陰陽太極鍼では治療穴——陰陽太極鍼ではこれを「開穴」と呼ぶ——を見つける際、患者の皮膚を経脈に沿って軽くなでたときの、患者の感覚を頼りにする。経脈の走行を正しく追うことさえできれば、開穴を見つけることも比較的容易になる。

補・瀉の判断も切経法と同様、開穴を経脈に沿ってなでた場合と逆らってなでた場合とで、患者自身どちらが敏感に反応するか、その向きで補・瀉を決める。なお、切経は念のため12正経すべてに対して行うことが多い。

(4) 鍼を刺さない治療

本治療法では、主として植物の種である「王不留行」か皮内鍼を貼付して行うため、無痛の治療である。そのため、鍼治療を敬遠している患者にとっても、侵襲がなく安心して受療してもらうことが可能。

(5) 施術に即効性があり、その効果を確認できる

本治療法は即効性が期待できるので、一穴ごとに開穴の反応や局所の痛みなどが改善しているか確認する。施術が正しければ効果は明確に現れるので、現れていないときには、選穴の間違いや取穴部位のずれなど、施術に何らかの問題があることを意味する。

(6) 施術の効果を患者が実感できる土台がある

患者は診察の段階で反応のあった場所を自覚しているので、施術によってそれらの反応が軽減、また消滅したことに気がつく。患者に自分の身体のなかで何かが変わっていることを強く印象づけるのは、鍼灸治療においてはとても重要な要素である。自費治療が主な鍼灸では、患者が改善を実感できれば鍼灸治療のよさを理解し、ひいては受療率拡大につながる可能性がある。

☯ 3. 治療の流れ

本治療法の標準的な流れとしては、まず背臥位になり、問診、舌診、反応点を探す首周六合診、腓腹筋診、募穴診の順に診察する。続いて、十二正経の切経を行い、開穴を見つけたら補瀉を確認する。補瀉については、その部分を経絡の流れの順方向になでた場合と逆方向になでた場合とで、より敏感に反応する向きを患者に尋ね、判断している。順の場合は補、逆の場合は瀉となる。その後、その体位のままいったん治療を行う。開穴の反応が消失していることを確認したのち、今度は患者を腹臥位にして背部兪穴診、切経、補瀉の確認、そして再度治療を行う流れになっている（図4）。

診察において、望診・聞診・問診・切診の四診を総合して行うという点では、ほかの流派とそれほど違いはない。もちろん、脈診などの診察法を取り入れることも可能である。ただ、舌診や、首周六合診、腓腹筋診、募穴診、背部兪穴診の場合、初学者でも比較的短時間で習得することが可能で、かつ必要な情報を得ることが

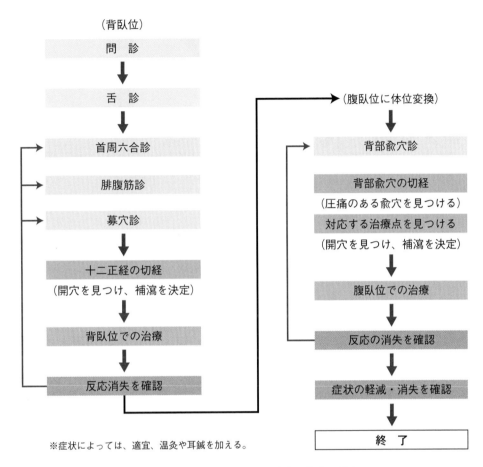

※症状によっては、適宜、温灸や耳鍼を加える。

図4　陰陽太極鍼の基本的な診察と治療の流れ

できる。

　また、この開穴の反応を消していく手順は本治法に位置づけられるが、開穴を探す段階で患者の主訴に関連した経穴が開穴となることがある。そのため、結果的に標治法にもなってしまう場合もあり得る。したがって、ほかの治療法と同様、本治法が終了した段階で、主訴が改善していることもある。

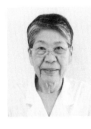

吉川正子（よしかわ・まさこ）
熊本県出身。東京女子大学短期大学部卒業。商社勤務の傍ら、水俣病患者の支援活動に参加。仲間らと『赤脚医生培訓教材』を翻訳し、『はだしの医者教材』出版。作家である石牟礼道子氏の勧めで鍼灸師になる。『原典研究会』で素問霊枢、『東方会』で経絡治療を学ぶ。1977年、板橋に「東方鍼灸院」開設。1981年、帯広市に移転。多くの著名な老中医を日本へ招聘し、実技指導を受ける。WFAS世界大会論文発表は6回。1998年のバルセロナ大会では『陰陽太極鍼法』を発表し、最優秀賞を受賞した。東方鍼灸院院長。

経穴の主治を生かせる

池田政一 の臨床

漢方池田塾主宰
池田政一（いけだ・まさかず）

第31回

選穴の原則（3）

1. はじめに

どのような症状のときに何穴を用いるか。誰でも知りたいことではある。そうして、その経穴だけで治ればよいと考える。柳谷素霊も同じ思いだったのか、あるいは、そういう要望が多いことを知っていたのか、『一本鍼伝書』（『秘法一本鍼伝書・万病に効く治病灸と強壮灸の秘訣・秘伝名灸図解』〔素霊学園〕に収録）という著書がある。実は筆者も拙い経験なのに、そのような話をよくしてきた。

しかし、これには落とし穴がある。例えば、柳谷素霊は肩髃の刺鍼だけで五十肩を即治されたという。筆者も真似してみることがある。ときには成功するが、技術力がないためか効かないこともある。

鍼灸学校の学生の頃、某鍼灸師のところへ見学に行った。その先生が「坐骨神経痛の治療は、殿部をよく探って坐骨神経を見つけ、その傍に刺せば治る」と教えてくれた。神経傍刺である。木下晴都も神経傍刺を用

いたという。だから坐骨神経痛などは一本の鍼で治ると豪語している。

これも真似てみた。しかし、ときには治るが、治らないことも多い。やはり技術が未熟なためだと思うが、このような特効穴をいろいろと覚えて用いてみても、未熟であればあるほど効果が出ない。それでも40年、50年と経験を積んでいくと、なんとかなる。昔はそのような人が多かったのではないか。だから経絡治療がよいのだという。しかし、はたして経絡治療だと本当に治るのだろうか。

例えば、脈診をして肝虚証だとする。そうして陰谷、曲泉を型どおりに補う。さらに患部にも刺鍼する。

確かに特効穴のみ求めるよりは経絡治療のほうが確率がよい。しかし、このような短絡的な治療でよいのだろうか。

肝虚証、脾虚証、肺虚証、腎虚証のみの区別だけで治るのか、というのが筆者の疑問であった。そこで岡部素明らとともに勉強して、寒熱証を入れて4種類から8種類の証が生まれた（『日本鍼灸医学・経絡治療

基礎編』[経絡治療学会] 参照)。

しかし、それでも足りないと思う。病気の種類も病態もさまざまである。これらに臨機応変に対応するためには、とりあえず基本の選穴方法を使い始めたら、さらに飛躍してもらいたい。その前に75難型と81難型を知る必要がある。これらについては本誌の連載で述べたので省略したいが、もう一度、原則を述べておきたい。

2. 選穴の原則

50難では虚邪の病という。例えば、肺虚肝実証は肝の邪気である風邪によって肺虚となり肝実が発生する。これは肝経の火穴（行間）を寫法して復溜を補うことになっている。それだけで治ることがあるが、肺虚肝実には2種類の証がある。

①肺虚肝実熱証

肺虚肝実でも肝胆に熱がある状態である。このときの熱は瘧病状態である。瘧病とは悪寒してから発熱し、熱が高くなった段階で発汗して解熱するが、また悪寒して発熱する。この状態を繰り返す。

あるいは微熱が続いてなかなか治らないこともある。多くは足が冷え、口が渇き、小便が少ない。盗汗もある。あるいは上半身だけ発汗しやすい。食欲は少ないが吐き気はない。軟便である。

左関上の脈は軽按、重按とも実の状態で、左尺中の腎は必ず虚している。肺虚は分かりにくいことが多い。

このようなときに行間を寫法してよいが、経絡の流れに逆らって刺し、鍼孔は閉じる。また片頭痛があったり熱が高ければ足臨泣や中渚を寫法する。これは熱を出すためだから鍼孔は閉じない。次いで復溜を補って

よいが、足の冷えが激しいときや、右尺中の脈が弱いときは太渓を補う。

おそらく鍼灸学校では、発熱しているときに鍼灸治療は不適応だと教えているのではないか。しかし、筆者の治療院には発熱して来る患者も多い。そのときには治療してよい状態か、病医院へ紹介するべきか判断しなければならない。

小児が発熱して元気がないときはウイルス性疾患のことが多い。肺炎を併発してもいけないので、とりあえず小児科を紹介するが、鍼灸で治療して差し支えない。ただし、溶連菌などの菌による発熱は病医院の薬がよく効く。

発熱していても元気であれば扁桃炎か中耳炎のことが多い。このときは鍼灸だけで治る。

大人の発熱はインフルエンザもあれば腎盂炎、肝炎、膠原病、潰瘍性大腸炎などのこともある。とりあえず、検査を受けるために病医院へ紹介するが、鍼灸治療をして差し支えない。また原因不明の発熱が続くときは鍼灸治療で治ることが多い。

②肺虚肝実瘀血証

発熱などはなくて、右の脇下に抵抗があり、左の下腹部に瘀血性の抵抗や圧痛がみられる患者が来ることがある。右脇下の抵抗を肺積という。これは交通事故、肝炎、胆嚢炎、熱病の繰り返し、飲酒癖などによって発症する。

左下腹部の瘀血性の抵抗は月経不順、出産、中絶、流産、交通事故などによって発症する。病症は動悸、のぼせ、高血圧、肩こり、上半身の汗、不眠、足冷え、口渇、神経症などが主訴になっている。

肺虚肝実証は左の関上と寸口が実脈になっている。もちろん左尺中の脈は虚している。

治療は行間を寫法して復溜を補うのが原

則だが、瘀血が多いときは曲泉の寫法がよい。また心熱が多いときは心包経の郄門を寫法するとよい。その前に然谷を補うのもよい。いずれも心熱を沈めるためである。

③肝実について

肝は血を蔵していて発生作用がある。肝に血を多くするのは肝経の収斂作用である。そのために何らかの疾患になると肝は熱や血を集めて発熱したり停滞する。この状態を腹証、病症、脈証などで判断し、肝経を寫法するわけだが、肝の脈が実なのか虚なのか判断に迷うことがある。

肝は血によって発生する作用がある。したがって、肝血の陽気は常に胆経から発散されている。そのために左関上の脈は軽按してよく分かるのがよい。ところが胆の脈が浮いていないことがある。このときに肝虚か肝実か迷うわけである。

左関上の脈を重按して虚していれば、胆も肝も虚しているのだから肝虚陽虚寒証と決めてよい。しかし、胆の脈はないが肝の脈を感じることがある。虚とはいいにくい。これは胆の脈が弱いから肝血の発生が悪いと判断して肝経を補う。これを肝鬱という。

この肝鬱状態が長引くと肝血が停滞してくる。そうして瘀血が発生する。瘀血が発生すると肝実として治療する。言葉でいえば簡単だが、実際に患者を診ていると迷うことがある。このときに肝の脈をよく按圧し、重按したときに脈が細くなって結ぼれるようであれば肝実と判断する。瘀血は熱がないわけだから決して強い脈ではない。

3. 症例

【患者】

1943（昭和18）年生まれの婦人。無職。

【主訴】

肩こりと腰痛。

右肩井から肩甲間部にかけてこっている。首も回しにくい。腰痛は1年前に胸椎の12番目を圧迫骨折したためではないかという。

【既往症】

特別な病気はないが、コレステロールが多くて高血圧がある。骨粗鬆症があるので専門医の薬を服用している。

この患者は40年ほど前に右下腹が痛むというので来院し、曲泉の寫法で治ったことがある。そのときに懇意にしている内科医に紹介したが、虫垂炎は治っているとのことであった。その医院に今もかかっている。

【望診】

中肉中背という感じだが、少し水が多い。舌に変化なし。

【問診】

大便は正常。食欲はある。不眠はない。口渇はある。血圧を測定すると158〜87mmHg。脈拍は1分に64。

【腹診】

右の脇下硬と下腹部の瘀血が顕著である（図1）。ただし、表面は水が多い。その下にゴリゴリしたものがある。

【脈診】

左寸口重按して実、左関上も重按して実、左尺中は軽按、重按とも虚。

右寸口は重按して弦で少し力がある。右関上も重按して弦で少し力がある。右尺中は軽按、重按とも虚、全体の脈状は弦でやや力がある。

【治療】

肺虚肝実瘀血証として行間の寫法、復溜、然谷、足三里、後渓、京骨の補法。

【経過】

型どおり行間を寫法して復溜を補った。しかし、左寸口の実脈が取れにくいので然

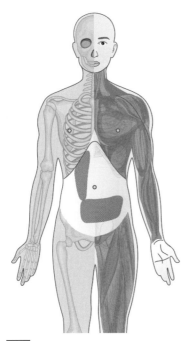

図1
腹診では右の脇下硬と下腹部の瘀血が
顕著に現れていた

谷を補った。これで心実は取れた。

　また肩や頚のこりは、腎虚のために太陽経の流れが悪くなったのが原因と考えて、京骨と後渓に補法で1cmくらい深く刺した。これは陽経を深く刺せば陰経を補えるからである。

　足三里を用いたのは右関上の脈が弦で少し力があったために、陽明経の流れをよくしようと思ったためである。

　腹部の硬い部分には接触鍼を行った。硬

い瘀血に無理矢理刺しても治らないからである。

　背部は上天柱、上風池、膏肓、膈兪、肝兪、脾兪、腎兪、大腸兪、次髎に切皮程度で置鍼。使用した鍼は寸3の0番。

　上天柱、上風池、膏肓は肩こりや頚部のこりを取るため、膈兪、肝兪は脇下硬に効かすため、脾兪、腎兪は腰痛のためである。大腸兪は腰痛にも効くが、次髎とともに気を下すとともに瘀血に作用させるためである。

　なお、後頚部の治療は頭蓋骨の際に浅く刺鍼するとよい。頭蓋骨の際とは上天柱、上風池などと思えば間違いない。この方法は頚部捻挫や頭痛にも有効である。ただし、刺激が強いと気分が悪くなる場合がある。

　以上のような治療を2日続けて肩こりも腰痛も治った。

4. まとめ

　経絡治療では主に陰経の補瀉を本治法、患部の治療を標治法という。しかし、患部の治療であっても、経絡を無視して行うことはない。したがって本治法、標治法という区別は必要ないと思っている。また背部の穴も意味があって用いている。

第23回 『鍼道秘訣集』①

日本内経医学会会長／鶯谷書院主宰
宮川浩也 (みやかわ・こうや)

今回のポイント

❶ 心が曇ると、物事が曇って見え、診断が危うくなる

❷ 心が曇ると、神様と仏様の力添えがなくなり、妙効が生まれない

❸ 澄んだ心にするには、貪りの心、瞋りの心、愚かな心をしりぞける

❹ 貪りの心、瞋りの心、愚かな心がないことを「三つの清浄」という

前回に引き続き、奥田意伯著『鍼道秘訣集』（1985年刊）から「心持ちの大事」と「3つの清浄」を紹介します。奥田意伯は、夢分流に属します。夢分流は、腹部に打鍼をするだけですべての病気に対応する流派です。開祖は、禅僧の夢分斎です。夢分斎の弟子の御園意斎、意斎の弟子の初代・奥田意伯。その孫が『鍼道秘訣集』の著者の奥田意伯（3代目）です。

『鍼道秘訣集』の序文に、「不立文字」（教えは文字や言葉によらないこと）、「以心伝心」（心から心へ伝えること）、「教下別伝」（心から心へ直接に伝わること）などの禅宗の語がみえますから、夢分流は禅宗と関連強く、よって文章も難解になっています。

今回取り上げる部分は、文字量でいえば『鍼道秘訣集』の約2割で、かなり重きを置いています。「3つの清浄」は、つまりは無心のこ

とです。御園意斎の弟子の森宗純（？～1634）、そのひ孫の森共之（1670～1746）がまとめた『意仲玄奥』（1696年成る）にも、

「『無にして刺す』の無とは、無心である。補写に心を止めないという意味である。これが補写の極秘である。文字には表せない」

と、やはり無心を説いています。

いずれにしても、腹診や打鍼術というのは表向きのことで、夢分流の極意は「無心の心持ち」なのです。ここに着眼して修行しないのでは、本当の夢分流とはいえないでしょう。では、『鍼道秘訣集』の注目すべき箇所を見ていきます。

心持ちの大事（心持ちの大切さ）

和訓　他流には何れの病には何れの処に何分鍼立てるなどと云事計に心を盡し、一大事の処に眼を付けず。
当流の宗とする処は、鍼を立る内の心持ちを専とす。
語に「無心於事、無事於心、自然虚而霊、空而妙」
歌に「挽ぬ弓、放ぬ矢にて、射る日は、中ず、しかもはづさざりけり」
是、当流心持の大事也。此語歌を以て工夫し可鍼也。

意訳　他の流派では、どの病気にどのツボを選び、鍼をどれくらい刺すかというようなことばかりをいい、大事なところを見逃しています。
当流が重視するのは、治療家の心持ちです。
語に「事に無心にて、心に無事なれば、自然に、虚にして霊、空にして妙」とあります。
歌には「挽かぬ弓、放さぬ矢にて、射るときは、中らずしかも、はずさざりけり」とあります（図1）。
これが当流の心持ちです。この語と歌によって心の持ちを工夫し、治療にあたらねばなりません。

補注　語とは法語（唐・宋の時代の僧が説いた言葉）を指し、この「事に無心にて～」は唐の徳山和尚（782～865）の語。歌とは道歌（教訓を込めた和歌）を指し、この「挽かぬ弓～」は夢想疎石（1275～1351）の歌。
「事に無心にて～」は、心にはからいがなく、そのままに事をなせば、自然に、何もないところに人智を離れた霊妙な働きが生まれる、という意味です。
「挽かぬ弓～」は、弓を挽いていない、矢を放っていないので、的

に当たらないが、弓を挽こう、矢を放とうという心がない人なら、的を外すことはない。
要するに、（うまくやろうとか、的に当てようというような）余計なことを考えないでいつでも無心でいられるか。この心持ちを、初心の時から、上達にいたるまで、持ち続けられるかが大切です。

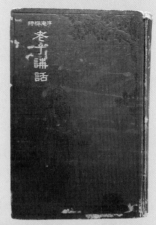

図1　沢庵宗彭（1573～1646）は『老子講話』で『老子』69章の「行て行くこと無く、攘げて臂無く」が、「挽かぬ弓、放さぬ矢にて、射るとき」と同じ意味だといっている

三つの清浄

第1段

和訓　此れ、三つの清浄、心法の沙汰なり。
維心の字の形也（図2）。
「三つの輪は、清浄ぞ、唐衣、くると念な、取と念わじ」
三つの輪と云うは、貪欲、瞋恚、愚癡の三毒の心の清月を暗す悪雲なり。歌に、
貪欲心「貪欲の、深流れに、沈ま

りて、浮瀬も無、身ぞいかがせん」

瞋恚心「燃出る、瞋恚の炎に、身を焼て、己と乗、火の車哉」

愚癡心「愚癡無智の、理非をも分ず、僻つつ、僻は一、僻むなりけり」

意訳　三つの清浄は、心法（以心伝心）で伝えるところです。

これが心の字（図2）です。三日月と3つの輪でつくられています。

三つの輪は、貪欲（貪りおもう心）、瞋恚（瞋る心）、愚癡（愚かなる心）で、三毒心ともいい、澄んだ月を曇らす悪雲です。

歌に「三つの輪は、清浄ぞ、唐衣、くると念うな、取ると念わじ」とあります。

貪りの心は、歌に「貪欲の、深き流れに、沈まりて、浮かぶ瀬も無く、身ぞいかがせん」とあります。

図2　「心の字」（原書より作図）

瞋りの心は、歌に「燃え出る、瞋恚の炎に、身を焼きて、己と乗れる、火の車かな」とあります。

愚かな心は、歌に「愚癡無智の、理非をも分けず、僻みつつ、僻むは一、僻むなりけり」とあります。

補注　治療家の心は、患者さんを映し出す鏡です。これを心鏡といいます。心鏡を清らかな月にたとえ、三毒心こそが、清らかな月を曇らせる雲だといっています。三毒心を消し去る。これが夢分流の心持ちということになります。俗的には、ハレバレとした心持ち、すがすがしい心持ち、といえるのではないでしょうか。

貪欲の心は、好きだ、もっとほしいと思う心。瞋恚の心は反対に、不快で、拒否したい、否定したい心。どちらも、冷静な判断ができない愚癡の心から生まれるといっています。

「三つの輪は～」とは、三つの輪は、清くあるべきだ、しかし、美しい衣服（唐衣）と同じで、着ると思うな、取るとも思うな、という意味です。清くあるべきだが、清くあるべきだと強く思うと、それが貪欲の心になってしまうのです。

「貪欲の～」は、貪りの心によって、深みに沈んでしまって、活路も見えない、この身をどうしたらいいのだろうか、という意味です。貪りの心から執着の心が生じ、束縛されて動けなくなって、どうしようもなくなってしまったのです。

「燃え出る～」は、盛んに燃えている怒りの炎で、自分自身が燃えている、まるで火の車に乗っているようだ、という意味です。

「愚癡無智の～」は、愚かで無智なため、道理が理解できないし、自分が不利と歪めて考えてしまっている、どちらも同じひがみであり、ただひがむばかりである、という意味です。

第2段

和訓　第一の貪欲心、変じて一切の禍となる。此欲を離ざるがゆへに、鍼も下手の名を取事あきらか也。譬ば、病人に逢て、腹を診、我心に乗、加様にせば愈べしと念病者も有。又療治の行、心中に移浮事なく、腹の体、吾心に乗ぬ病人数多あり。加様の心に移ず、腹の様子、合点行ざるは、百日、千日鍼するとも、吾心に合点のゆかぬは、愈

えざる物なれば、余人へ御頼あれとて療治せざる物也。しかるに、我心に合点行ざれども、病人福祐なるか、貴人等なれば、合点は行かねども、先一廻も鍼せば、譬え病人死したりとも、鍼の礼は受べきなど念ひ取掛、療治すれども、元来合点の行ぬ病なれば瘥ず。しかれば此鍼立、下手にて、鍼の験なしとて、鍼立を替者也。又、重病にて我心に乗らねども、欲心に引され、取掛り鍼する内に、病弥重り、終に死すれば、下手の名を取事は、我欲心熾なるがゆへ也。人間と生れ、欲の無きと云者あらざれども、重欲心を嫌也。此欲の雲、心中に強き時は、心鏡の明なるを蓋い暗すが故に、病い、心鏡に移り観る事少も無により、生死、病証の善悪も弁へ難し。欲の炎熾ならざる時は、吾心清て、曇無き秋の月明なる鏡の如くなるに依て、病の吉凶、生死の去来、善く浮みしるる也。是三つの清浄の第一なり。

意訳 貪りの心が変化して一切の禍いとなります。この欲心があれば、必ず「下手な鍼師」といわれます。例えば、腹診し合点すれば、治療のイメージがわく場合がありますが、治療イメージが沸かない場合もあります。合点しない場合は、百日、千日と治療しても、治癒しないものです。合点しないときは、ほかの鍼師を紹介し、自分では治療しないほうがよいのです。合点しないけれど、患者さんが裕福だと、一通り治療すれば治らなくても謝礼はもらえるだろうと思い治療にかかるが、元来治らないのであるから効果が出ません。よって、患者さんは「下手な鍼師」と思い、別の鍼師を頼みます。また、重病で、合点いかない状態で、欲心に引きずられて治療に取りかかれば、病気はいよいよ悪化して、死

亡するかもしれない。そのときも「下手な鍼師」と呼ばれる。それは欲心がエスカレートしたことが原因です。

人として生まれ、欲心がないという人はいませんが、それでも欲心を嫌うのです。この欲の雲が厚く覆って、澄んだ心鏡を曇らせます。心鏡が曇れば、映って見えるはずの病気が見えにくくなり、生死や病証の善悪も分からなくなるのです。欲の炎が穏やかであれば、心鏡は曇らず、秋の月のように澄んで、病の吉凶や生死の去来をよく知ることができます。この貪りの心が、3つの清浄の第一です。

補注 鍼立とは、鍼師のことです。心境が曇ると、冷静な情報収集ができなくなり、客観的な判断ができなくなるのです。的確な治療もできなくなります。つまり、鍼師として失格なのです。

第3段

和訓 次に瞋恚気、心にある時は、前の如く赤心鏡を暗す。是瞋恚気の出ると云は、愚なる意より出るは、元来、我を立るが故なり。木火土金水の五行と陰陽の二を借出で生ず。皆以て借物也。身の中の五藏六腑、五行に配す。五の物を借得たるが故に、死期に望て、一つ一つ元の方へ返す。然れば、我とすべき物なし。又、頼をなし、千万年とも念べからず。歌に、
「地水火風、集り生る、空な身に、我と頼まん、物あらばこそ」
暫時、生のある間にて、焼ば灰、埋ば土と成からは、我と立べき物なし。
「大水の、先に流るる橡も、身を捨てこそ、浮瀬もあれ」（図3）

意訳　次に瞋りの心があると、やはり心鏡が曇ります。瞋りの心も愚かな心から出るのですが、愚かな心は我を立てることが元になっています。私たちは木火土金水の五行と陰陽を借りて生まれました。五藏六腑も借り物です。五行に配当した5つの物を借りたのですから、死に臨んで一つひとつ元に返すのです。そうすると、我（自分）の物はないことになります。我（自分）を頼むことは、千万年とも思ってはなりません。

歌に「地水火風、集り生る、空な身に、我と頼まん、物あらばこそ」とあります。

命があっても焼けば灰になり、埋めれば土となるからには、我とみなすべきものはありません。

また、「大水の、先に流るる橡（図3）も、身を捨てこそ、浮瀬もあれ」とあります。

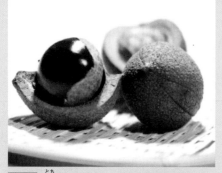

図3　栃殻（外の殻）は軽く、栃の実（中の実）は重い。中の実を捨てて栃殻だけになれば、身は軽くなるので、「浮かぶ瀬もあれ」という

補注　我とは、ここでは有身見（身体や心が自分のものだという勘違い）を指しているようです。その勘違いを捨てることを「身を捨て」といい、そうすればすがすがしく、セイセイするので「浮瀬もあれ」というのでしょう。

「地水火風〜」は、地・水・火・風の4元素が集まって生成した、このはかない身体に、自分の所有物はありはしない、という意味です。地・水・火・風は仏教では四大といいます。

「大水の〜」とは、激しい流れでもがいている栃の実も、中身を捨てれば、その苦しみから抜け出せるのに、という意味です。良いアドバイスをもらっても、なかなか自分を変えられないものです。こういうことを身を捨てられない栃殻というのでしょう。

第4段は前回（2019年12月号）で取り上げましたので省略し、次回は第5段〜第7段について解説します。

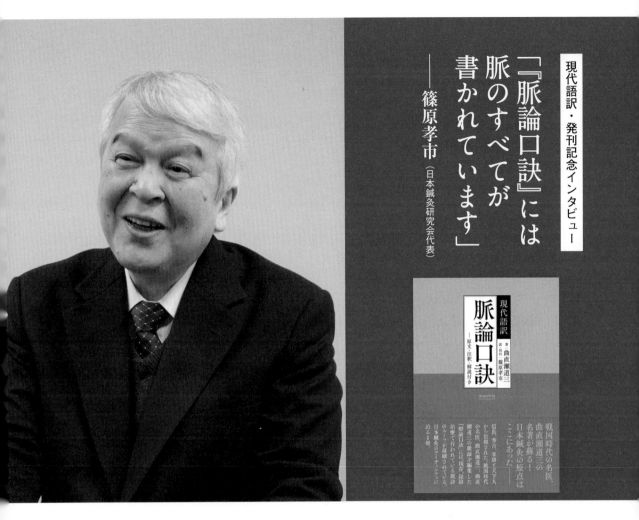

現代語訳・発刊記念インタビュー

「『脈論口訣』には脈のすべてが書かれています」

——篠原孝市（日本鍼灸研究会代表）

戦国時代の名医、曲直瀬道三による『脈論口訣』の現代語訳が2019年12月1日に発刊された。「日本脈学の頂点」（本書の「はしがき」より）ともいうべき『脈論口訣』は、道三の4つの著作と、それ以外の中国医書や脈書からの引用で構成され、道三の死後、1683（天和3）年に出版されたもので、現代語訳は本書が初めてとなる。臨床ではどのように活用できるのか。現代語訳に加えて、注と解説を執筆した篠原孝市氏に聞いた。

（聞き手・photo：編集部）

脈の基本から応用までを網羅

——『脈論口訣』を現代語訳することになったきっかけは、2018年8月10日の経絡治療夏期大学です。篠原孝市先生の『脈論口訣』の講義が非常に実践的な内容で、すぐに治療に使えると思いました。講義が終了した直後に「現代語訳をやりませんか」と打診させていただきました。

篠原 あのときは突然のことで驚いて、いったん「考えさせてください」とお答えしました。検討に少しお時間をいただいたのは、かなり大変な仕事になるだろうという予感があったからです。『脈論口訣』は全5巻ですが、原著の分量はさほどでもありません。さらに和文で書かれていますから一見、

簡単そうにみえます。

しかし、現代語訳をするならば、臨床に応用しやすいように、かなりの量の解説と注を付けなければなりません。そうなると、原稿の作成には膨大な時間がかかります。『脈論口訣』を長年読んできて、講義の題材にも使ってきたからこそ、その大変さは想像できました。

それでも、私の師匠筋にあたる井上恵理、井上雅文両先生にかかわりの深い古典ですし、私がやらなければ誰かがいずれやる仕事です。それならば、自分がやったほうがよいのではないかという思いがありました。

そして、何よりも『脈論口訣』は経絡治療のルーツともいうべき書物です。これまで現代語訳がされてこなかったのは、あまりにもポピュラーであるがゆえに、盲点となっていたのでしょう。現代語訳に解説や注を付ければ、現在の臨床家の方々に大き

な力になるという確信があったため、引き受けることにしました。

しかし、実際に取りかかってみると、予想以上の大変さでしたね。訳は1年で完了する予定でしたが、実際には14カ月を要しました。山登りでいえば3000メートルくらいかと思ったら、6000メートルはあった。今、作業を振り返ってみて、そんな感想を持っています。

―― 本書は、上段に原文の影印を載せ、下段に現代語訳、解説と注が付いている構成です。ページを開くと古典特有の難解さを感じる読者もいると思います。臨床にどんなふうに生かせますか。

篠原　5巻分が1冊にまとめられていて、第1〜3巻では、脈にまつわる基本的な事項が記載されています。まずはここをよく読んでもらうと、脈診で何を重要視すべきかが分かります。浮脈や沈脈とは、どんな脈なのか。六部の脈診や人迎気口の脈状診

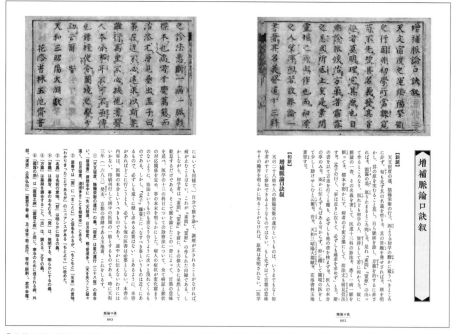

『現代語訳 脈論口訣』では、上段に原文の影印、下段に現代語訳、解説と注が掲載され、原文とともに学べる誌面になっている

では、どこを観るのかなど、脈を診るときの基本的なポイントをつかめるんですね。そして続く第4〜5巻は、臨床的にさらに踏み込んだ内容になっています。小児や妊産婦への脈診と臨床についても解説されているほか、漢方や養生法、灸法にまでテーマは広がりをみせていきます。

臨床で使える個所を具体的に挙げていくならば、例えば、第3巻の「諸病生死の脈」（本書p.153）では「中風と中気が混じっている場合は、脈は必ず浮で、時に結脈がある」とあります。中風、つまり、風があたったときに、どういう脈状がよくて、どういう脈状がよくないかが説明されています。ほかの要因が加わったときに脈がどうなるかも含めて、これから大いに臨床化されるべきところだと思います。

第4巻の「七伝間蔵の事」（本書p.265）では「心肝肺脾腎の五蔵を、五行の運行に従って互いに他を生じる関係で見ていくと、七度伝わるものである。互いに他を生じて七度目には、当該の蔵は二度他を生じることになる」とあります。一読すると難しそうですが、これは患者さんの症状が変化していくとき、どんな枠のなかで変わっていくのかを説明しています。五臓を引き合いに出しながら解説が展開されるので、ここが理解できれば、症状によって脈がどう移っていくかが分かります。臨床的にも重要なところです。

第5巻の「医家の必用」（本書p.272）のなかにも、「病人が暗いところを好むのか、明るいところを好むのかと問うべきである」（本書p.274）と、非常に興味深い話が書かれています。私は往療をするとき、患者さんがどういう部屋に寝ているのかを必ず確認します。患者さんが寝ている部屋が、明るいか暗いかで、予後が全く違うんですね。

「往療では、患者の寝ている場所をまず観る」ということは、師から教わりました。そのもとは『脈論口訣』だったわけです。「医家の必用」では、食事についても言及されていて、「飲み物、食べ物については、熱いものを好むか、または冷たいものを好むか、冷水を飲むかと問い……」（本書p.274）と書かれています。問診時の情報をどう古典的な治療に反映させられるかを理解できます。

また「あらゆる病のうち、夜間に増悪し、昼間に安静になるものは、陰の有余である」（本書p.275）は、心あたりのある臨床家が多いのではないでしょうか。「いつ痛みますか」と患者さんに尋ねると「いつも痛いです」という答えが返ってきやすいですが、よく聞き出せば、寝る時間が近づくにつれ、痛みが増強していることが少なくありません。その場合、痛みは治りにくいです。そうした日々の臨床経験で感じていることが、『脈論口訣』には多く書かれています。

——『脈論口訣』では、脈と症状の関係についても幅広く書かれていますね。

篠原　そうですね。具体的な症状と脈状の両面から考えることの大切さを『脈論口訣』は教えてくれます。風邪を引いていれば、脈は浮いていることが多い。そんなときは「風邪を引いていますか」と問診で情報を集めながら、患者の病態を見極めていきます。風邪を引いていれば、脈が浮いて、かつ、一呼吸6度打つくらいに速くても、そんなに問題はありません。そうではなく、もし、風邪も引いていないのに、そういう脈状ならば、状態はよくない可能性があります。同様に「肩こり」という症状は同じでも、一呼吸で4度程度の脈を打つ場合と、6〜7度も脈を打つ場合では、治りがまるで違ってきます。後者は、患者の身体の消

耗が激しいと考えられます。

鍼灸マッサージ院には、運動器疾患の患者さんが多く訪れます。しかし、それはイコール重篤な患者さんが少ないということではありません。むしろ、深刻な症状が運動器疾患として現れることが多いです。だからこそ、病態をできるだけ正確に把握することが、臨床家には求められています。そのためには、脈の状態と実際の症状を照らし合わせなければならず、そのためのヒントが『脈論口訣』には散りばめられています。

第3巻の「七種の死脈」(本書p.150)では、死脈についても多くの誌面が割かれています。ホスピスなどで治療経験のある臨床家にとっては、現場での実感が裏づけられるような記載もあるのではないでしょうか。

そんな具合に、『脈論口訣』で臨床的に有用な箇所は挙げ始めれば、キリがありません。『脈論口訣』の読み方一つで、寸関尺の位置が変わり、診察や治療まですべてが変わっていきます。臨床の現場でぜひ生かしてもらいたいと思います。

無数の中国医書が持つ重厚さを感じてほしい

—— 『脈論口訣』の著者、曲直瀬道三について、篠原先生は「脈診の創始者であり、大成者だった」と書かれています。曲直瀬道三は、どんな人物だったのでしょうか。
篠原　曲直瀬道三が活躍した戦国時代より少しさかのぼって、お話ししましょう。日本の医学は、700年頃から中国の隋唐医学の模倣というかたちで始まります。遣隋使や遣唐使を介して、さまざまな文化を取り入れるときに、医学も一緒に入ってきたのですね。そんななかで編纂されたのが、現存する日本最古の医書『医心方』(984年)です。これは、隋唐医学が浸透した平安時代の中期に、鍼博士であった丹波康頼が『諸病源候論』『千金方』などの隋唐の医書を引きながら、医療全体について述べたものです。

しかし、『医心方』以降、中国から取り入れた隋唐医学は次第に形骸化していきます。医学のレベルが低下していくなかで、平清盛が台頭する平安時代の後期頃から、僧侶が医師として活躍し始めます。いわゆる「僧医」ですね。鎌倉時代の梶原性全はその代表的な人物です。

その後、僧医は中国へも留学し、1400〜1500年頃から、従来の隋唐医学とは異なる、明の最新医学を日本に持ち帰ります。その一人が医師の田代三喜で、曲直瀬道三の師にあたります。

京都の寺院にいた曲直瀬道三は、関東の田代三喜のところで学び、明の最新医学を習得し、京に持ち帰ります。明の医学はこれまでのものと何が違うのか。明以前の隋唐医学や宋医学は、症状に応じた経験医学であり、「頭痛ならば、こうすればいい」といった治療です。一方、同じ頭痛でも風邪からくるものもあれば、ストレスからくるものもあり、おのずと治療も変わってくる、というのが、明の時代の医学です。つまり、病態は構造を持ち解析されるべきもので、病態に適した治療が行われるべきだとする考え方です。

病態を察知して判別して治療する——、これを「察証弁治」と呼びます。中医学でいう弁証論治ですね。これを日本で確立したのが、曲直瀬道三なのです。

道三は、田代三喜から学んだ明の医学をもとに、湯液・鍼灸・脈診のすべてを一人で総ざらいして、医学理論を確立します。

そして『啓迪集』『薬性能毒』『百腹図説』『鍼灸集要』『黄素妙論』『雲陣夜話』『切紙』など多くの著作を著したばかりか、教育機関を設立して、後進の育成にも励みました。さらに、政治的なパイプも持っており、まさに一世を風靡したスーパードクターといっていいでしょう。道三が「日本の医学の中興の祖」と呼ばれるゆえんです。

——『脈論口訣』の刊行は1683年で、道三が亡くなった1594年よりあとのことになりますね。

篠原　道三の死後しばらくは、道三の弟子たちが力を持ちました。道三の養子で2代目の曲直瀬玄朔までは、一門の勢いもありましたが、その後、次第に医学的影響力を失っていきます。『脈論口訣』はそんなときに道三の脈書や医書のなかに見られる脈法部分を集大成して再編するかたちで出版されました。

なぜ、この時期かといえば、1615年に大阪夏の陣が終わると、江戸幕府が全権力を掌握して、1660年代以降になると戦国時代はもはや遠くなっていました。だからこそ、リバイバルブームのような機運があり、織豊時代から江戸初期頃に書かれた本がこの頃に多く刊行されています。江戸初期の流派である扁鵲新流の『鍼法秘伝鈔』や匹地流の『大明琢周鍼法一軸』『大明琢周鍼法抄』といった鍼灸の書籍が刊行されているのも、その流れの一環です。『脈論口訣』もそんななか刊行され、たちまち人気となったようです。

『脈法手引草』を読んだという治療家の方もいるでしょう。ただ、『脈法手引草』には『脈論口訣』ほどの迫力はない。その理由は、出版された時期が関係しています。『脈法手引草』が出たのは、『脈論口訣』が発刊されてから約100年後の江戸中期後半ですが、その頃は脈診自体が廃れていました。代わりにメジャーになっていたのが腹診です。それに比べて『脈論口訣』の発刊時は、まだ脈診が盛んに行われていました。曲直瀬家の勢力が失われているなかでも、『脈論口訣』が多くの人に読まれたのは、そんな背景もあります。

その『脈論口訣』が、今こうして令和の時代に現代語訳が出されて日の目を見るのは、何か感慨深いものがあります。

——発刊が予定より遅れたものの、第47回日本伝統鍼灸学会学術大会には間に合い、先行販売をすることができました。学会では、「脈診と経絡治療について」と題して、篠原先生と浦山久嗣先生の特別対談が行われ（p.180参照）、多くの参加者から本への反響もいただきましたが、どんな読者に『脈論口訣』を読んでもらいたいですか。

篠原　それはもうずばり脈に触れて治療を行う、すべての臨床家です。日本の脈書の訳注本として、これ以上のものは、おそらく二度と出ないでしょう。『脈論口訣』のバックにある、膨大な中国の明代までの無数の中国医学書が持つ重厚さをぜひ感じてみてください。

細かい典拠の調査や、難解な語句の解釈などについては、できる限りクリアしたつもりです。あとは読者の皆さまそれぞれが、臨床と結びながら、発展させてくれることを願っています。

篠原孝市氏による脈診の実践を、医道の日本社のYouTubeチャンネルにて、動画で解説している。
https://www.youtube.com/playlist?list=PLw2KJNBjRAD1g9HihR3q5ixahNbCtJGeC

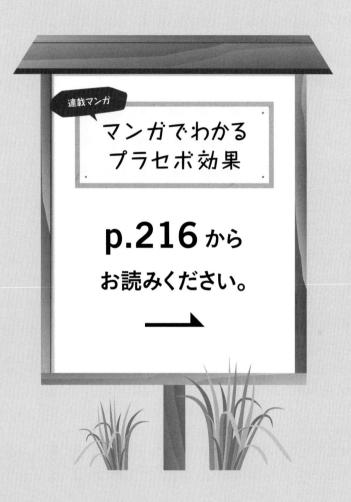

「プラセボと知っていても効果はあらわれる」という現象はここでも観察されたのです。

さて、変雀和尚が少し難しい用語を使ったので、簡単に説明しましょう。自然軽快は、病気が自然に治癒したり時間経過とともに症状が改善したりすることです。平均回帰（または平均への回帰）は、最初に測定した検査値や成績などが極端に高い低い人について、次に測定すると平均に近い値に近づいていることが多いという現象です[2]。しばしば「この治療には○○値が高い場合は低く、低い場合は高くする調整作用がある」と結論している論文を見かけますが、平均回帰を考慮に入れて解釈しなければなりません。ホーソン効果というのは、研究対象として観察されると普段と行動が異なるため、結果に影響を与えてしまう現象です[3]。例えば、耳つぼダイエットの臨床試験で被験者に体重や食事内容を日記に記録させると、間食が少なくなって非施術群でも減量が見られるかもしれません。

プラセボ群で見られる改善はいわゆる「見かけ上のプラセボ効果」[4]であり、無治療群（プラセボも与えられていない）でも見られる自然軽快、平均回帰、ホーソン効果などを含んでいるので[5]、効果が大きく見えます。野瀬坊の「プラセボ対照群で具合が良くなるのはすべてプラセボ効果のおかげ」という説明は、この意味において正確ではないのです。「真のプラセボ効果」を知るためには厳密な定義や要因分類をしなければなりませんが、少なくとも無治療群で見られた症状改善を差し引く必要があります[4]。

さらにいえば、無治療群で見られた症状改善を差し引いたとしても、この「真のプラセボ効果」は偽薬を与えられたことによる改善だけでなく患者と治療者の交流による改善[6]も含んでいる場合があります。治療者が患者に会って対話をすると、その効果も上乗せされるのです。「偽薬を与えられたことによるプラセボ効果」の大きさだけを知りたい場合は、治療者が無治療群の患者にも会って同じくらい時間をかけて対話する必要があります。

なお、プラセボ群で見られるすべての改善をひっくるめて「プラセボ反応」（placebo response）、脳内の神経生理学および心理学的なプラセボ効果メカニズムによって生じる変化のみを「プラセボ効果」（placebo effect）と呼ぶ場合もあり[7]、臨床研究者は前者の、神経科学者や心理学者は後者の定義を用いるそうです[8]。しかし、本シリーズは入門編ですから他の入門書にならって「反応」も「効果」も互換的にとらえ[9]、原則として「プラセボ効果」と呼んでいます。

◆ 参考文献

1. Kam-Hansen S, et al. Altered placebo and drug labeling changes the outcome of episodic migraine attacks. Sci Transl Med 2014; 6: 218ra5.
2. Bland JM, et al. Some examples of regression towards the mean. BMJ 1994; 309: 780.
3. Sackett Catalogue of Bias Collaboration, Spencer EA, Mahtani K, Hawthorne effect. In: Catalogue Of Bias 2017: https://catalogofbias.org/biases/hawthorne-effect/
4. Ernst E, et al. Concept of true and perceived placebo effects. BMJ 1995: 311: 551-3.
5. Morral A, et al. Placebo effect and therapeutic context: a challenge in clinical research. Med Clin (Barc) 2017; 149: 26-31.
6. Hróbjartsson A. What are the main methodological problems in the estimation of placebo effects? J Clin Epidemiol 2002; 55: 430-5.
7. Evers AWM, et al. Implications of placebo and nocebo effects for clinical practice: expert consensus. Psychother Psychosom 2018; 87: 204-10.
8. Benedetti F, et al. Increasing uncertainty in CNS clinical trials: the role of placebo, nocebo, and Hawthorne effects. Lancet Neurol 2016; 15: 736-47.
9. Benedetti F. A modern view of placebo and placebo-related effects. In: Placebo effects: understanding the mechanisms in health and disease. Oxford University Press. 2009: 19-61.

プラセボ群における症状改善は
プラセボ効果だけでなく
自然軽快その他の
総和によるもの

プラセボ効果は薬のラベル表示の影響を受けます。片頭痛治療薬リザトリプタン（商品名マクサルト）と偽薬（プラセボ）を用いた興味深い臨床研究を紹介しましょう。[1]

18歳以上の片頭痛を繰り返す66人に発生した7回の片頭痛発作を検討対象としました。1回目の発作時は服薬させないで痛みの強さを記録しました。残りの6回は、①表示は「マクサルト」で中身もマクサルト、②表示は「プラセボ」で中身はマクサルト、③表示は「マクサルトまたはプラセボ」で中身はマクサルト、④表示は「マクサルト」で中身はプラセボ、⑤表示は「プラセボ」で中身もプラセボ、⑥表示は「マクサルトまたはプラセボ」で中身はプラセボ、という6つの封筒が与えられ、頭痛発作ごとに決められた順序で封筒の中の薬を服用するよう指示されました。封筒①～⑥の順序は8パターンあり、誰をどのパターンにするかはランダムに割り当てられました。主要評価項目は頭痛発生30分後（服薬時）と2・5時間後の疼痛スケール（無痛0～最悪10）の変化です。

その結果、発作の2・5時間後（服薬してから2時間後）の頭痛の平均軽減率は、①は51・5%、②は36・1%、③は53・5%、④は24・6%、⑤は14・5%、⑥は22・7%でした。[1] このことから、「プラセボ」と表示したマクサルトの効果は弱まり（②）、「マクサルト」と表示したプラセボの効果は強まる（④）こと、そして、マクサルトである可能性が残されている状況⑥で服用すると「マクサルト」と表示したプラセボを服用した場合（④）と同じくらい効果が得られることがわかります。沙羅は「プラセボかもしれないが実薬（本物）かもしれない」という状況でプラセボを服用したので、この試験結果[1]に当てはめれば⑥ということになります。つまり、望みがある限りプラセボ効果は高く保たれるのです。

しかし、本物である可能性がゼロであっても、何も服用しないよりは頭痛が楽になります。服薬しないとき（頭痛発作1回目）は2・5時間後に頭痛が15・4%増悪していましたが、「プラセボ」と表示されているプラセボを服用⑤すると14・5%軽減していました。すなわち、第2回で学んだ

05

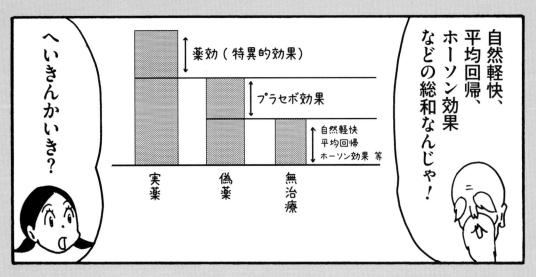

自然軽快、平均回帰、ホーソン効果などの総和なんじゃ！

薬効（特異的効果）

プラセボ効果

自然軽快
平均回帰
ホーソン効果　等

実薬　　偽薬　　無治療

へいきんかいき？

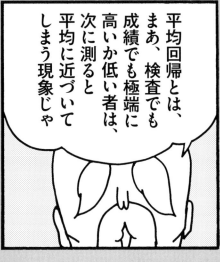

平均回帰とは、まあ、検査でも成績でも極端に高いか低い者は、次に測ると平均に近づいてしまう現象じゃ

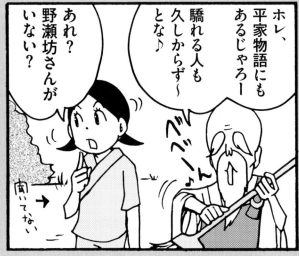

ホレ、平家物語にもあるじゃろー

驕れる人も久しからず〜とな♪

べべべん♪

あれ？野瀬坊さんがいない？

聞いてない→

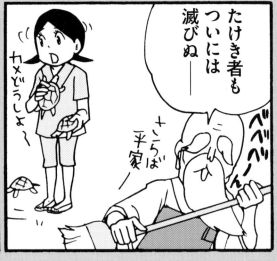

たけき者もついには滅びぬ——

べべべん〜

さらば平家

カメどうしょ〜

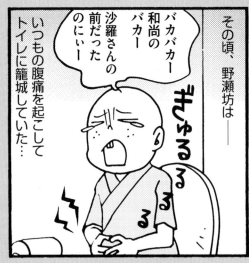

その頃、野瀬坊は——

バカバカー和尚のバカー沙羅さんの前だったのにぃー

ぎゅるるる

いつもの腹痛を起こしてトイレに籠城していた…

04

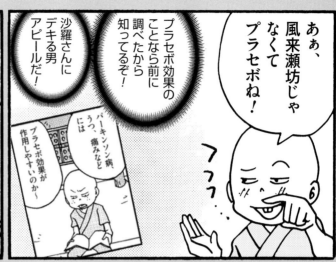

あぁ、風来瀬坊じゃなくてプラセボね！

プラセボ効果のことなら前に調べたから知ってるぞ！

沙羅さんにデキる男アピールだ！

パーキンソン病、うつ、痛みなどには……
プラセボ効果が作用しやすいのか──

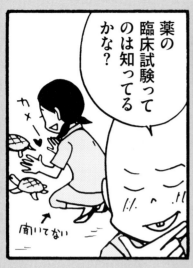

薬の臨床試験ってのは知ってるかな？

カメ〜♥

↑向いてない

偽薬を飲ませた「プラセボ対照群」でも具合が良くなるんだけど

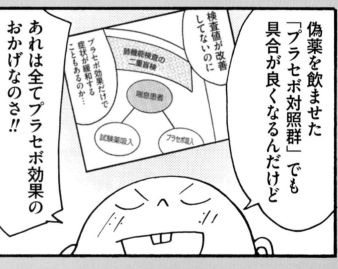

検査値が改善してないのに

プラセボ効果だけで症状が緩和することもあるのか…

肺機能検査の二重盲検

喘息患者

試験薬吸入　プラセボ吸入

あれは全てプラセボ効果のおかげなのさ!!

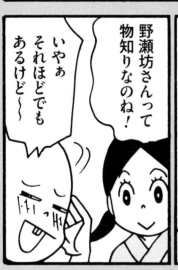

野瀬坊さんって物知りなのね！

いやぁそれほどでもあるけど〜

よく調べたようだがちょっと違うのう

和尚…!!

さっきのは腹話術!?

ヤッホー

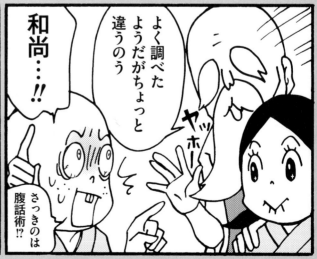

よいか？プラセボ対照群で見られる症状改善はプラセボ効果だけではないんじゃ

ガリガリ

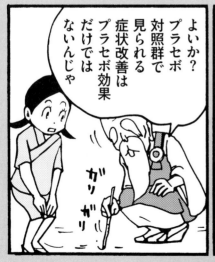

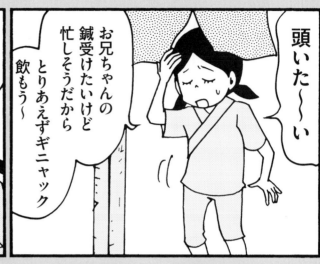

頭いた〜い

お兄ちゃんの鍼受けたいけど忙しそうだから とりあえずギニャック飲もう〜

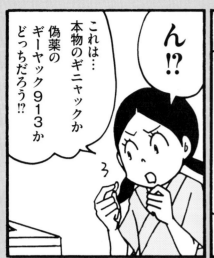

ん!?

これは…本物のギニャックか 偽薬のギーヤック913か どっちだろう!?

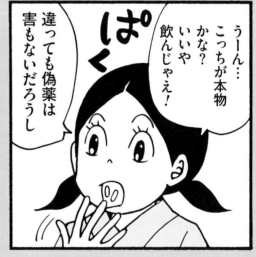

違っても偽薬は害もないだろうし

ぱく

うーん…こっちが本物かな？いいや飲んじゃえ！

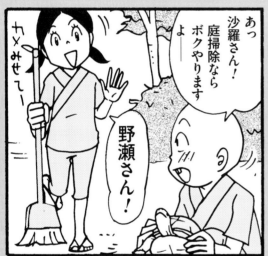

あっ沙羅さん！庭掃除ならボクやりますよ〜

野瀬さん！

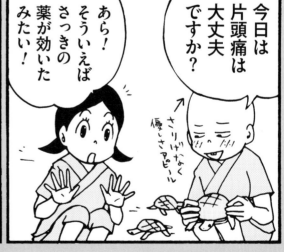

今日は片頭痛は大丈夫ですか？

あら！そういえばさっきの薬が効いたみたい！

さりげなく優しさアピール

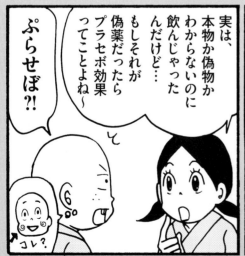

実は、本物か偽物かわからないのに飲んじゃったんだけど…もしそれが偽薬だったらプラセボ効果ってことよね〜

ぷらせぼ?!

コレ？

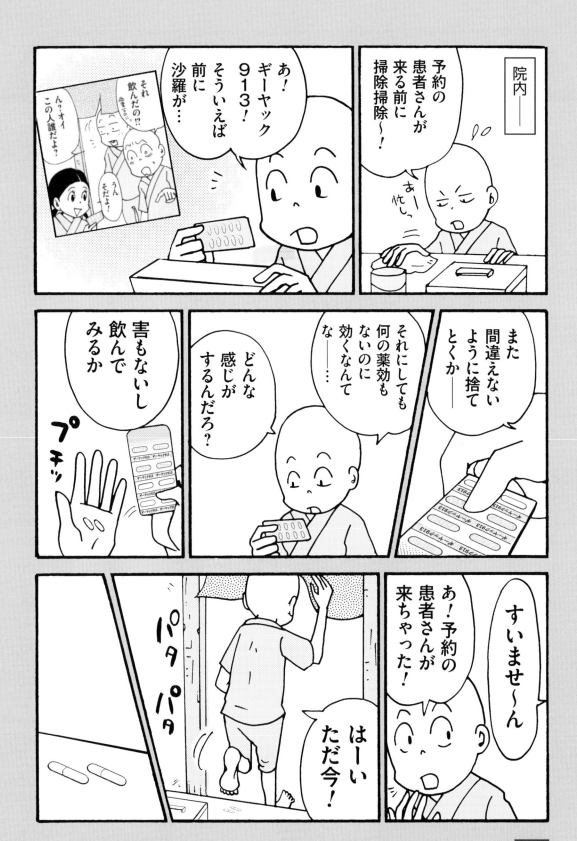

連載マンガ

マンガでわかる プラセボ効果

さまざまな場面で生じる「プラセボ効果」。
新たな知見とともにそのイメージや可能性も変わってきました。
本連載でプラセボ効果を正しく理解しましょう。

第10回

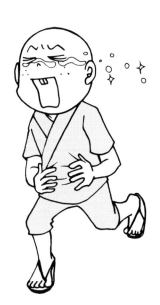

本物か？
ニセモノか？
望みが残って
いるならば…

監修・解説：山下仁
絵：犬養ヒロ

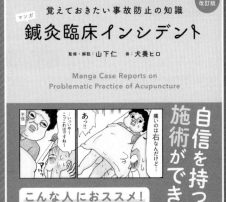
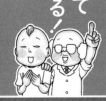
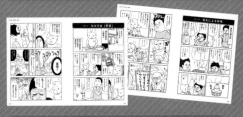
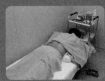

鍼灸字源探検
― 白川静の漢字世界と中国医学の知 ―

◆　◆　◆

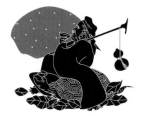

久保裕之
（立命館大学白川静記念東洋文字文化研究所）
イラスト：金子都美絵

第11回 「血・津」など

今回は、体外に現れるものを表現した漢字をテーマに、お話ししたいと思います。体外に現れるものにはいろいろな形態がありますので、特定の漢字で系統を持つものではありませんが、大切な要素なので、できる限りまとめていきます。

まずは頭部の「髪」から。昔、養毛剤のテレビコマーシャルで「抜け始めて分かる、髪は長〜い友だち」というものがありましたが、その解釈は半分合っています。第9回で「鬚・髭・髯」を挙げましたが、字形からすると「髪」もそれと同じ系統です。共通する「髟」は、日本では「かみがしら（髪頭）」といい、成り立ちはやはり「長＋彡」です。「長」は甲骨文からあり、「𢆶」という形です（**図1**）。これは杖をついた長髪の老人の形で、氏族の長老や単に「ながい」ことを表す字だったのですが、後に意味が拡大して「としをとった」「すぐれる」「かしら、おさ」という意味を表すようになりました。「彡」は第8回で「顔」について紹介したときに「色彩の鮮やかな様子」と説明しましたが、ここでは「髪の毛が長い

様子」です。下の部分は本来、「友」ではなく「犮」です。「抜」も正字の旁は「友」ではなく「犮」です。「髪」の金文は「𩠐」で、「犮（磔にされた犬）」と「首」からできていて、もともとは犬を犠牲にして災いを祓う儀式と考えられています。後に漢字の構造が変わり、「髟」＋「犮（ハツ・バツ）」という形声の字になり、「かみ、かみのけ」を表すようになりました。

「毛」は金文「𦬼」からその存在を確認する

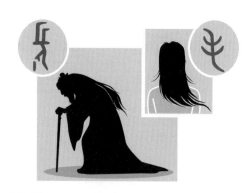

図1 図左の「長」は杖をついた長髪の老人の形から、図右の「毛」は毛の生えている様子からなる

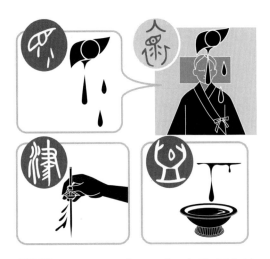

図2 体外へ現れる「なみだ」の象形（図左上）は、死者が身につけている装束の上に涙がこぼれている様子を表した金文「𤖅」（図右上）のなかに存在する。「津」（図左下）は手で持った治療用の針と津液が染み出した様子、また「血」（図右下）は神への犠牲の血を器に受け止めている様子からなる

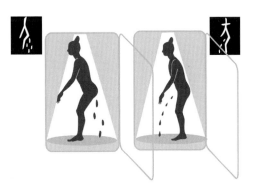

図3 甲骨文に見られる「屎」（図左）と「尿」（図右）。わずかな違いだが実に分かりやすい

ことができます。毛の生えている様子です。草の生える様子にもたとえられるので、「不毛」という言葉があります（**図1**）。「尾」は甲骨文「𡰣」からありますが、人間にしっぽはないので、猿のような動物の姿と思われます。

　ほかにも、身体からはさまざまなものが出てきます。液体では、全身から出てくるのは「汗」、目から出てくるのは「涙」、口から出てくるのは「唾」、そして鼻から出てくるのは「洟」です。「汗・洟」は篆文「𣽯・𣻂」から見られますが、「干・夷」は音符です。「唾」の「垂」は篆文の「𡍩」を見ると、草花などがしおれ、垂れている様子であることが分かるので、「口から垂れるもの」ということでしょう。

　「涙」は形声の字ですが、異体字には「泪」があり、これは会意です。分かりやすいですね。実は「なみだ」という字には象形もあります。「𡆯」という字で、甲骨文からあり「𤓰」という形です。まさに目から涙がこぼれています。実はこの字は「懐（懷）」に隠れてい

るのです。金文「𤖅」は、死者が身につけている装束の上に涙がこぼれている様子で、故人を「なつかしむ」ということです。「津」はもともと「津液」のことで、篆文「𣸷」に見られますが、「聿」が治療用の針である「辛」を手で持った形で、「彡」はここでは染み出した津液のことです。

　ところで、「血」と「皿」が似ているのを不思議に思ったことはないでしょうか。実はこれも系統の字です。「皿（𓉞）」は器の象形ですが、「血」は甲骨文「血（𓏲）」を見ると分かるでしょうか。「皿」の上にポツンとある「ノ」がまさに血で、これは神への犠牲の血を器に受け止めている様子なのです（**図2**）。

　さらに、身体から出てくるものといえば、排泄物も重要です。これもやはり甲骨文からあり、「𡰣」「𡰣」です。これは現在では「屎」「尿」という字になります。身体の後ろと前、実に分かりやすいですね（**図3**）。大便が「米」になるのも変な話ですが。

　尾籠な話になりました。次回は古代から現代まで治療に使われるものとして大切な、「火」の系統についてお話しします。

※古代文字資料は「白川フォント」（立命館大学白川静記念東洋文字文化研究所）、『字通』フォント（平凡社）、「小学堂」（台湾大学中国文学系ほか共同開発）を使用しています。

❶ 鍼やマッサージによる疼痛治療でストレスをコントロールする統合医療プログラム

【米国FOX8】

　米国オハイオ州のFOX系列テレビ局FOX8は11月5日のニュースで、鍼治療などの代替医療を活用した疼痛治療によって心身のストレスをコントロールする大学病院の統合医療プログラムを紹介しました。

　ニュースでは、オハイオ州の大学病院が導入している、鍼治療やマッサージ治療などの代替医療と通常の治療を組み合わせた統合医療によって疼痛を管理する治療プログラムについて伝えています。この治療プログラムは、ストレスの原因を正確に診断することで、ストレスによる痛みを感じた際に鍼治療などによってストレスをコントロールできると紹介されています。実際に、長期間の疼痛によってうつ状態になっていた女性患者が、鍼治療などの全身的なアプローチを治療に組み合わせたことで心身ともに健康に過ごせるようになったと報じています。

ニュース映像（1分24秒）

"Stress management helping patients with physical ailments at university hospitals"　FOX8-Nov 5, 2019
「大学病院で疼痛患者向けのストレス管理プログラムを提供」

http://bit.ly/348WoAN

❷ WHOが鍼治療などの中国伝統医学をICD-11に収載したことは誤解を招く

【英国The Guardian】

　英国The Guardianは11月6日付の記事で、欧州の医師団体が世界保健機関（WHO）に対して中国伝統医学の規制強化を訴える提言を行ったことを伝えました。

　記事では、欧州の医師らが結成しているThe Federation of European Academies of Medicine（FEAM）という団体が、「WHOが中国伝統医学を国際疾病分類の第11回改訂版（ICD-11）に掲載する決定で、臨床試験の行われていない危険な生薬や鍼治療が、医療として活用されることになる」といった異論を唱えていることを報じています。

　加えて、FEAMが「一部の生薬には医学的なエビデンスがあるが、その多くはまだ検証されていない。中国伝統医学をWHOが医学として認めたという誤解が広がる」「鍼治療については、これまでの論文で感染などの副作用や有害事象が報告されており、危険がない治療法とは必ずしもいえない」と主張していることも伝えています。

LB JAPAN株式会社代表取締役・日本伝統鍼灸学会理事　中田健吾

記事

"Doctors call for tighter regulation of traditional Chinese medicine" The Guardian –Nov 6, 2019
「医師らが中国伝統医学の規制強化を訴える」

http://bit.ly/2E6rEWA

論文出典：全文閲読可

Chan, M.W.C., Wu, X.Y.,Wu, J.C.Y. et al.Safety of Acupuncture: Overview of Systematic Reviews.
Sci Rep 7.2017;3369:doi:10.1038/s41598-017-03272-0.

https://go.nature.com/34iyTFK

---

❸ 鍼治療はオピオイドに代わる最新の慢性疼痛治療法だ

【米国Forbes】

　米国Forbesは11月13日付の記事で、オピオイドに代わる慢性疼痛治療法として鍼治療を紹介しました。
　記事では、有識者が、読者の質問に答える形式で最新の痛み治療法を解説しています。そのなかで、オピオイドの代替医療についても最新の知見ともに伝えており、鍼治療は薬を使わない有効な物理療法としてエクササイズ療法などとともに紹介されています。記事ではほかにも、増殖療法や肝細胞医療などの最先端医療も取り上げています。

記事

"What Are Some Alternatives To Opioids For Chronic Pain?" Forbes–Nov 13, 2019
「オピオイドに代わる慢性疼痛の代替医療は何でしょうか?」

http://bit.ly/2YEMUfp

---

❹ カナダ・ノバスコティア州では鍼治療家の資格化が喫緊の課題になっている

【カナダCBC News】

　カナダCBC Newsは11月13日付の記事で、カナダのノバスコティア州では鍼治療家の資格制度がなく、治療家の身分や患者の安全が保障されていない事態になっていると報じています。
　記事によると、カナダ国内のブリティッシュコロンビア州をはじめとした5州では、政府による鍼治療家の資格制度が整っている一方、「ノバスコティア州では鍼治療団体がそれぞれ自主的な基準で資格を発行している」と伝えています。記事では、「資格の未整備によって、ノバスコティア州の鍼治療家は身分の安定がないだけでなく、治療行為が性犯罪だと訴えられるケースもある」「鍼治療家の技術レベルが不安定になり、患者が危険にさらされている」と述べています。
　同州政府は今秋にマッサージ治療家の資格制度を導入しており、記事ではこれを参考に、鍼治療家

の資格制度の整備を進めるべきだとも報じています。

記事

"In Nova Scotia, anyone can call themselves an acupuncturist"　CBC News-Nov 13, 2019
「カナダ・ノバスコティア州では誰でも鍼治療家を名乗れる」

http://bit.ly/36qt6z9

⑤ 米国VA病院で提供する鍼治療を拡大する法案が提出される

【米国 WMUR9】

　米国ニューハンプシャー州のABC系列テレビ局WMUR9は11月21日のニュースで、同州選出の上院議員が退役軍人管理局（Veterans Administration：VA）病院での鍼治療の活用を拡大する法案を提出すると伝えました。

　ニュースでは、鍼治療は「VA病院で提供される医療のなかで最も需要のあるものの一つ」であることを紹介。多くの傷痍軍人が慢性疼痛に苦しみ、その治療に用いたオピオイド治療の副作用でさらに苦しめられているなかで、鍼治療の活用が望まれていると伝えています。この法案は、「現在、一部のVA病院内での提供に限定されている鍼治療をさらに拡大して、米国内のすべてのVA病院で資格を持った鍼治療家から鍼治療が受けられるようにするためのものだ」と紹介されています。

ニュース映像（1分37秒）

"Sen. Jeanne Shaheen proposes plan to expand acupuncture services for veterans"　WMUR9-Nov 21, 2019
「上院議員がVA病院で鍼治療サービスを拡大する法案を提出へ」

http://bit.ly/2YPmHv3

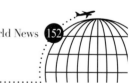

今回の 世界メディアの読み方

World News ⑮

鍼治療人気を利用する各国の政治意図

　記事❶は、疼痛管理をストレス改善やウェルネスの向上と結びつけて行っている米国統合医療プログラムの紹介です。現在、オピオイド禍によって慢性疼痛の管理を最も重要な医療の課題としている米国では、痛みの原因をストレスや全身状態、特に心理的な原因と結びつけるア

プローチが主流となっています（前号参照）。

記事では、こうした米国における疼痛管理の最新動向として、大学病院での鍼治療やエクササイズなどの全身的な治療法を組み合わせた統合医療を紹介しています。

記事❺は、全米のVA病院で鍼治療を受けられるようにする法案が、米国上院に提出されたニュースです。ニュースでは、法案提出の背景として、鍼治療が「VA病院で提供してほしい医療」のトップ3の一角を占めていることや、退役軍人の約6割が何らかの慢性疼痛に悩まされているなか、オピオイドに代わる疼痛治療として鍼治療に対する期待が高まっていることが伝えられています。一方、「全米のVA病院の約6割でしか鍼治療を受けることができない現状を改善するための法案だ」とも報じています。

米国VA病院は、米国オピオイド禍への対応策として鍼治療を積極的に導入してきた経緯があります。今後、この流れがますます加速されることが予想されます。それは退役軍人のなかで鍼治療が人気を博していること、また現場の医療者たちもその効果を実感しているからにほかなりません。

米国メディアでもこの論調は一般的なものです。記事❸は、オピオイドに代わる疼痛治療の最前線を紹介した米国Forbesの記事ですが、鍼治療はエクササイズ治療や理学療法とともに、代替医療のトップに紹介されています。さらにこの記事では、増殖療法や幹細胞療法といった最新の現代医学技術を用いた疼痛治療が鍼治療をはじめとした代替医療と並列で紹介しているのが興味深い傾向です。一方、鍼治療の慢性疼痛への効果が一般的になっているなか、中国の政治的な目的による中国伝統医学の促進が批判の対象になっています。

記事❷は、世界保健機関（WHO）が中国伝統医学を国際疾病分類の第11回改訂版（ICD-11）に収載したことによる誤解を危惧した、欧州の医師団体の主張を紹介しています。この主張の裏には、鍼灸などの中国伝統医学がICD-11に収載されたことを拡大的に解釈して、中医学を現代医療の標準医療として広めたい中国の意図に対する懸念があることが想像されます。記事では、実際に市場で伝統医学に基づいた医薬品が、あたかもWHOに認められたものとして流通している状況も紹介しています。一方、ICD-11収載の本来の目的である伝統医学の検証データの収集については、「今後、鍼灸などの伝統医学を広く活用していくためのエビデンスの確立として有益だ」とも述べています。

鍼灸治療の普及過程では、エビデンスの確立と同様に資格制度の確立も問題になります。記事❹は、カナダの鍼治療資格に関する話題です。同国ノバスコティア州では、「鍼治療家の資格制度が未整備であり、最悪の場合、患者に性的暴行を加えたとして訴えられるケースもある」と伝えています。記事では、同国の鍼治療人気の高まりに応えるために、ブリティッシュコロンビア州をはじめとした5州で、州政府による鍼師の免許が整備されていることも伝えています。

米国では、患者や社会全体で鍼灸治療の効果が広く認識されることで、それに呼応する形で医学的なエビデンスが求められるようになっており、そのエビデンスによってさらに医療現場での普及が進んでいることが分かります。また同時に「そうした効果のある鍼灸治療を誰が行うのか」という問題が生じてきます。エビデンスに基づき、確かな技術を習得した鍼灸治療を実践可能な医療者であることを証明する資格制度や教育制度が、今後の世界における鍼灸治療の普及に欠かせなくなるでしょう。

論文から読み解く科学的知見 **鍼灸ワールドコラム**

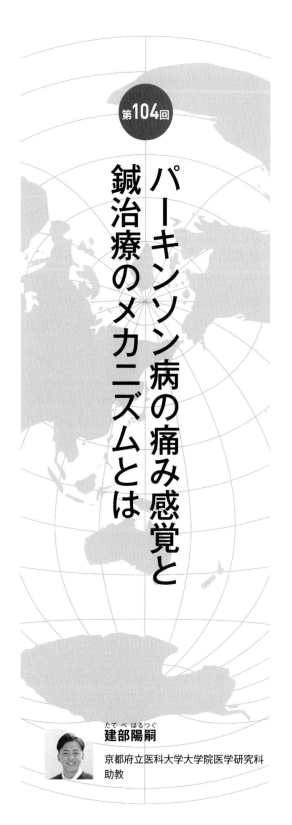

第104回

パーキンソン病の痛み感覚と鍼治療のメカニズムとは

たて べ はるつぐ
建部陽嗣
京都府立医科大学大学院医学研究科
助教

鍼による脳の機能的な変化を測定

パーキンソン病（PD）は、10万人に約100人～150人（1000人に1人～1.5人）、60歳以上では100人に約1人（10万人に1000人）の罹患率であり、高齢者に多い疾患であるため、人口の高齢化に伴い患者数は増加している。PDは、振戦、動作緩慢、筋強剛、姿勢保持障害を主な運動症状とする病気ではあるが、非運動症状も多く出現する。そのなかでも、PD患者の多くが痛みを抱えている。そのため、鍼灸治療に期待しているPD患者は多い。筆者も過去に、PD患者に対する臨床研究を行った際、多くの患者が痛みを有しており、鍼治療によって症状の改善が得られることを報告している[1]。

痛みは、感覚だけでなく感情面も含めた複雑な体験である。感覚要素に加えて、即時的・長期的な情動の要素がかかわっており、それに関与する脳領域、痛み情報の経路が異なる。これについては、本コラム第5回でも紹介した[2]。では、PD患者の痛み感覚に対する鍼治療のメカニズムは、どのようなものなのだろうか。2019年10月、台湾にある長庚記念病院国際医療センターのYuらによって、「Acupuncture Effect and Mechanism for Treating Pain in Patients With Parkinson's Disease.（パーキンソン病患者の痛み治療における鍼の効果とメカニズム）」と名付けられた論文が発表された[3]。PD患者に対する鍼治療効果に加えて、安静時機能的磁気共鳴画像法（rs-MRI）を用いて脳の機能的活動を記録し、痛みの根底にある神経メカニズムを探索している。PD患者に鍼治療を行い、PD患者の痛みに対する鍼治療の機序に迫ったのである。

鍼治療後も持続した運動症状と痛みの改善

長庚記念病院国際医療センターの脳神経内科外来に来院したPD患者を対象とした。選択基準は、(1)孤発性PDである、(2)King's Parkinson's Disease Pain Scale（KPPS）の合計スコアが0点でないことである。KPPSはPD患者の痛みを評価するために最近開発された評価法である。逆に、除外基準は、MMSEスコアが24点未満、3カ月以内の鍼治療経験、PDとは無関係の痛みを引き起こす障害（術後の痛みなど）、出血、凝固異常、皮膚感染症など、鍼治療に適合しない状態などである。

PD患者の臨床状態を評価するために、(1)KPPS、(2)VAS、(3)ベックうつ病調査表II（BDI-II）、(4)パーキンソン病睡眠スケール2（PDSS-2）、(5)PDQ-39（PD患者用QOLスケール）、(6)UPDRS（PDの国際的評価基準）、(7)MMSE（認知機能評価）の調査票を評価した。

まず、すべての患者が、最初の評価とrs-fMRI検査を受ける。鍼治療を希望する患者は鍼治療群（9人）に、希望しない場合はコントロール群（7人）として登録された。そして、鍼治療群に割り振られた患者は1〜3回／週の鍼治療を計16回受ける。両群ともに、最初の検査後10〜14週間後に2回目の評価を受けた。すべての患者は、研究中に同じ抗パーキンソン病薬を維持した。鎮痛薬は、通常の臨床に従って処方され、主なものは非ステロイド系抗炎症薬（NSAID）であった。両群ともに、研究中に、より多くの鎮痛薬を要求した患者はいなかった。

鍼治療群のPD患者のみ、鍼治療の長期効果をみるために、鍼治療を終えた3カ月後に3回目の評価を行った。ただ、2人の患者は鍼治療の継続を主張し、1人の患者は抗パーキンソン病薬の副作用により評価できなかったため、6人のPD患者で評価を行った。

鍼治療部位は、百会（GV20）、Shen Guan（陰陵泉SP9の下1.5寸）、陽陵泉（GB34）の3つの経穴である。Shen Guanは董氏奇穴であり、「腎気の欠乏」に用いられ、しびれなどの感覚障害にも用いられる。0.30×40㎜の鍼を用い、刺入深度は約5−10㎜、患者に得気を与えたのち、30分間置鍼した。

研究開始時、痛みの重症度（KPPS、VAS）、疾患期間、運動症状（UPDRS-III）、レボドパ量、心理的側面（BDI-II、PDSS-2、PDQ-39）、認知機能（MMSE）に関して、両群間で有意な差はみられなかった。鍼治療後には、KPPS（−46.2%、P = 0.023）およびUPDRS（−21.6%、P = 0.005）の値が有意に減少した。BDI-II、PDSS-2、PDQ-39、MMSEには有意な差はみられなかった。3カ月後に行った3回目の評価では、鍼治療後（評価2回目）との差がみられなかった。つまり、PD患者に鍼治療を行うと、運動症状と痛みの改善がみられ、その効果は鍼治療を終えたのちでも3カ月持続したのである。

脳の持続的な変化が確認された

では、脳活動はどうだったのだろうか。鍼治療群とコントロール群において、機能的接続の変化に関して4つの大きな違いがあることがわかった。左半球では①中側頭回−中心前回との間で、右半球では②中心後回（一次体性感覚野）−中心前回、③縁上回−中心前回、④中側頭回−島皮質との間であった。

加えて、鍼治療群のKPPSスコアと、左中側

表1　KPPSの変化（全体およびサブドメイン）と機能的接続性との間の重要な相関関係

	P値	R値
総得点		
左 中側頭回－右 中心前回	0.037	－0.698
筋骨格痛 項目		
右 後部帯状回－右 小脳小葉Ⅸ	0.000	0.932
右 尾状核 － 右 横側頭回	0.000	0.932
左 小脳第Ⅱ脚－右 小脳小葉Ⅸ	0.000	0.932
夜間痛 項目		
右 中心前回－右 内側眼窩前頭皮質	0.000	－0.953
神経根痛 項目		
右 海馬傍回－左 小脳小葉Ⅵ	0.015	－0.772

頭回－右中心前回との間のつながりの変化に有意な負の相関が認められ、筋骨格痛、夜間痛、神経根痛のスコアと、それぞれ関連の強い脳機能のつながりが特定された（表1）。

　PD患者に対する鍼治療によって、一次体性感覚野、中側頭回、島皮質、内側眼窩前頭皮質といった、痛みの軽減に関連する神経ネットワークにおいて、脳の接続性の変調が観察された。今回、鍼治療を受けたPDの患者は、KPPSおよびUPDRSスコアは改善したが、神経心理学的試験（MMSE、BDI-II、PDSS-2、PDQ-39など）では改善しなかった。つまりは、感情的反応に対処しているのではなく、鍼治療が痛み感覚自体に作用している可能性が高い。ただ、今回の研究で大きな差がみられた4つのつながりでみられる領域を考えてみる。

　一次体性感覚野は、痛みの局在化と識別における主要な拠点である。慢性疼痛は、一次体性感覚野の再編成と関連している可能性がある。中側頭回は、視床、前帯状皮質、前頭前野といった一般的な疼痛関連領域と関連がある。縁上回は、感覚入力を認知する体性感覚関連領域であり、空間および四肢の位置覚に関与する。島皮質は、痛みに関連するネットワークの一部であり、感情や意識の反応を反映する。これらの知見をすべて考慮すると、PD患者の痛みに対する鍼刺激は、侵害受容の疼痛経路（一次体性感覚野、島皮質）を通り、中側頭回などの他の脳領域を活性化することにより痛みを和らげているということになる。

　また、左中前頭回－右中心前回との間の接続性の増加は、KPPSスコアと負の相関が認められた（表1）。つまり、これらの領域間のつながりが強ければ、より効果的な鎮痛に結びつく可能性がある。中心前回は前頭前野にあり、痛み関連脳領域の一部であり、長期的な情動と関連が強い。加えてKPPSの夜間痛スコアの減少は、中心前回－内側眼窩前頭皮質のつながりの強さと相関があった。内側眼窩前頭皮質は、線条体つまりドーパミン作動性神経核と接続している。鍼治療が、内側眼窩前頭皮質を刺激し、それに続くドーパミン作動性経路の調節を介して、PD患者の夜間の痛みを緩和できると想定できる。

　ただ、Yuらの研究は、サンプルサイズが小さい。しかし、鍼治療がPD患者の疼痛緩和に対して、効果的で安全な治療法であり、その機序の一部が明らかとなったことから、信頼性が高まったと言えるだろう。

参考文献

1) 建部陽嗣. パーキンソン病に対する鍼の効果機序. 現代鍼灸学 2011; 10(1): 59-64.
2) 建部陽嗣, 樋川正仁. 鍼灸ワールドコラム第5回 鍼鎮痛は脊髄・局所だけなのか？ 医道の日本 2011; 70(10): 101-3.
3) Yu SW, Lin SH et al. Acupuncture Effect and Mechanism for Treating Pain in Patients with Parkinson's Disease. Front Neurol. 2019; 10: 1114.

CATCH UP NEWS!

キャッチアップ！ 医療記事
HEADLINE

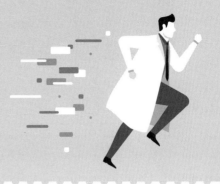

— HEADLINE NEWS —

NEWS 01
患者 数百万人の情報分析
グーグル、米医療団体と
保健当局は調査開始

日本経済新聞 2019年11月13日

NEWS 02
勤務医の働き方
診療報酬の焦点
厚労省、残業対策に人件費手当てへ
薬価は引き下げ

日本経済新聞 2019年11月14日

NEWS 03
75歳以上の医療費、
一定所得層なら
「2割負担」で攻防

朝日新聞デジタル 2019年11月15日

NEWS 04
血液1滴で
がん99%検出
東芝、20年から実証試験

デジタル毎日 2019年11月25日

NEWS 05
誇大広告に課徴金4.5%
改正医薬品法が成立

産経ニュース 2019年11月27日

NEWS 06
介護費用、初の10兆円超
厚労省、30年度調査
高齢化で利用増

産経ニュース 2019年11月28日

NEWS 07
そううつ病と統合失調症
「共通する特徴」
患者の脳内に発見

読売新聞オンライン 2019年11月29日

NEWS 08
インフル、
アルコール消毒では不十分
たんの中のウイルス、
感染力弱まらず

デジタル毎日 2019年11月30日

NEWS 09
看護師求職
1割は60歳以上

デジタル毎日 2019年12月5日

NEWS 10
エボラワクチンの
国内初臨床試験、開始へ
東大医科研で

朝日新聞デジタル 2019年12月5日

NEWS 11
糖尿病の改善、
薬剤師と二人三脚で
減塩食や運動を支援

朝日新聞デジタル 2019年12月6日

NEWS 12
iPSから作った細胞、
目の難病患者に移植へ
研究申請

朝日新聞デジタル 2019年12月9日

SCHEDULE 開催予告

東日本

▶ **積聚会**

開催日 1月11日(土)

会場 東京都・江東区カメリアプラザ

内容 「鍼灸治療のための易経入門」(藤原典往)。

連絡先 事務局　TEL/FAX：03-6659-9098

E-mail：office@shakuju.com

▶ **日本内経医学会**

開催日 ①1月12日(日)、②1月19日(日)

会場 ①東京都・北里大学白金キャンパス

②東京都・多摩市 多摩教室

内容 ①「研究発表会」(左合昌美、鈴木達彦、長野仁、富田貴洋、宮川浩也)。②「基礎講座　輪読、閲読演習」。

連絡先 事務局　E-mail：daikei-admin@umin.ac.jp

▶ **日本東洋医学系物理療法学会主催**
2019年度実技研修会

開催日 1月12日(日)

会場 東京都・筑波大学理療科教員養成施設

内容 「女性科疾患に対する鍼通電療法の実際―不妊症、月経困難症、更年期障害へのアプローチ―」(山口智)。

連絡先 事務局(筑波技術大学保健科学部内)

TEL：050-5327-9369

E-mail：p-training@jsop.info

▶ **東方会**

開催日 1月12日(日)

会場 東京都・おおとり会館

内容 「症例報告」、「臨床実践研修」、「入門塾」。

連絡先 事務局(東方堂鍼灸院内)

TEL/FAX：03-3209-0761

▶ **経絡按摩・関節運動法講習会**

開催日 1月12日(日)

会場 東京都・千代田区連合会館501号室

内容 「膝痛の鍼・温灸治療」、「下肢前側部の按摩」、「膝関節痛の関節運動法」、他(田中勝、杉本健一、他)。

連絡先 事務局(田中鍼灸指圧治療院内)

TEL：03-3475-4631

E-mail：hibiki@s2.dion.ne.jp

▶ **脈診臨床研修会**

開催日 1月12日(日)

会場 東京都・目黒区緑が丘文化会館

内容 ①基礎科「本治、標治、局所の治療法(脈診に局所治療をどのように併せていくか)」、他。

②臨床科「胃・十二指腸潰瘍(内因による病症の解説と胃粘膜を調えるための脈の捉え方)」、他。

連絡先 事務局(鍼つばき)　TEL：042-649-8235

E-mail：camellia1005@icloud.com

▶ **漢法苞徳会**

開催日 1月12日(日)

会場 東京都・目黒さつきビル

内容 「当会テキスト『汎用太鍼その運用』『穴の性質と相互作用』『六気の治療』の検証」、「難経精読」。

連絡先 事務局(宮地)　TEL：090-8511-9021

E-mail：setsuyo_y.m.nishiogi-harikyu@ezweb.ne.jp

▶ **律動法研究会**

開催日 1月12日(日) ①基礎シリーズ全3回コース(2)、②月例臨床セミナー

会場 神奈川県・周気堂治療室

内容 「律動法方式微細モーション・パルペーション(頚椎、胸椎、腰椎、仙骨)」、「L5のモーション・パルペーション」。

連絡先 事務局　TEL：045-531-2716

▶ **いやしの道協会　初伝・入門講座**

開催日 1月19日(日)

会場 東京都・七倉会館

内容 「万病一風的治療の基礎について講義（万病一風論、傷寒論、鍼道発秘、霊枢経脈編）と実技指導（基本の型）」。

連絡先 堀麻里　E-mail：info.iyashi@gmail.com

▶ 文京鍼研究会

開催日 1月19日（日）

会場 東京都・西日暮里ふれあい館

内容 講演1「庚、子（かのえ、ね）年の運気」（澤田和一）、講演2「脈診の変遷の1例」（藤田龍太郎）。

連絡先 澤田はり治療室　TEL：03-5474-5088

▶ 半身症候鍼灸研究会

開催日 1月19日（日）①基礎シリーズ全3回コース（2）、②月例臨床セミナー

会場 神奈川県・新横浜はりセンター

内容 「少数穴理論」。①「半身症候、気の診断法」、「脳血管障害」、他。②「臨床現場を想定した臨床技術の修得」。

連絡先 事務局　TEL：045-531-2716

▶ 杉山検校遺徳顕彰会
令和元年度第5回学術講習会

開催日 1月19日（日）

会場 東京都・杉山和一記念館1F多目的室

内容 「治療の補助の手技、深層筋ストレッチ」※文京はり研究会の鍼治療（加藤秀郎）。

連絡先 顕彰会事務局　吉沢　TEL：03-3634-1055

学術部　松本俊吾　TEL：080-1206-8229

E-mail：shinnosuketabe24@gmail.com

▶ 長野式臨床研究会

開催日 1月26日（日）

会場 東京都・ワイム会議室四谷三丁目

内容 「基礎セミナー（1）長野式診断法」（大野倫史）。

連絡先 東京支部　TEL：0587-22-1116

E-mail：m16arigatou@yahoo.co.jp

▶ 古典鍼灸　青鳳会

開催日 1月26日（日）

会場 東京都・ハロー貸会議室 新宿曙橋

内容 「症例報告会」、「花粉症の鍼灸治療」（吉野久）、

「頚肩腕症候群の鍼灸治療」（齋藤鳳観）。

連絡先 ニコス堂鍼灸院　TEL：042-575-1054

▶ （一社）北辰会　東京

開催日 1月26日（日）

会場 東京都・ワイム貸会議室 高田馬場Room C

内容 「ST基礎実技　腹診、空間診、取穴」、「EX公開臨床」（尾崎真哉、解説：竹下有）。

連絡先 本部事務局

E-mail：books@hokushinkai.info

▶ 紘鍼会

開催日 1月26日（日）

会場 東京都・西新宿角三会館2F

内容 「新解『杉山流三部書』講（45）」、「巻の上 第20回　病証編類系3：痛みの処法」、「心痛（心火・相火と膏・肓）」（松本俊吾）。

連絡先 事務局　TEL：03-3678-4726

E-mail：syungo.16hari@orion.ocn.ne.jp

西日本

▶ 氣鍼医術臨床講座

開催日 ①1月5日（日）、②1月11日（土）

会場 兵庫県・漢医堂三ノ宮分院

内容 ①「氣鍼医術臨床講座 普通部」（中村泰山）。
②「玄庵塾」（葛野玄庵）。

連絡先 事務局（漢医堂三ノ宮分院内）

TEL：078-334-1589

▶ 長野式臨床研究会

開催日 1月12日（日）①福岡支部
1月13日（月・祝）②福岡支部
1月26日（日）③大阪技術マスタークラス、④大阪臨床マスタークラス

会場 ①②福岡県・アクロス福岡
③④大阪府・新大阪丸ビル新館

内容 ①「基礎セミナー（5）筋肉系」（森山潤）、②「実技セミナー 血管系・神経、内分泌系・筋肉系」（森山潤）、③「大阪技術マスタークラス（1）顔面・頭部」（長野康司）、④「大阪臨床マスタークラス（1）顔面・頭部」（長野康司）。

連絡先 ①②福岡支部　TEL：072-601-0873

E-mail：ranman-dou@pu3.fiberbit.net

③④長野式臨床研究会事務局

TEL：097-535-1525

E-mail：naganoshiki870@gmail.com

▶ 日本良導絡自律神経学会近畿ブロック講習会

開催日 1月12日（日）

会 場 大阪府・SMG大阪

内 容 「良導絡基礎実技（ER鍼編）」（森正祐）、「こころの病に対する鍼灸治療」（松浦穣士）。

連絡先 日本良導絡自律神経学会　近畿支部事務局

E-mail：ryoudouraku.kinnki.@gmail.com

▶ 古典鍼灸臨床医学会

開催日 1月17日（金）

会 場 兵庫県・西宮勤労会館

内 容 素問解説「腹中論篇第40」（西條洋）、「臨床質問会」、「実技」。

連絡先 栗原鍼灸院　TEL：078-452-9789

▶ 経絡治療学会香川支部

開催日 1月19日（日）

会 場 香川県・琴平商工会館3階

内 容 午前「増補脉論口訣、初級・経病：腑病」。午後「十四経絡発揮和解、不眠症の臨床実技」。

連絡先 琴平シマヤ鍼灸院　TEL：0877-75-3554

E-mail：tat_manabe89@yahoo.co.jp

▶ 漢方鍼灸臨床研究会

開催日 1月19日（日）

会 場 大阪府・大阪駅前第3ビル（17階）オーティーシー

内 容 「令和時代、零和（れいわ）の鍼で痛みZERO」、「九鍼十二原篇の臨床考察」、「KACS鍼症例集」。

連絡先 大樹鍼灸院　TEL：06-6192-2366

E-mail：nenoma1127@gmail.com

▶ 経絡治療学会　阪神部会

開催日 1月19日（日）

会 場 大阪府・森ノ宮医療学園専門学校

内 容 講義「腎虚証」「腎と泌尿器の病」、要穴の取穴

と解説、実技実習、古典輪読「難経真義」。

連絡先 事務局（小倉接骨院内）

TEL：0774-20-0665

E-mail：keiraku.hanshinbukai@gmail.com

▶ 柿田塾

開催日 1月19日（日）

会 場 大阪府・産業創造館

内 容 「柿田流問診講義」（城田吉彦）、「柿田流脉診講義」（沖胡操）、「古典講義」（伊藤和真）、「柿田流の理論と実践」（柿田秀明）。

連絡先 おのころ治療院内　柿田塾

TEL：0799-62-0990

▶ 一般社団法人 東洋はり医学会関西

開催日 1月19日（日）

会 場 大阪府・森ノ宮医療学園専門学校

内 容 「アレルギー疾患特別講座」（佐藤健二）。

連絡先 ノマド鍼灸院　TEL：090-3942-6514

E-mail：toyoharichokoh@yahoo.co.jp

▶ 三河漢方鍼医会

開催日 1月26日（日）

会 場 愛知県・蒲郡市生きがいセンター

内 容 「腎、膀胱の生理、病理」（森野弘高）、「難経」（森野弘高）、「症例発表」（浅井亮詩）、「基礎実技」、「応用実技」、他。

連絡先 こうたの森のはり灸院

TEL：0564-62-8348

E-mail：koutanomori@yahoo.co.jp

▶ （一社）北辰会　大阪

開催日 1月19日（日）

会 場 大阪府・社会福祉会館

内 容 「ST基礎実技　腹診・空間診」、「EX臨床実技　押手」、「症例レポート」（各務祐貴、解説：藤本新風、奥村裕一）。

連絡先 本部事務局

E-mail：books@hokushinkai.info

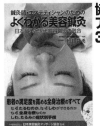

VOICE/THOUGHT/SUGGESTION
読者の声

1

医道の日本2019年11月号の特集「灸の工夫」がむちゃくちゃ面白かった！ 陶器や竹の輪で自作した温灸器が気持ちよさそうだし、あれこれ試行錯誤しながら工作するのめっちゃ楽しそう。じんわり温かい温灸も、ピリッと熱が伝わる透熱灸も、どちらも大好き。僕も毎日欠かさずセルフ灸やってますよー（Twitter・【はり灸マッサージ院 牡丹】角谷剛史@kadtake）

2

スポーツ疾患別の治療法や、運動療法と併用したトレーニングなどの予防法といった企画もあるとうれしいです。　　　　　　　（東京都・匿名）

「読者の声」コーナーでは、皆さまからのご感想・ご意見をお待ちしております。本欄で紹介させていただいた方には、掲載誌と図書カード（500円分）をお贈りいたします。
【読者係メール宛先：toukou@idojapan.co.jp】

BOOK　新刊紹介
※お問い合わせは各発行所にお願いいたします

◉ 心と体のもやもやがスーッと消える食事術

本著は、テレビなどでも活躍する医師の工藤孝文氏が、患者が悩む心身の異常について、6つのタイプ（頭イタイタ型、肩ガチガチ・首ロック型、胸バクバク痛む型、喉ツッカエ型、目グルグル・耳キーン型、下痢ピー型）に分類。それぞれのタイプに合った食事や漢方薬を提案している。

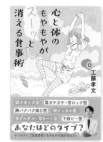

工藤孝文・著
文藝春秋
四六判・240頁
定価1,300円＋税

◉ マンガでわかる！
薬のしくみとはたらき事典

処方薬と市販薬の違いは何か、同じ効能の薬で値段が違うのはどうしてか、そういった薬の基本的な情報や働きを解説した本著。愛くるしい動物たちが登場する漫画や図表を多用し、読みやすく分かりやすい構成になっている。

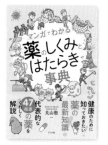

丸山敬・監
ナツメ社
Ａ5判・192頁
定価1,300円＋税

◉ 令和版基礎から学ぶ！
スポーツマッサージ

2010年発売の旧版からオールカラーの増補改訂版となった本著。スポーツマッサージを行ううえで知っておきたい基礎知識や基本的な手技から、「アキレス腱・足首」「肩背部」といった、部位別に行うマッサージについて紹介。スポーツ現場の第一線で活躍する溝口秀雪氏のメソッドが詰め込まれた一冊。

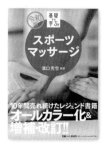

溝口秀雪・著
ベースボール・マガジン社
Ａ5判・192頁
定価1,800円＋税

NEWSLETTER 今月の会報

CLOSE UP!

会報 第114号

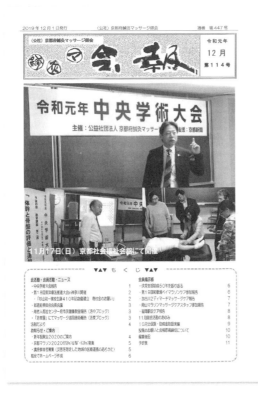

公益社団法人
京都府鍼灸
マッサージ師会

巻頭では、本師会学術部の江田元一氏による「令和元年中央学術大会報告」を収録。メインテーマは「現代社会における鍼灸マッサージ師の役割」。田口玲奈氏(明治国際医療大学)による学術講演1「不妊症の鍼灸治療」では、体外受精−胚移植への鍼の効果に関する臨床研究の報告が行われた。田口氏は「日本では、数回の鍼施術や疑似鍼などの研究はあるものの、継続的な治療結果の検証を行ったものはいまだにない」と述べた。ほかに「第18回東洋療法推進大会in神奈川開催」などがあった。

[編集後記]

先月、調布市の武蔵野の森総合スポーツプラザで障害者スポーツ体験会に家族で参加した。ブラインドサッカーでは、サッカー経験者として子どもたちに良いところを見せたかったが、目隠しされた状態で足はよたよた。鈴の音を頼りにボールを蹴ろうにも空振りの連続で、視界の閉ざされた世界で動くことの難しさを実感した。ブラインドサッカーは怖がってやらなかった幼稚園の次女がハマったのが、車椅子バスケ。操作に慣れてくると、思いのほかスピードも出て確かに楽しい。そのほか、ボッチャ、義足での歩行などを体験。パラリンピックの選手とも触れ合いつつ、競技を楽しんだ。当然のことだが、ほかの人にとっては日常でも、自分にとっては知らない世界など、まだまだいくらである。多くの人にとっては鍼灸もそうかもしれない。▶本や雑誌を読むことは、自分の世界を広げる確かな方法として永遠に残ることだろう。2020年も読者の方々に新しい風景を、誌面を通してお見せできればと思います。今年もよろしくお願いいたします。【山口】

あマ指師養成施設の新設申請を認めない処分に対して、取消を求めた裁判において、東京地裁では原告の訴えを棄却しました。この判決が言い渡されたのは12月16日。今月号の最終校正の真っ最中で、取材に行きたい気持ちを抑えに抑え、役割に徹して校正をし、傍聴は編集部スタッフ複数人に託したのでした。判決は小社のSNSで速報しましたが、今月号にその詳細を載せ、読者に届けることができました。取材スタッフ、組版、印刷も含めた本誌関係の理解と下支えがあるからできること。届けたい読者がいるからできること。感謝します。1月号、2月号の連動企画「ツボの選び方」では42の研究会から回答をいただきました。こちらも多大なるご協力ありがとうございます。次号もどうぞお楽しみに。【由井】

[今月のおすすめ]

学生時代にテレビで観ていたヒーローを取材したり、学生時代にお世話になったサークルの先輩が登場したり、生きていると予想もしないことが起こるものだなあと感じた今月号です。きっと2020年もいろいろあると思いますが、本誌をどうぞよろしくお願いいたします／池田政一先生編著『漢方主治症総覧』がいよいよ発売します。池田先生の書籍は臨床や研究にもちろん役立ちますし、誕生日プレゼントにも活用できます（p.7参照）。人生いろいろ、プレゼントもいろいろです。【椚田】

医道の日本
VOL.79 NO.1 2020年1月

2020年（令和2年）1月号　Vol.79 No.1（通巻916号）
©IDO NO NIPPON SHA, Inc.
2020年1月1日発行（毎月1回1日発行）　定価 本体908円＋税　送料140円

発行人	戸部慎一郎	広告	岩花京太朗
編集長	山口智史		熊澤宏昭
編集	由井和美		城間あやね
	兼平祐輔		
	奥村友彦	デザイン	株式会社 dig
	小林篤子	デザイナー	成宮成
	椚田直樹		山崎綾子
	髙橋優果		峰村沙那
	島田潤		
	山本千津	組版	有限会社ナノネット
			株式会社アイエムプランニング
		印刷・製本	横山印刷株式会社

発行所　株式会社医道の日本社
http://www.idononippon.com

本社　〒237-0068
神奈川県横須賀市追浜本町1-105
TEL 046-865-2161
FAX 046-865-2707

東京支社　〒140-0014
東京都品川区大井町1丁目23番1号
カクタビル8F

広告受付　TEL 03-5718-3012
FAX 03-3772-3013
編集部　TEL 03-5718-3011
FAX 03-3772-3200

医道の日本

次号予告
February 2月号 2020

連動企画

「ツボの選び方」2 (仮)

一つの症例に対する多種多様な診察、証立て、選穴理論、施術方法が明らかになる「ツボの選び方」。2月号は24の研究会の回答を掲載する予定です。

掲載予定研究会：柿田塾／漢方鍼医会／漢方鍼灸臨床研究会／漢方苞徳会／経鍼会／経絡治療学会／元掌塾／現代医療鍼灸臨床研究会／積聚会／古典医学研究 鍼和会／卒後鍼灸手技研究会／天地人治療会／東京入江FT塾／東京九鍼研究会／東京都鍼灸師会TOMOTOMO（友と共に学ぶ東西医療研修の会）／日本指圧師会／日本臨床鍼灸懇話会／病鍼連携連絡協議会／文京鍼研究会／牧田総合病院東洋医学課／律動法協会半身症候鍼灸研究会（五十音順）

どうぞお楽しみに！

＊予告した内容は変更になることがあります。

〈 便利でお得な定期購読がオススメです！ 〉

| 購読料 (税込・送料弊社負担) | 1年間 (12冊) ▶ 9,800円 | 単体購入より 2,176 円お得！ |
| | 半年間 (6冊) ▶ 5,500円 | 単体購入より 488 円お得！ |

お申込み
お支払い方法

郵便局で払込み ▶ 巻末の払込取扱票をご利用ください。

クレジットカード ▶ 医道の日本社のネットショッピングをご利用ください。
http://www.ido-netshopping.com/

NEW! クレジットカード自動継続プラン

1年間の購読料が 9,600 円と通常プランよりもさらにお得な
自動継続プランを始めました。このプランは下記のURLからお申込みください。
http://bit.ly/2nTOsDO

※定期購読の途中解約・返金はできかねますので、あらかじめご了承ください。

[バックナンバーは全国の書店にてご注文いただけます]

月刊「医道の日本」バックナンバー12カ月INDEX

2019年1月号
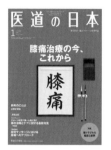
膝痛治療の今、これから／膝トラブルの臨床と症例

2019年2月号
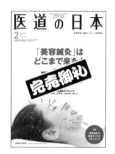
「美容鍼灸」はどこまで来たか／美容鍼灸の臨床とリスクマネジメント

2019年3月号
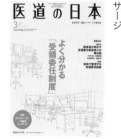
よく分かる「受領委任制度」／デスクワーカーへの鍼灸マッサージ

2019年4月号
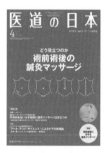
どう役立つのか　術前術後の鍼灸マッサージ

2019年5月号
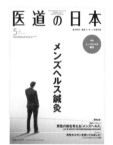
メンズヘルス鍼灸

2019年6月号
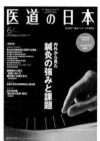
内外から見た鍼灸の強みと課題

2019年7月号
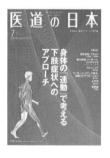
身体の「連動」で考える下肢症状へのアプローチ

2019年8月号
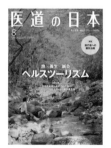
旅×養生×鍼灸　ヘルスツーリズム／旅行者への鍼灸治療

2019年9月号
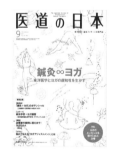
鍼灸∞ヨガ─東洋医学とヨガの親和性を生かす─

2019年10月号
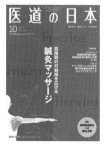
肩関節の可動域を広げる鍼灸マッサージ／肩関節周囲炎への鍼灸治療

2019年11月号
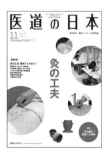
灸の工夫／灸治療が奏効した症例

2019年12月号
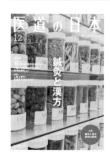
鍼灸と漢方／鍼灸と漢方　併用の症例

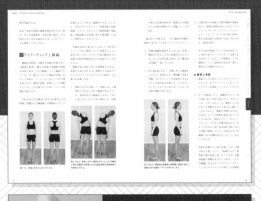
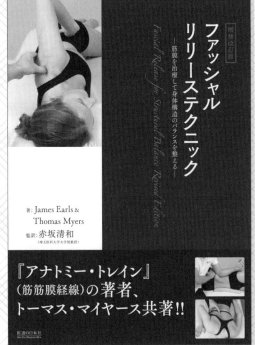

地域別 求人案内

JOB INFORMATION

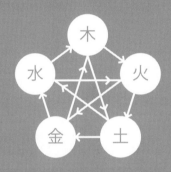

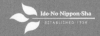

医道の日本社広告係
TEL:03-5718-3012　FAX:03-5718-3013

全国版

東京23区

東京23区以外

埼玉

千葉

神奈川

北海道・東北

北関東

甲信越・北陸

東海・近畿

中国・四国

九州・沖縄

海外

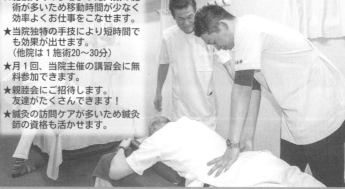
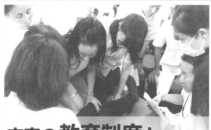

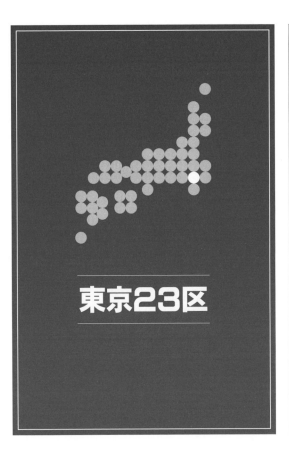

東京23区

荻窪接骨院・荻窪治療室

東京都杉並区荻窪5－22－8－1F
ＪＲ・地下鉄丸ノ内線「荻窪」駅南口徒歩2分
☎03－3392－2541　https://www.ogisetu.com

当院は開業40年の歴史があり、多くの患者様が来院されます。また担当制なので、一人一人の患者様の治療を最後まで自分で施術することができ、治す喜びを感じられる、柔整師・鍼灸師が輝ける職場です。経験者の方は今までの経験を活かし、まだ臨床経験の浅い方は臨床を通じて技術を向上させてみませんか。

接骨院：外傷等の症例が来院され、最新のエコー
　　　　検査や超音波治療も行っています。
治療室：鍼灸・カイロ・整体・指圧等各々専門
　　　　とする治療を行ってもらいます。
資　格：柔道整復師・鍼灸師・あん摩マッサージ指圧師　※要資格
給　与：23～30万より　社保完備、交通費支給
　　　　昇給年1回、賞与年2回
　　　　※研修制度あり
休　日：水曜午後・日曜・祝日・年末年始・夏季休暇・有給休暇

㈱五健鍼灸整骨院グループ

東京都世田谷区三軒茶屋1－6－1　4Ｆ
https://goken-g.co.jp
☎03－5430－8516

【急募！】週40時間の変形労働時間制（シフト制）を採用し、働きやすい環境です。

募集：管理・勤務柔整師、鍼灸師、あマ指師
　　　（男女・年齢・臨床経験不問・学生可）
給与：施術者　　　　21万1千円～27万円
　　　（残業手当を含めて23～30万円程度）
　　　管理職　　　　32万円～
　　　時給バイト　　1020円～
時間：8時30分～18時30分又は19時（休憩有）
休診：日曜・祝日、年末年始
待遇：健康保険・厚生年金・雇用労災保険加入
　　　週休2日制、有給休暇、賞与・昇給あり
研修：レセプト・症例・新人各研修会他
勤務：代々木上原・用賀・経堂・弦巻・三軒茶屋
　　　太子堂・西小山
其他：保険鍼灸・訪問リハビリ・地域体操教室
　　　提携医療機関多数あり、卒後臨床研修可
開業42年の経験と実績。すべては患者様の為に
東洋医学と西洋医学が共存した医療を目指す

株式会社　本間鍼灸研究所　本間治療院

東京都葛飾区亀有5－15－6　ＪＲ亀有駅徒歩2分
http://www.honma-shinkyu-recruit.com/
☎03－5613－8484　　FAX03－5613－8485

　※鍼灸師ならば鍼灸院で働きませんか？！※
院長は鍼灸協会理事ですので業界の最新情報が入り、鍼灸師として必要な事が学べます。社員旅行や食事会もあり、男性4名女性4人のスタッフの仲も良く楽しい職場です！女性も活躍できます！臨床未経験者を大歓迎します。上京される方には生活準備金（10万円）を差し上げます。25才以下の教育に注力しています。
月給21～39万円（18年度実績）・社保・週休2日・有給

も～みんぐ

渋谷区恵比寿1－8－7　三恵8ビル3Ｆ
恵比寿駅徒歩30秒
☎03－3444－4981

募集：マッサージ師・鍼灸師・柔整師（整体・学生可）
休日：曜日応相談、週休2日可、院内及び出張治療
給与：歩合制（歩合高率）
　　　入社3ヶ月25万円～30万円の保証あり。
勤務時間：朝10時～深夜4時迄の間で応相談
やる気があって、人の2倍働いてでも3倍収入が欲しい人歓迎。
働きながら実践及び高技術が学べ高収入が得られます。

新小岩駅前総合クリニック

葛飾区新小岩 2－1－1　リーフコンフォート新小岩
3・4階　ＪＲ総武線・新小岩駅より徒歩 1 分

☎03－5678－5616　https://shinkoiwa.towakai.com/

資格：柔整師・鍼灸師（学生、臨床未経験者可）
時間：平日 9～13／15～19時、土曜 9～12／13～15時
休日：週休 2 日制（シフト制、勤務日・時間応相談）
時給：1200円
待遇：交通費支給・社会保険完備、有給休暇制度あり
当院では外傷の整復、固定処置、鍼灸治療、マッサー
ジ、運動・物理療法を実践しています。詳細はお電話
にてお問い合わせ下さい。見学のみでも可能です。

渋谷総合治療センター（新店舗）

東京都渋谷区渋谷 2－22－11　渋谷フランセ奥野ビル
8 階　ＪＲ山手線・渋谷駅徒歩30秒

☎03－6427－4207　http://medical-shibuya.com

☆正社員として採用された方にお祝い金 5 万円贈呈！☆
正社員募集（柔道整復師・鍼灸師・マッサージ師）
給与：月給23～75万円＋インセンティブ支給
昇給年 4 回、賞与年 2 回（0.1～4.0ヶ月）。諸手当あり
（管理者、社宅、家族、自宅作業、誕生日祝い）。
時間：8 時～22時（時間内で実働 8 時間のシフト制）、
残業なし。待遇：完全週休 2 日、年休10日（年末年始・
夏季・ＧＷ・ＳＷ）、育児、慶弔休暇あり。

東十条きたもと整骨院

東京都北区東十条 4－6－18
ＪＲ京浜東北線・東十条駅（徒歩 3～4 分）

☎03－5390－2187

柔整師、マッサージ師　学生・パート可
臨床未経験の方も大歓迎
9 時～12時半、15時～19時半、土曜 9 時～14時
日曜祝祭日、年末年始、夏期休暇あり
20～40万円、賞与年 2 回、昇給年 1 回、時給1100円～
交通費支給、社会保険・厚生年金・雇用保険あり
カイロ、整体等の勉強会あり、向上心のある方待って
ます！　お電話下さい！　明るい職場です。

原田整骨院・鍼灸マッサージ院

東京都練馬区栄町 6－12
西武池袋線・江古田駅より徒歩1分

☎03－5999－3282 http://www.aozorakikaku.info/

【開業30年の信頼と実績】
資格：鍼灸師　※鍼灸の患者さん
が多数来院されています。
給与：4 週 6 休で30万～40万円、
完全週休2日・時短勤務可・正月1
週間休暇・有休100％　ライフワー
クバランス良・交通費・制服支給・
雇用・労災・賠償責任保険加入

新橋烏森整形外科

港区新橋 2－15－7　Ｓ－ＰＬＡＺＡ弥生 2 Ｆ
ＪＲ新橋駅前、徒歩 1 分

☎03－3500－5353　http://www.shimbashi-seikei.com/

資格　柔整師（マ師　パート・学生可）
　　　明るく元気な向学心のある方を望んでいます。
勤務　月～金曜日、9 時～18時。休憩有
休日　土・日曜、祝日、夏・冬期。
給与　20～35万円（社会保険完備、交通費支給）
　　　症例豊富で、骨折・脱臼等の外傷処置を数多く経験
でき、レントゲンも読めるようになります。また手技
療法も行っており、治療効果を上げています。

医療法人社団 岡田クリニック

杉並区上荻 2－36－4　　ＪＲ荻窪駅より徒歩12分
http://www.okada-cl.jp/

☎03－3301－3350

資格：あマ指師、常勤およびパート
勤務 8：10～12：30、14：30～18：10、土曜午前のみ、週4.5日
休日：木・日・祝日、夏冬 1 週、健保・雇用・労災・厚生年
金・交通費有　給与：24～35万以上、パート1500円以上
機能回復、疼痛緩和、癒しを主体とし、解剖、生理学
的知識を用い、治療にあたります。外傷、スポーツ障
害、ロコモ症例も多く、ＸＰ、固定法を指導します。

両国整形外科クリニック

東京都墨田区両国 4－37－6　スゴーアネックスビル
4 Ｆ　ＪＲ両国駅徒歩 1 分・大江戸線両国駅徒歩 3 分

☎03－5669－7773

鍼灸・マッサージ師、鍼灸師、柔整師
勤務　9 時～13時、15～19時　土曜は 9 時～15時
休日　木曜、日曜、祝祭日、夏季・年末年始
給与　常勤20万～　経験考慮、パート時給1100円以上
　　　週 3 日以上、応相談　交通費支給　厚生年金加入
明るくきれいな職場です。勤務時間は相談いたします。
電話連絡のうえ、履歴書（写真付）をご持参下さい。

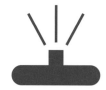

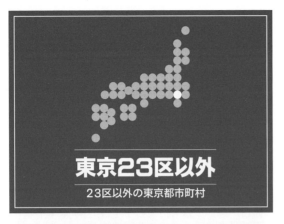

東京23区以外

23区以外の東京都市町村

府中駅前クリニック

東京都府中市宮町 1 丁目100番　ル・シーニュ 4 階
京王線・府中駅の駅ビル内
☎042－319－8383　　https://fuchu.towakai.com/

資格：柔整師、鍼灸師（学生、臨床未経験者可）
時間：平日 9 ～13／15～19時、土曜 9 ～12／13～15時
休日：水曜、日曜、祝日（シフト制・勤務日時応相談）
時給：1200円
待遇：交通費支給、社会保険完備、有給休暇制度あり
駅から直結して通いやすい環境です。様々な症状の患
者様が来院していますので鍼灸師、柔整師どちらの方
も活躍できます。詳細はお電話にて承ります。

埼 玉 県

あさひメディカルグループ

〒331－0812
埼玉県さいたま市北区宮原町 2 －18－15
☎048－661－6690（担当：山下）

※蕨市にて2019／12／ 1 新規開院！※
資格：柔道整復師、マッサージ師、理学療法士
勤務：平日 9 ～13時、15～19時
　　　土日祝 9 ～13時、14～17時
休日：シフト制による週休 2 日制
給与：20万8000円（柔整・マ師）28万円（ＰＴ）
勤務地：さいたま市内 3 診療所、
　　　　上尾市、蕨市（12月 1 日開院）
応募方法：山下まで連絡後、履歴書持参
　　　　　（詳細は面談時にて）
理学療法士は、入職時より正社員としての採用
になります。
柔道整復師・マッサージ師は、入職後に運動器
リハビリテーションセラピスト研修会、全国病
院理学療法協会による運動療法機能訓練技能講
習会に積極的に参加する方を求人いたします。
尚、上記講習会が修了までの約 1 年間は契約社
員となります。
（給与等の契約内容は常勤職員と相違ありませ
ん。終了後、常勤としての登用となります。）

㈱元気　訪問マッサージ元気

埼玉県川越市砂新田 3 －20－ 8
東武東上線・新河岸駅より徒歩10分
☎049－241－7700

資格：あマ指師、要車免許
23～40万円＋歩合、昇給年 1 回
※研修（ 3 ヶ月）月給20万円
待遇：社保完、交支給、車通勤可
　　　退職金、服貸、車貸
休日：完全週休 2 日、日・祝、年
　　　末年始、夏季、有給
女性も多く、リハビリの勉強充実

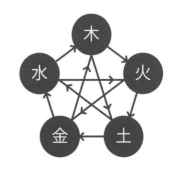

全国版

東京23区

東京23区以外

埼玉

千葉

神奈川

北海道・東北

北関東

甲信越・北陸

東海・近畿

中国・四国

九州・沖縄

海外

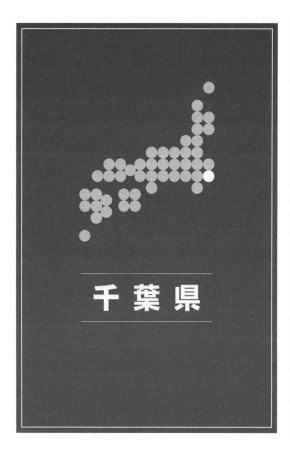
訪問リハビリマッサージことほぎ

千葉市若葉区桜木３－13－23－１Ｆ
https://www.kotohogi.net
☎043－233－7722　　（担当：院長　田中）

ワークライフバランスの整った勤務環境と高額
保障給を高レベルで両立。女性が安心して勤務
資格：マ師国家資格、要普免or原付、新卒歓迎
年齢：不問（個人の人柄と能力で採用）
時間：９～18時（休憩約１Ｈ、自宅休憩可）
朝礼・夕方待機なく直行直帰、遅出・早退も有
休日：週休２日（日曜日＋１日）、年末年始
正社員週５日：月給28万円保障＋歩合
正社員週６日：月給34万円保障＋歩合
準社員週５日６Ｈ勤：月給21万円保障＋歩合
パート：日12500円or時1500円、週１日３Ｈ～
昇給：年１回、正社員平均約5000円の月給ＵＰ
賞与：年２回、正社員平均年19万円（18年実績）
待遇：社保（厚・健・雇・労）、法定健康診断
有給休暇法定日数（取得率104％）産休育休有
マイカー業務使用（ＥＴＣ・給油カード貸与）
マ師18名中、勤務３年以上14名、女性８名在籍
来院施術なし、デイ併設せず、訪問施術に専念
歩合ではない為、収入安定、患者取り合いなし
新卒未経験者には研修２ヶ月で懇切丁寧に指導

國分クリニック

千葉県千葉市中央区宮崎町235－８
ＪＲ蘇我駅より徒歩10分
☎043－266－2550　http://www.kokubun-clinic.jp/

資格：あん摩マッサージ指圧師、鍼灸師、柔整師
時間：午前９時～12時、午後３時～７時
給与：時給1100円～　資格有1500円～
　　　※研修期間終了後、正社員へ
待遇：交通費支給
休日：木・日・祝日、年末年始、夏季休暇
外来患者のみへの鍼・マッサージ・物理療法の治療に
なります。やる気のある方、まずご連絡ください。

愛光クリニック　整形外科内科

千葉市美浜区高洲３－14－７１Ｆ
ＪＲ京葉線・稲毛海岸駅徒歩２分
☎043－303－1008

柔整師、鍼灸師、マッサージ師
正社員　25万円～㋬時給1200円～
待遇　㋬全額支給
時間　９時～12時／15時～19時
休日　応相談　年末年始　お盆
　　　臨床経験少ない方でも親切
に御指導します。元気でやる気の
ある方は、まずはお電話下さい。

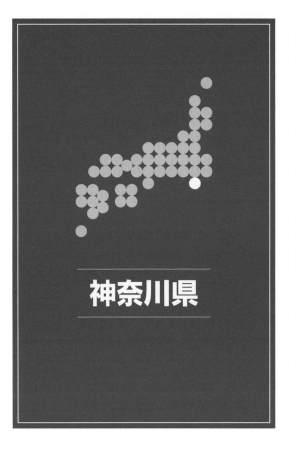

神奈川県

美容鍼灸・自律神経専門サロン　ブレア元町

横浜市中区石川町１－３　ＧＳビル201
☎045－664－3899　https://www.iblea.co.jp

職種：鍼灸師
勤務形態：正社員
月給：20万円〜＋業績給
勤務時間：10時〜19時、13時〜22時　休憩あり
勤務日数：週５　シフト制
休日：週休２日制　月曜定休＋土日のどちらか
勤務地：元町・銀座（各勤務地若干名募集）
福利厚生：社会保険・厚生年金
　　　　　有給・夏期・冬期休暇あり
　　　　　連休取得可能
一生役立つ技術、おもてなしが身につく、欧米と日本の技術を融合した初の美容鍼灸・自律神経調整専門サロンです。全身治療と美容鍼灸ができるようになり、患者さんに喜ばれます。顔だけの鍼、局所治療だけでなく、経絡治療や奇経八脈など全身治療をしっかり行い丁寧に施術していきます。日本美容鍼灸マッサージ協会主催のセミナースタッフとしてプロの治療家が学びに来る技術を無料で受講でき、習得できます。まずはお気軽にお問い合わせください。

平和堂鍼灸整骨院　平和堂マッサージ

神奈川県藤沢市下土棚463－7　小田急江ノ島線・長後駅東口徒歩３分　https://www.heiwado-m.com/
☎0466－41－2533 または 090－9842－6789

資格：鍼灸マ師・マ師・鍼灸師・柔整師
時間：9：00〜18：00（休憩２回あり）
給与：【社　員】22万円〜＋歩合（〜50万円）
　　　【パート】1100円〜＋歩合
休日：週休２日（日曜他１日）、有給、夏期冬期休暇
待遇：労雇保険、交費全給、車貸与、昇給、役学手当
　　　※卒後認定臨床施設の為、院内・外・レセプト
　　　　業務等を多数学べます‼

高山整形外科

川崎市多摩区西生田３－９－30　ヤマダビル２Ｆ
小田急線・読売ランド前駅の南口すぐ
☎044-959-5828 http://www.takayama-seikeigeka.jp/

資格：柔道整復師（新卒・臨床未経験者歓迎）
給与：月給20万円以上（経験考慮）社会保険完備
　　　昇給年１回、賞与年２回、交通費支給
時間：9〜12：30、15〜18：45（土：9〜13：45）
休日：木・日・祝祭日、夏季・年末年始、有休
スポーツ傷害のアスリハから高齢者の骨折や転倒予防に対する運動療法を実践しています。運動器疾患に興味があり、意欲的に取り組んでくれる柔整師を募集。

西村治療院（鍼灸・マッサージ）

川崎市多摩区登戸2590－3　ヨシザワ15ビル２Ｆ
小田急線・登戸駅より徒歩４分
☎044－933－2489　http://nishimura-chiryoin.com/

鍼灸・マッサージ師求む。30〜40代の方活躍中（学生可）。スポーツ障害、運動器疾患に特化した治療院！
【給与】時給1200〜2000円、交通費全額支給
　　　　週５日勤務…24万円以上
【時間】9〜20時（休憩あり）
【休日】毎週月曜日、月１日曜日
曜日・勤務日数応相談。週１可能。見学可能。要面接
本格的に鍼灸マを勉強したい方歓迎！勉強会有。

全国版

東京23区

東京23区以外

埼玉

千葉

神奈川

北海道・東北

北関東

甲信越・北陸

東海・近畿

中国・四国

九州・沖縄

海外

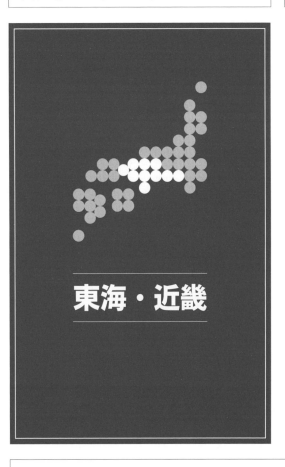

東海・近畿

ＦＡＸ番号
046-865-2707

● FAXによるご注文は、裏面に送付先をご記入ください。

● 受注の間違いを防ぐために、ハガキの投函や２回の送信など重複したご注文はお避けください。

┌ ハガキでのご注文はここから切り取ってご使用ください。

注文書

┌ ハガキでのご注文はこことハガキ側面のミシン目を切り取ってご使用ください。

料金受取人払郵便
田浦局承認
65

差出有効期間
令和２年４月
30日まで

切手を貼らず
そのままお出
しください。

郵便はがき
２３７-８７９０

横須賀市追浜本町1−105

（株）医道の日本社

●お支払は商品に同封の振替用紙でのお願いします。（商品・金額により、他のお支払方法でお願いする場合もございます）

●月刊「医道の日本」誌の新規ご購読は雑誌とじ込みの振替用紙でお申し込み下さい。

通信欄（当社への本誌のご希望、お続きのご意見もお書き下さい。）

愛読者はがき

┌ 愛読者はがきはこことと注文書とのミシン目を切り取ってご使用ください。

料金受取人払郵便
品川局承認
2036

差出有効期間
令和３年11月
24日まで

切手を貼らず
そのままお出
しください。

郵便はがき
１４０-８７９０

001

東京都品川区大井1−23−1
カクタビル8階

（株）医道の日本社
愛読者はがき係行

・ご記入いただいた個人情報は、お支払い確認等の連絡・商品お届けのため、およびに当社出版物や商品のご案内のために利用し、その目的以外での利用はいたしません。また、ご記入いただいた個人情報に変更が生じた場合は、速やかにご連絡ください。

フリガナ	
お名前	（ 歳） ☎
ご住所	〒
E-mail	＠ メールマガジン（無料）の配信を希望□する　□しない
定期購読	□している（会員番号：　　）　□していない
お持ちの資格（楽し印をお入れください）（複数可）	□鍼灸師　□あマ指師　□柔道整復師　□医師　□歯科医師　□看護師　□薬剤師　□ケアマネージャー　□理学療法士　□トレーナー　□エステティシャン　□もっていない　□その他：

●資格欄は以前にお答え頂いている場合は未記入でも結構です。

FAXでのご注文（医道の日本社行 FAX 046-865-2707）

● FAXでのご注文は、下のミシン目を切り離さず、側面のミシン
　目とアンケートとのミシン目を切り離してご使用ください。

〈通信欄〉

注 文 書

商品コード	品　　名	サイズ	数量	金　額
				千　　円
	合　　計			

年　　月　　日

フリガナ

お名前

ご住所　〒　　　－

☎
FAX

E-mail　　　　　＠

メールマガジン（無料）の配信を希望□する

※お電話番号は必ずご記入ください

お持ちの資格（複数可）
※レ印をお入れください

□鍼灸師　□あマ指師　□柔道整復師　□医師　□歯科医師
□看護師　□薬剤師　□ケアマネジャー　□理学療法士　□トレーナー
□エステティシャン　□もっていない　□その他：

● 資格欄は以前にお答え頂いている場合は未記入でも結構です。

---

1. のプレゼント希望の場合は□に○印をつけて下さい。（読者プレゼント）
□希望する

■ 今後「医道の日本」で取り上げてほしいテーマや症例などをご記入
ください（例：「リウマチ」「美容鍼」など）。

■ 本誌へのご意見・ご感想・ご要望など自由にお書きください。

2020.1

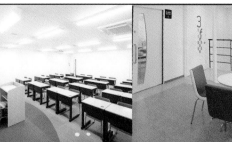
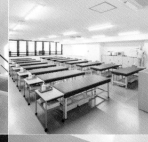
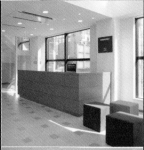
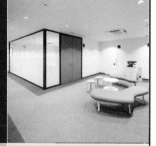
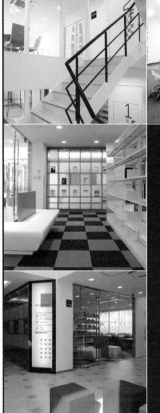
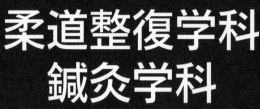
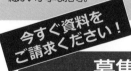

「ゲンキ」をつくる仕事

1957年創立の本校には 6000 名を超える卒業生がいます。
体験入学では臨床家や指導者としてご活躍中の先生方をお迎えし、「本物
の技と心」を伝えていただきます。「はり」「灸」の治療体験、施設見学、
個別相談会も行いますので、この機会にぜひお越しください。

願書受付中!!

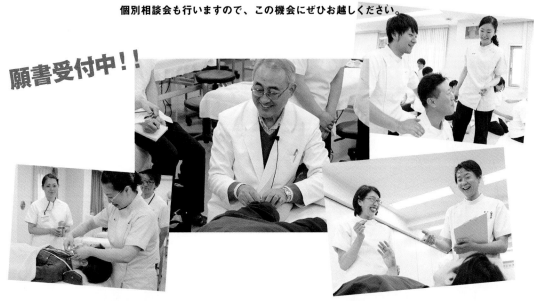

2020年4月入学生 募集学科

募集学科	募集人員		募集学科	募集人員	
鍼灸科	昼間部	30名	鍼灸あん摩マッサージ指圧科	昼間部	30名
	夜間部	30名		夜間部	30名

■専門実践教育訓練給付金対象講座　■職業実践専門課程認可校

体験入学日程 ※体験入学の詳細は随時本校ホームページに掲載いたします

2020 1.13 月祝 2.2 日 3.1 日

学校見学随時受付中!

厚生労働大臣認定　学校法人　素霊学園
東洋鍼灸専門学校

TEL 03-3209-5436　**MAIL** info@toyoshinkyu.ac.jp

〒169-0073 東京都新宿区百人町 1-4-4　https://www.toyoshinkyu.ac.jp

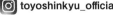 toyoshinkyu_official　 toyo_shinkyu

駅から徒歩3分

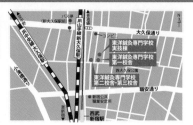

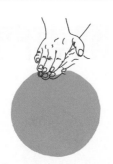

心を削る仕事より、
心を癒す仕事がしたい。

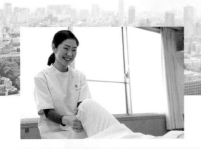
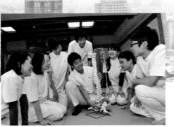
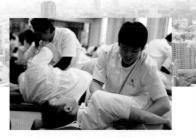

国家資格　あん摩マッサージ指圧師

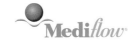
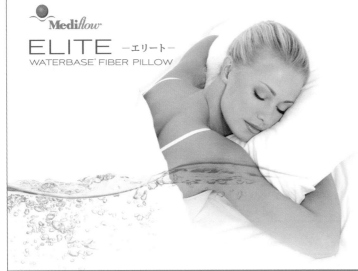
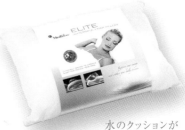

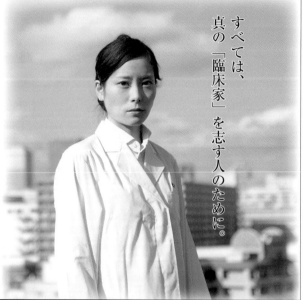
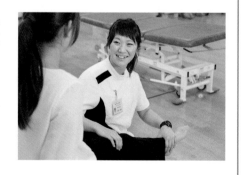

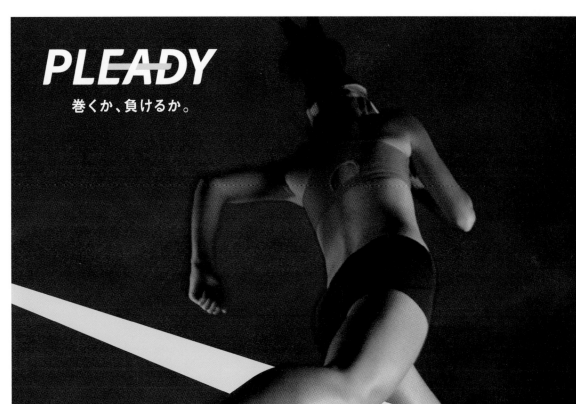

PLEADY

巻くか、負けるか。

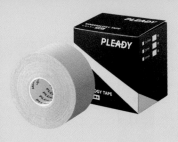

PLEADY

医道の日本社
プロフェッショナルカタログ2020掲載商品 … **p164**

KINESIOLOGY TAPE レギュラー 超撥水

ポリエステル布に超強力な撥水加工を施したテーピングです。
水泳競技や雨天時のスポーツにも耐えられる強力な撥水性を備えています。

幅2.5cm ／5m	12巻	
幅3.75cm／5m	8巻	
幅5.0cm ／5m	6巻	
幅7.5cm ／5m	4巻	
幅5.0cm ／31m 業務用	1巻	

20% OFF

新春セール価格（税別）

（各）3,200円 ⇒ **2,560円**

製造元/販売元：株式会社スリーエス 〒106-0032 東京都港区六本木5-18-18 プレシャス六本木ビル3階 TEL:03-5114-6693

KANAKEN

2019年
9月1日発売

使い易さを追求したAI設計による
新時代のはり。

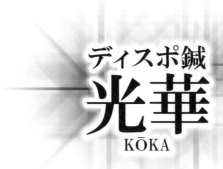

ディスポ鍼 光華 KOKA

■ 鍼を鍼管からスムースにリリースできます。

■ 刺入時の切皮痛を極限にまで減少しました。

■ アレルギー予防のコーティング。

AI設計の鍼管は施術時のリリース動作を
より効率的にいたしました。

※ 但し、針長2寸（60mm）のサイズはAIリリース方式ではなく、
タブ付の鍼管になります。

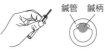
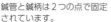

鍼管と鍼柄は2つの点で固定
されています。

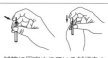

鍼管に固定されている鍼柄をカ
チッと音がするまで横に押し、
鍼管から外します。

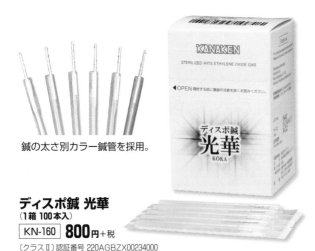

鍼の太さ別カラー鍼管を採用。

ディスポ鍼 光華
（1箱 100本入）

| KN-160 | **800**円+税 |

〔クラスⅡ〕認証番号 220AGBZX00234000
針体材質：ステンレス製
エチレンオキサイドガス滅菌済

サイズ表

太さ ＼ 長さ	カラー	1寸 30mm	1寸3分 40mm	1寸6分 50mm	2寸 60mm
0番（0.14mm）	白	○	○		
1番（0.16mm）	緑	○	○	○	
2番（0.18mm）	黄	○	○	○	
3番（0.20mm）	青	○			○
4番（0.22mm）	桃		○	○	
5番（0.24mm）	紫		○	○	○
8番（0.30mm）	白				○

※ 但し、2寸は当面タブ付にて販売させていただきます。

総発売元　**株式会社 カナケン**
本　社：〒225-0002　神奈川県横浜市青葉区美しが丘2-17-39
TEL_045-901-5471代　FAX_045-902-9262
オンラインショップ http://e-kenkou.jp/　E-mail info@kanaken.co.jp

大阪営業所：TEL_06-6935-3016代　FAX_06-6935-3017
新潟営業所：TEL_025-286-0521代　FAX_025-286-8870
福島営業所：TEL_024-961-7211代　FAX_024-961-7221
仙台出張所：TEL_022-287-6273代　FAX_022-287-6218

UNICO ユニコディスポ鍼

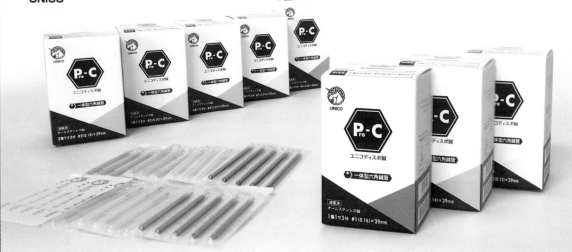

■製品の特長

鍼管と鍼柄は片手で簡単に取り外せます。

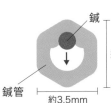

鍼
鍼管
約3.5mm
約3.8mm

一体型六角鍼管は、鍼管内側に鍼を固定。クサビがないのでゴミが出ません。

持ちやすい六角鍼管。

- ●指先にフィットする形
- ●転がりにくい
- ●皮膚との接触面は丸く加工済

鍼体と鍼柄はステンレス製。

材質を同じにすることで運鍼時の繊細な感覚が術者の指に正確に伝わります。
また、灸頭鍼としてもご利用いただけます。

鍼先は刺入しやすく痛みが少ない松葉型。

挿入のしやすさ、患者様の切皮痛の軽減を考えた結果、松葉形に近い、なだらかなカーブ（30〜35度）をユニコ鍼の基準にしております。

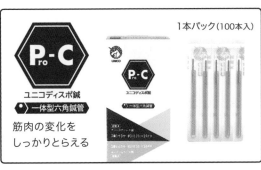

1本パック(100本入)

筋肉の変化をしっかりとらえる

ユニコディスポ鍼Pro-C

- ●鍼柄：材質 ステンレス　長さ20mm 直径1.2mm
- ●鍼体：材質 ステンレス
- ●鍼管：六角鍼管
- ●入数：1本パック(100本入)

希望小売価格　¥1,000(税別)

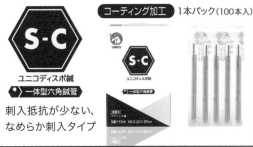

コーティング加工　1本パック(100本入)

刺入抵抗が少ない、なめらか刺入タイプ

ユニコディスポ鍼S-C

- ●鍼柄：材質 ステンレス　長さ20mm 直径1.2mm
- ●鍼体：材質 ステンレス(コーティング加工)
- ●鍼管：六角鍼管
- ●入数：1本パック(100本入)

希望小売価格　¥1,000(税別)

日進医療器株式会社　〒541-0045　大阪市中央区道修町1-4-2
鍼灸・柔整部　TEL.06-6223-1781　FAX.06-6223-1567

お問い合わせ
フリーダイヤル　0120-993-118
https://www.unico-net.jp/
Email info@unico-net.jp

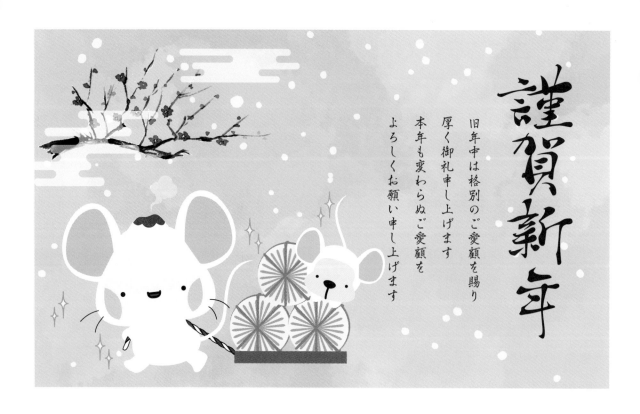

謹賀新年

旧年中は格別のご愛顧を賜り
厚く御礼申し上げます
本年も変わらぬご愛顧を
よろしくお願い申し上げます

繊細な日本鍼灸の
わざを支える
良質なもぐさを
つくりつづけるため
これからも精進します

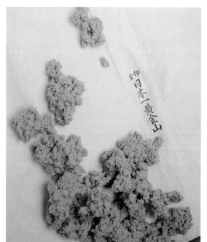
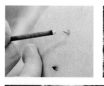

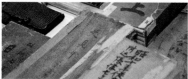
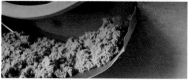

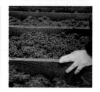

125 years old

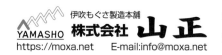
伊吹もぐさ製造本舗
株式会社 山正
https://moxa.net　E-mail:info@moxa.net

本　　社　〒526-0244 滋賀県長浜市内保町238番地2
　　　　　TEL 0749-74-0330 (代)　FAX 0749-74-0466
東京営業所　〒180-0004 東京都武蔵野市吉祥寺本町1-20-1 吉祥寺永谷シティプラザ917号室
　　　　　TEL 0422-23-7881　　FAX 0422-23-7882

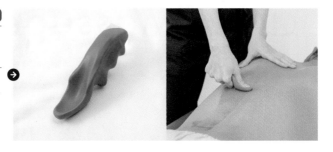

CIANA THUMB SAVER
母指（サム）の救世主
指の負荷にお悩みの方に

CIANA サムセーバー `通年割引`

商品コード **IJA-634**

本体価格（税別）
2,400円 ⇒ **1,920円** `20%OFF`

製造国：中国　材質：ABS　サイズ：長さ14cm×幅4cm
重さ：100g
※オイルがついたら、石鹸、水、またはアルコールで洗浄します

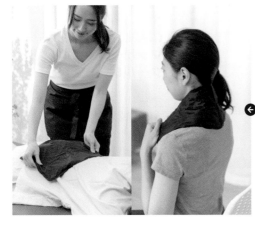

CIANA CLAY PACK
「温める」と「冷やす」
どちらも使える
自然の粘土で作られた
再利用可能なパック

CIANA クレイパック `通年割引`

商品コード **IJA-636** CIANA クレイパック　ホット&クール Mサイズ

本体価格（税別）
2,400円 ⇒ **1,920円** `20%OFF`

商品コード **IJA-637** CIANA クレイパック　ホット&クール Lサイズ

本体価格（税別）
3,000円 ⇒ **2,400円** `20%OFF`

商品コード **IJA-638** CIANA クレイパック　ホット&クール 2Lサイズ

本体価格（税別）
4,200円 ⇒ **3,360円** `20%OFF`

商品コード **IJA-639** CIANA クレイパック　ホット&クール 首、肩用

本体価格（税別）
3,000円 ⇒ **2,400円** `20%OFF`

M（25×12.5cm）320g　L（30×18cm）700g
2L（35×27.8cm）1700g　首・肩（58×15cm）850g
カバー素材：PVC、ポリエステル　内部素材：ナチュラルクレイ　製造国：中国

FACE DISPOSABLE COVER
ローコストハイクオリティで
衛生的なおもてなしを実現

**CIANA フェイスディスポカバー
1000枚（1パック100枚入り、
10パック）** `通年割引`

商品コード **IJA-635**

本体価格（税別）
10,000円 ⇒ **8,000円** `20%OFF`

大きさ：30×41cm　厚さ：50g/㎡
箱サイズ：42×31×44 cm　製造国：中国

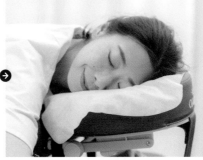

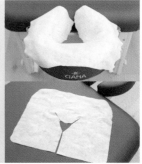

SILICONE CUPPING
ワンタッチでぴったり密着・
しっかり吸引
シンプルな操作法とデザインの
カッピングシリーズ

CIANA シリコーンカッピング　4個入 `通年割引`

商品コード **IJA-640** XS（接触側内径3cm）

本体価格（税別）
2,000円 ⇒ **1,600円** `20%OFF`

商品コード **IJA-641** S（接触側内径4cm）

本体価格（税別）
3,000円 ⇒ **2,400円** `20%OFF`

商品コード **IJA-642** M（接触側内径5cm）

本体価格（税別）
4,200円 ⇒ **3,360円** `20%OFF`

商品コード **IJA-643** L（接触側内径7cm）

本体価格（税別）
10,000円 ⇒ **8,000円** `20%OFF`

製造国：中国　材質：シリコーン

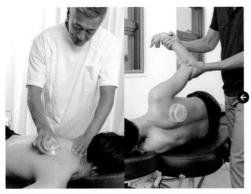

CIANA オフィシャルホームページ
http://ciana.jp/

CIANA Instagram
http://www.instagram.com/ciana_bodywork/

`お問い合わせ` ℡ **0120-2161-02**

`ネットショッピング` 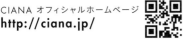 **http://www.ido-netshopping.com/**

`FAX受注受付` **046-865-2707**

 WEBでの販売価格は、カタログ掲載の割引販売価格と異なる商品もございます。

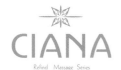

Massage Oil Series

CIANA プロフェッショナル
マッサージシリーズ

「CIANA」は医道の日本社オリジナルブランドです。
治療家と共に歩む医道の日本社だからこそ生み出せた、安心安全のこだわりの商品を体感してください。

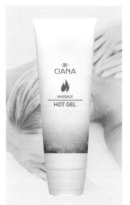

血行不良を改善する
成分でマッサージ後も
ポカポカがつづく

**CIANA
マッサージ
ホットジェル**

200g
本体価格 2,300円(税別)

深部への穏やかな温感作用
が、冷えやむくみ予防に最
適。

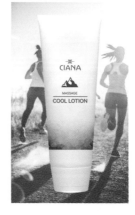

クールダウンが必要な
筋肉や局所を
しっかり癒す
メンテナンスグッズ

**CIANA
マッサージ
クールローション**

200g
本体価格 2,200円(税別)

ソフトで爽快な
刺激を与える
冷感クールローション。

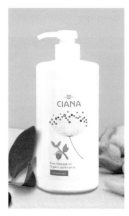

オーガニック
ホホバオイル配合
・無香料

**ベーシック
マッサージオイル**

1ℓ
本体価格 5,700円(税別)

安心の国産原料なのに
低価格。精油を混ぜて
使えるキャリアオイル。

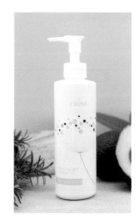

心やすらぐ
グリーンウッドの香り

**RFライト
マッサージオイル**

240mℓ
本体価格 2,200円(税別)

さっぱり軽いつけ心地。
全身マッサージや深部への
アプローチに。

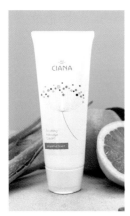

ほのかな
グレープフルーツの香り

**ST
マッサージクリーム**

200g
本体価格 1,900円(税別)

オイルのような滑りを実現し
たマッサージクリーム。
スポーツマッサージ、
リフレクソロジーなど
あらゆるマッサージに対応。

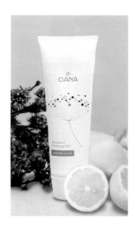

さわやかな
ラベンダーの香り

**RMD
マッサージジェル**

200g
本体価格 3,200円(税別)

とろけるような質感で
滑りがよくロングマッサージ
などにおすすめ。

発売元　株式会社 医道の日本社　フリーコール 0120-2161-02

マッサージ情報サイト「シアナ」▶ http://ciana.jp

CIANA

(株)医道の日本社オリジナルブランド
CIANAに、アロマオイルが新登場!!
日本アロマ環境協会認定の
100%ピュアエッセンシャルオイルです。
サロン、治療院、ご自宅で心と体をリラックス。
至福の時間をご体験下さい。

100%ピュア
エッセンシャル
オイル

※画像はイメージです

容量：10ml
原産国：イタリア
商品名：ベルガモット
商品コード：IBB-100
価格（税抜）：2,570円
ビターな柑橘系の香り。大人のシトラスオイル。爽やかな香り。

容量：10ml
原産国：フランス
商品名：グレープフルーツホワイト
商品コード：IBB-101
価格（税抜）：1,540円
さっぱりとした爽やかな香り。気分をリフレッシュしてくれます。

容量：10ml
原産国：イタリア
商品名：レモン　コールドプレスト
商品コード：IBB-102
価格（税抜）：1,540円
柑橘系ベーシックな精油。フレッシュな搾りたてのレモンの香り。

容量：10ml
原産国：オーストラリア
商品名：スイートオレンジ
商品コード：IBB-103
価格（税抜）：1,540円
人気が非常に高い精油。甘く爽やかなジューシーな香りです。

容量：10ml
原産国：中国
商品名：ペパーミントアヴェンシス
商品コード：IBB-104
価格（税抜）：1,540円
薄荷種（ハッカ）です。抗菌、抗細菌作用に優れ清々しい爽さっぱりした香り。

容量：10ml
原産国：フランス
商品名：ローズゼラニウム
商品コード：IBB-105
価格（税抜）：2,570円
とても人気が高い精油。甘く上品な香りは多くの女性を魅了します。

容量：10ml
原産国：スペイン
商品名：ローズマリー
商品コード：IBB-106
価格（税抜）：1,540円
幅広い効用があり温かみのあるハーブの香り。

容量：10ml
原産国：ブラジル
商品名：ローズウッド
商品コード：IBB-107
価格（税抜）：2,570円
非常に人気の高い精油。甘く、ウッディーでとてもよい香り。

容量：5ml
原産国：インド
商品名：ジャスミンアブソリュート
商品コード：IBB-108
価格（税抜）：18,510円
濃厚で甘い上品なフローラルな香り。感情のバランスをとってくれます。

容量：5ml
原産国：オーストラリア
商品名：サンダルウッド
商品コード：IBB-109
価格（税抜）：6,170円
生命の根幹から香るような、ビャクダンの材を用いたスパイシーな精油。

容量：10ml
原産国：オーストラリア
商品名：ティートゥリー
商品コード：IBB-110
価格（税抜）：2,570円
自然の恵みを感じる、透き通る渋みと甘さが特徴。抗菌作用があります。

容量：10ml
原産国：フランス
商品名：イランイラン（1st Grade）
商品コード：IBB-111
価格（税抜）：4,110円
エキゾチックな甘いフローラルな香り。

容量：5ml
原産国：イタリア
商品名：ネロリ
商品コード：IBB-112
価格（税抜）：13,800円
大変希少な精油です。高貴な華々しさとほろ苦さを併せ持っています。

容量：10ml
原産国：中国
商品名：ユーカリ　グロブルス
商品コード：IBB-113
価格（税抜）：1,540円
シトラス調でフローラル。フレッシュな香りが強く人気があります。

容量：10ml
原産国：フランス
商品名：ラベンダー
商品コード：IBB-114
価格（税抜）：2,570円
古くから愛されるハーブの代表。ハーブの香りの最も人気が高い精油。

医道の日本社
オリジナルブレンド
眠りブレンド
容量：10ml
商品名：NEMURI BREND
商品コード：IBB-115
価格（税抜）：2,570円
ラベンダー、マジョラム、ベルガモット、クラリセージ、ローズアブソリュート。

医道の日本社
オリジナルブレンド
麗しブレンド
容量：10ml
商品名：URUWASHI BREND
商品コード：IBB-116
価格（税抜）：2,570円
ラベンダー、マンダリン、ローズゼラニウム、フランキンセンス、ネロリ。

17本 set
医道の日本社
アロマ17本セット
容量：5ml～10ml
商品名：AROMA SET
商品コード：IBB-130
価格（税抜）：69,820円
弊社のオリジナルオイル含め全ての精油17種類のセット。

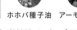

配合主成分

ホホバ種子油

アーモンド油

ヒマワリ種子油

商品名：CIANAベーシックマッサージオイル
商品コード：IOE-3007
価格（税抜）：5,700円
安心の国産原料なのに低価格。
精油を混ぜて使えるキャリアオイル

容量：1L
国産

CIANAオフィシャルホームページ
http://ciana.jp/

CIANA Instagram
https://www.instagram.com/ciana_bodywork/

お問い合わせ　0120-2161-02
ネットショッピング　http://www.ido-netshopping.com/

FAX受注受付　046-865-2707
WEBでの販売価格は、カタログ掲載の割引販売価格と異なる商品もございます。

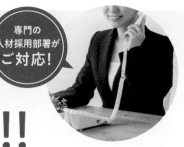

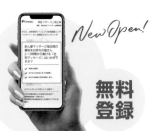
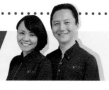